Alexander Zorn

Motive und Wirkung ästhetischer Eingriffe

Alexander Zorn

Motive und Wirkung ästhetischer Eingriffe

Warum Menschen schöner Aussehen wollen und wie minimal-invasive Eingriffe auf Selbstwert und Lebensqualität wirken

Südwestdeutscher Verlag für Hochschulschriften

Impressum / Imprint
Bibliografische Information der Deutschen Nationalbibliothek: Die Deutsche Nationalbibliothek verzeichnet diese Publikation in der Deutschen Nationalbibliografie; detaillierte bibliografische Daten sind im Internet über http://dnb.d-nb.de abrufbar.
Alle in diesem Buch genannten Marken und Produktnamen unterliegen warenzeichen-, marken- oder patentrechtlichem Schutz bzw. sind Warenzeichen oder eingetragene Warenzeichen der jeweiligen Inhaber. Die Wiedergabe von Marken, Produktnamen, Gebrauchsnamen, Handelsnamen, Warenbezeichnungen u.s.w. in diesem Werk berechtigt auch ohne besondere Kennzeichnung nicht zu der Annahme, dass solche Namen im Sinne der Warenzeichen- und Markenschutzgesetzgebung als frei zu betrachten wären und daher von jedermann benutzt werden dürften.

Bibliographic information published by the Deutsche Nationalbibliothek: The Deutsche Nationalbibliothek lists this publication in the Deutsche Nationalbibliografie; detailed bibliographic data are available in the Internet at http://dnb.d-nb.de.
Any brand names and product names mentioned in this book are subject to trademark, brand or patent protection and are trademarks or registered trademarks of their respective holders. The use of brand names, product names, common names, trade names, product descriptions etc. even without a particular marking in this work is in no way to be construed to mean that such names may be regarded as unrestricted in respect of trademark and brand protection legislation and could thus be used by anyone.

Coverbild / Cover image: www.ingimage.com

Verlag / Publisher:
Südwestdeutscher Verlag für Hochschulschriften
ist ein Imprint der / is a trademark of
OmniScriptum GmbH & Co. KG
Heinrich-Böcking-Str. 6-8, 66121 Saarbrücken, Deutschland / Germany
Email: info@svh-verlag.de

Herstellung: siehe letzte Seite /
Printed at: see last page
ISBN: 978-3-8381-5048-2

Zugl. / Approved by: Hall, UMIT, Diss., 2013

Copyright © 2015 OmniScriptum GmbH & Co. KG
Alle Rechte vorbehalten. / All rights reserved. Saarbrücken 2015

Motive und Wirkung ästhetischer Eingriffe

Warum Menschen schöner Aussehen wollen und wie minimal-invasive ästhetische Eingriffe auf den Selbstwert und die Lebensqualität wirken. Theorie und Empirie.

Danksagung

Andrea, Annabel, Carolin.

1 Einleitung ... 1
1.1 Relevanz des Themas ... 1
1.2 Problemstellung ... 2
1.3 Zielsetzung ... 2
2 Theoretischer Hintergrund ... 4
2.1 Das Phänomen menschlicher Ästhetik, Schönheit und Attraktivität ... 4
2.1.1 Körpermodifikation und Schönheitshandeln als Teil der menschlichen Kultur ... 6
2.1.2 Ästhetische Urteile über menschliche Körper ... 7
2.1.2.1 Entstehung ästhetischer Urteile aus philosophischer Sicht ... 8
2.1.2.2 Konsequenzen ästhetischer Urteile für den Alltag ... 10
2.1.2.3 Attraktivität als Ergebnis ästhetischer Urteile ... 11
2.1.3 Die Evolutionstheorie zur Erklärung von Attraktivitätsmustern ... 12
2.2 Minimal-invasive ästhetische Eingriffe und ästhetische Medizin ... 15
2.2.1 Ästhetische Medizin ... 15
2.2.2 Medizinisch indizierte und medizinisch nicht indizierte Eingriffe ... 16
2.2.3 Plastisch-chirurgische Eingriffe ... 17
2.2.4 Minimal-invasive ästhetische Eingriffe ... 18
2.2.4.1 Chemical Peeling ... 19
2.2.4.2 Botulinumtoxin ... 19
2.2.4.3 Injizierbare Volumen-Implantate (Filler) ... 20
2.2.4.4 Laserbehandlungen ... 21
2.2.4.5 Sonstige minimal-invasive, nicht chirurgische ästhetische Eingriffe ... 22
2.2.5 Ästhetische Medizin als Teil der Gesundheitswissenschaften ... 23
2.2.6 Ästhetische Medizin in der öffentlichen Diskussion ... 29
2.3 Wohlbefinden und Lebensqualität ... 31
2.3.1 Gesundheitsbezogene Lebensqualität ... 33
2.3.2 Befindlichkeit ... 35
2.3.3 Zufriedenheit, Lebenszufriedenheit und Patientenzufriedenheit ... 36
2.3.4 Glück und hedonistische Adaption ... 37
2.4 Selbstwert ... 39
2.5 Motivation ... 41
2.5.1 Motive und Motivationspsychologie ... 41
2.5.2 Körperbild (body image) ... 44
2.5.3 Biografie und Sozialisation ... 46

2.5.4 Alter und der Wunsch nach Jugendlichkeit 47
2.5.5 Emotionale Ansteckung 49
2.5.6 Spiegelneurone 50
2.5.7 Sozialer Druck 51
2.5.8 Medien 53
2.5.9 Impression-Management-Theorie 54
2.5.10 Psychische Störungen 56
2.5.11 Schöner Aussehen 57
2.5.12 Zusammenfassung 58

3 **Forschungsstand** 59
  3.1 Studien zur Erklärung der Motive hinter ästhetischen Eingriffen 59
    3.1.1 Qualitative Studien zur Erklärung der Motive hinter ästhetischer Medizin 61
    3.1.2 Quantitative Studien zur Erklärung der Motive hinter ästhetischer Medizin 62
  3.2 Studien zur Lebensqualität nach ästhetischen Eingriffen 64
    3.2.1 Studien zur Lebensqualität nach Eingriffen mit Botulinumtoxin 65
    3.2.2 Studien zur Lebensqualität nach Eingriffen mit Fillern 66
    3.2.3 Studien zur Lebensqualität nach Laserbehandlungen 66
    3.2.4 Bewertung der Studien zur Lebensqualität nach minimal-invasiven ästhetischen Eingriffen 67
  3.3 Studien zum Einfluss minimal-invasiver ästhetischer Eingriffe auf das Selbstwertgefühl 69

4 **Untersuchungsansatz und Vorgehensweise** 70
  4.1 Forschungsfragen und Hypothesen 70
  4.2 Messinstrumente und Fragebögen 71
    4.2.1 Fragebögen zur Erfassung der Motive hinter ästhetischen Eingriffen 72
      4.2.1.1 Fragebögen zur qualitativen Erfassung der Motive hinter minimal-invasiven ästhetischen Eingriffen 73
      4.2.1.2 Der MFFS und andere Fragebögen zur quantitativen Erfassung der Motive hinter minimal-invasiven ästhetischen Eingriffen 74
    4.2.2 Fragebögen zur Erfassung der Lebensqualität und des Wohlbefindens 77
      4.2.2.1 Short-form Health Survey (SF-36) 78
      4.2.2.2 Nottingham Health Profile (NHP) 78
      4.2.2.3 Skalen zur Erfassung der Lebensqualität (SEL) 79
      4.2.2.4 Beurteilung der Inventare zur Erfassung der allgemeinen Lebensqualität 80
      4.2.2.5 Dermatologische Fragebögen zur Messung der symptombezogenen Lebensqualität 80

4.2.2.6   Der Fragebogen SWLS zur Erhebung der Lebenszufriedenheit 81
4.2.2.7   Der Fragebogen ZUF-8 zur Messung der Patientenzufriedenheit 82
4.2.2.8   Der Fragebogen Bf-S zur Erfassung der Befindlichkeit 82
4.2.3   Rosenberg Self-Esteem-Scale (RSES) zur Erfassung des Selbstwerts 83
4.2.4   Der Fragebogen SAS zur Erfassung des Körperbildes 84

5   Methode 86

5.1   Die qualitative Studie zu den Motiven hinter minimal-invasiven ästhetischen Eingriffen mit der Methode GABEK und WinRelan 87

5.1.1   Auswertung mit GABEK 88
5.1.2   Gestaltenbaum 88
5.1.3   Bewertungslisten 89
5.1.4   Kausallisten 89
5.1.5   Kausalnetzgrafiken 90
5.1.6   Relevanzliste 90
5.1.7   Netzwerkgrafik 90

5.2   Die quantitative Querschnittstudie zu den Motiven hinter minimal-invasiven ästhetischen Eingriffen 91

5.2.1   Die Faktorenanalyse 91
5.2.2   Variablenauswahl und methodische Voraussetzungen 92
5.2.3   Faktorenextraktion und -rotation 93
5.2.4   Explorative und konfirmatorische Faktorenanalyse 94
   5.2.4.1   Explorative Faktorenanalyse 94
   5.2.4.2   Konfirmatorische Faktorenanalyse 95
   5.2.4.3   Gütekriterien 96
5.2.5   Regressionsanalyse 97

5.3   Triangulation der Ergebnisse der qualitativen Studie und quantitativen Studie zu den Motiven hinter minimal-invasiven ästhetischen Eingriffen 100

5.4   Die quantitative Längsschnittstudie 101

5.4.1   Stichprobenauswahl 103
5.4.2   Behandlung und Wirkstoffe 104
5.4.3   Korrelationsanalyse 105
5.4.4   Signifikanztests 106
5.4.5   Berechnung der Effektstärke und Teststärke (Power) 107

6   Ergebnisse 109

6.1   Die Ergebnisse der qualitativen Studie 109

6.1.1   Stichprobe 109

6.1.2 Überblick über das Datenmaterial und Vorgehensweise 110
6.1.3 Bewertungsliste 112
6.1.4 Relevanzliste 113
6.1.5 Netzwerkgrafiken zu den wichtigsten Assoziationen 114
    6.1.5.1 Netzwerkgrafik zum Wohlbefinden 115
    6.1.5.2 Netzwerkgrafik zu den Gründen für einen ästhetischen Eingriff 116
    6.1.5.3 Netzwerkgrafik zu den Zielen ästhetischer Eingriffe 117
6.1.6 Gestaltenbaum der Motive ästhetischer Eingriffe 117
6.1.7 Übersicht der Motive hinter ästhetischen Eingriffen 121
6.1.8 Kausalzusammenhänge 122
    6.1.8.1 Kausalanalyse der ästhetischen Eingriffe 122
    6.1.8.2 Kausalanalyse der Behandlungsursachen 124
    6.1.8.3 Kausalanalyse des Schminkens 126
    6.1.8.4 Kausalanalyse des Wohlbefindens 127
    6.1.8.5 Kausalanalyse des Gefühls „schön zu sein" 129
6.1.9 Der Zusammenhang von Wohlbefinden, Selbstwert und Aussehen 131
6.1.10 Adressaten der Schönheitshandlung 132
6.1.11 Zusammenfassung der Ergebnisse 134
6.2 Die Ergebnisse der quantitativen Querschnittstudie 137
    6.2.1 Realibilität 137
    6.2.2 Teststärke und Stichprobengröße 138
    6.2.3 Stichprobe 138
    6.2.4 Ergebnisse der explorativen Faktorenanalyse 141
    6.2.5 Ergebnisse der konfirmatorischen Faktorenanalyse 148
    6.2.6 Ergebnisse der Regressionsanalyse 150
    6.2.7 Prüfung der Regressionsfunktion 150
    6.2.8 Zusammenfassung der Ergebnisse 152
6.3 Triangulation der Ergebnisse der qualitativen Studie und der quantitativen Querschnittstudie 153
6.4 Ergebnisse der quantitativen Längsschnittstudie 155
    6.4.1 Stichprobe 155
    6.4.2 Ergebnisse des SEL (Skalen zur Erfassung der Lebensqualität) 159
        6.4.2.1 Realibilität und Normstichprobe des SEL 159
        6.4.2.2 Ergebnisse des SEL über 2 Zeitpunkte 160
        6.4.2.3 Ergebnisse des SEL über 3 Zeitpunkte 161
    6.4.3 Ergebnisse des RSES (Rosenbergs Self-Esteem Scale) 163

6.4.3.1 Reliabilität und Normwerte des RSES 163
6.4.3.2 Ergebnisse des RSES über 2 Zeitpunkte 163
6.4.3.3 Ergebnisse des RSES über 3 Zeitpunkte 164
6.4.4 Ergebnisse des Bf-SR (Befindlichkeitsskala) 164
6.4.4.1 Reliabilität und Normwerte des Bf-SR 164
6.4.4.2 Ergebnisse des Bf-SR über 2 Zeitpunkte 165
6.4.4.3 Ergebnisse des Bf-SR über 3 Zeitpunkte 165
6.4.5 Die Ergebnisse des SWLS (Satisfaction with Life Scale) 166
6.4.5.1 Reliabilität und Normstichprobe des SWLS 166
6.4.5.2 Ergebnisse des SWLS über 2 Zeitpunkte 166
6.4.5.3 Ergebnisse des SWLS über 3 Zeitpunkte 167
6.4.6 Ergebnisse des SAS (Salisbury Appearance Scale) 167
6.4.6.1 Reliabilität und Normstichprobe des SAS 167
6.4.6.2 Ergebnisse des SAS über 2 Zeitpunkte 168
6.4.7 Ergebnisse des ZUF-8 (Fragebogen zur Patientenzufriedenheit) 168
6.4.8 Ergebnisse der sonstigen Fragen 169
6.4.8.1 Längsschnittvergleich der sonstigen Fragen 169
6.4.8.2 Korrelationen der sonstigen Fragen 170

7 Diskussion 172
7.1 Diskussion der Ergebnisse der qualitativen Studie 172
7.1.1 Diskussion der identifizierten Motive 173
7.1.2 Diskussion der Zusammenhänge 175
7.1.3 Diskussion des Erkenntnisgewinns 175
7.1.4 Limitationen der qualitativen Studie 176
7.2 Diskussion der Ergebnisse der quantitativen Querschnittstudie 177
7.2.1 Diskussion der identifzierten Motive 178
7.2.2 Diskussion des Erkenntnisgewinns 183
7.2.3 Limitationen der quantitativen Querschnittstudie 185
7.3 Diskussion der Ergebnisse der Triangulation 187
7.4 Diskussion der Ergebnisse der quantitativen Längsschnittstudie 188
7.4.1 Diskussion der Ergebnisse zum Einfluss auf die Lebensqualität und das Wohlbefinden 188
7.4.2 Diskussion der Ergebnisse zum Einfluss auf das Selbstwertgefühl 193
7.4.3 Diskussion des Erkenntnisgewinns 194
7.4.4 Limitationen der quantitativen Längsschnittstudie 195
7.5 Diskussion der Ergebnisse aller drei Studien 197

8 Ausblick 199
Literaturverzeichnis 201
Abbildungsverzeichnis 230
Tabellenverzeichnis 231
Abkürzungsverzeichnis 233
Fragebogen MFFS (Motivational Factors for Facial Surgery) 238

1 Einleitung

Ästhetische Eingriffe dienen der gezielten positiven Veränderung unseres äußeren Erscheinungsbildes. Doch vermutlich wirkt sich dieser, primär der Verschönerung dienende, medizinische Eingriff nicht nur auf die äußere Erscheinung aus, sondern viel mehr noch wirkt er auf der inneren Ebene des Menschen und trägt so zu einer Veränderung des Wohlbefindens insgesamt bei. Denn das Aussehen und dessen subjektiv empfundene Schönheit sind mehr als nur ein oberflächliches Spiel, es ist ein ernstes Mittel, sich im kulturellen Kontext selbst auszudrücken und zu behaupten. Entsprechend kommt auch der Haut eine kommunikative Funktion zu, deren Erscheinung seit jeher bewussten Manipulationen unterliegt (Behrens-Williams et al. 2003).

1.1 Relevanz des Themas

Der starke Zuwachs an jährlich durchgeführten ästhetischen Eingriffen belegt den steigenden Wunsch der Menschen nach mehr äußerlicher Attraktivität (Fagien und Carruthers 2008) in einer Gesellschaft, deren Bedürfnis nach Schönheit zunimmt (Harth et al. 2006). Inzwischen geben Amerikaner jährlich mehr Geld für Schönheit als für Bildung aus (Renz 2007). In den USA stieg der Anteil minimal-invasiver ästhetischer Eingriffe in den letzten zehn Jahren um über 120 Prozent, auf mittlerweile über 12 Mio. Behandlungen pro Jahr (ASPS, 2012). Auch in Deutschland haben minimal-invasive ästhetische Eingriffe die größten Zuwachsraten (DGÄPC, 2012). Doch trotz dieses Zulaufs wird die Ernsthaftigkeit dieser Behandlungen angezweifelt, wie Litner et al. (2008) treffend beschreiben:

„*Cosmetic facial surgery is frequently impugned by critics as being frivolous and lacking in substantive benefit. Yet, cosmetic surgeons' offices are flush with patient testimonials to the contrary, suggesting enormously positive and in many cases, life-altering outcomes with respect to health-related quality of life.*"

Sollten ästhetische Eingriffe diesen angesprochenen positiven Effekt auf die Lebensqualität der Patienten haben, könnten sie auf eine Ebene mit anderen Behandlungsmethoden gestellt und hinsichtlich ihrer therapeutischen Eignung verglichen werden. Außerdem ließe sich die sich verwischende Grenze zwischen Medizin und Kosmetik wieder klarer ziehen (Orfanos und Christophers 2002).

1.2 Problemstellung

Es stellt sich zunächst die Frage, welche Gründe und Erwartungen bei den Menschen zu ihrem Wunsch nach einer ästhetischen Behandlung führen. Dient das Begehren, schöner auszusehen, einfach nur dem Ziel attraktiver zu sein? Ist es ein persönliches Bedürfnis nach Anerkennung? Oder ist es auch sozialer Druck, der dahintersteckt?

Denn obwohl die Frage, mit welcher Motivation Menschen sich immer häufiger für die Umgestaltung des eigenen Körpers entscheiden, heute gern und heftig diskutiert wird (Euler et al. 2003), besteht hierzu ein großer Nachholbedarf an wissenschaftlichen Untersuchungen (Rountree und Davis 2011). Gerade für den Bereich der minimal-invasiven ästhetischen Eingriffe gibt es kaum Studien über deren Motive. Doch ohne Kenntnis der Motive ist es weder für Patienten noch für Ärzte möglich zu wissen, ob diese Art der medizinischen Intervention die richtige ist.

Darüber hinaus stellen sich die zentralen Fragen, ob und – wenn ja – in welcher Form sich die ästhetischen Behandlungen auf die Lebensqualität und das Selbstwertgefühl der Patienten auswirken. Ist ästhetische Medizin nur ein Mittel, um einen bestehenden eventuell oberflächlichen Bedarf zu befriedigen, oder vielmehr eine geeignete Methode zur Verbesserung der gesundheitsbezogenen Lebensqualität (Cano et al. 2009) und oder auch des Selbstwertgefühls?

Aus gesundheitsökonomischer Sicht ergibt sich damit für die Patienten die Frage, inwiefern einzelne Maßnahmen nicht nur sinnvoll und bezahlbar sind, sondern auch eine spürbare Verbesserung ihrer Situation bringen.

Hierzu liegen bislang erst wenige Forschungsergebnisse vor (Sadick 2008).

1.3 Zielsetzung

In dieser Untersuchung soll empirisch erforscht werden, ob und wie minimal-invasive ästhetische Eingriffe auf die Lebensqualität im Sinne des Wohlbefindens und auf das Selbstwertgefühl wirken. Darüber hinaus soll ermittelt werden, welche Motive Patienten haben, sich einer solchen ästhetischen Behandlung zu unterziehen und ob diese Motive durch bestimmte Einflussfaktoren wie das Alter, die Medien oder ganz andere Variablen beeinflusst werden.

Die Ergebnisse können für eine genauere therapeutische Einordnung der minimal-invasiven ästhetischen Eingriffe und für eine Verbesserung der Arzt-Patienten-Kommunikation genutzt werden, die gute Kenntnisse der psychischen Verfassung der zu Behandelnden durch den Arzt voraussetzt.

Um diese Fragen zu beantworten, ist es notwendig, sich auf den Bereich ästhetischer Eingriffe ohne medizinische Indikation zu beschränken. Durch diese Eingriffe wird nur eine optische jedoch keine körperlich-funktionale Veränderung herbeigeführt. Die Entscheidung für den ästhetischen Eingriff ist ein freiwilliger Entschluss des Patienten, ohne medizinische Notwendigkeit. Durch diese Abgrenzung werden die Motive vermutlich primär im Verantwortungsbereich des Patienten liegen, dennoch ist ein ästhetischer Eingriff immer auch für die Umwelt gut sichtbar und somit einer Beurteilung durch andere externe Personen zugänglich ist, der man sich in der Realität nicht entziehen kann.

Als einfaches Kriterium zur Unterscheidung zwischen medizinisch indizierten und nicht indizierten Eingriffen gilt: Was von den (gesetzlichen) Krankenkassen bezahlt wird, ist medizinisch induziert, also nicht freiwillig, sondern für die Gesunheit notwendig. Denn Eingriffe zur Veränderung des äußeren Erscheinungsbildes sieht der Gesetzgeber nicht als gerechtfertigt an, sofern diese nicht der Beseitigung von Entstellungen zur Wiederherstellung körperlicher Funktionen dienen. Damit sind die Eingriffe zur Behebung von „Attraktivitätsdefiziten" nicht medizinisch indiziert und gelten als freiwillige Eingriffe, wie etwa eine „Botox"-Behandlung zur Reduktion altersbedingter Falten. Diese Behandlungen werden von (gesetzlichen) Krankenkassen nicht bezahlt.

Außerdem soll sich die Untersuchung auf minimal-invasive, also nicht operative Eingriffe beschränken, um den Einfluss physischer Reaktionen einer Operation auf das Wohlbefinden auszuschließen. Untersucht werden sollen zwei unterschiedliche minimal-invasive Behandlungsmethoden im Gesicht: zum einem Unterspritzungen mit Botulinumtoxin, das unter dem Oberbegriff „Botox" bekannt ist, und zum anderen Injektionen von Hyaluron-Fillern. Die Behandlung soll ausschließlich das Gesicht betreffen, weil sich das Gesicht nicht verstecken lässt und so einer permanenten Beurteilung des sozialen Umfelds ausgesetzt ist.

2 Theoretischer Hintergrund

Das Ziel eines ästhetischen Eingriffes ist es, die äußerliche Erscheinung eines Menschen in positivem Sinn zu verändern und damit zu verschönern. Um zu verstehen, warum Menschen sich einem derartigen Eingriff aussetzen, wird der theoretische Bezugsrahmen zunächst die Themen Schönheit, Ästhetik und Attraktivität im Kontext von Philosophie, Psychologie, Soziologie und Biologie behandeln und diese anschließend in Bezug zu den Gesundheitswissenschaften setzen, um mit ihrer Hilfe die Bedeutung ästhetischer Eingriffe für die Gesundheit zu diskutieren.

Danach werden die minimal-invasiven und ästhetischen Eingriffe aus medizinischer Sicht dargestellt und ihre Unterschiede zur plastischen Chirurgie herausgearbeitet.

Im dritten Teil dieses Kapitels werden die Motive vorgestellt, die – zumindest theoretisch gesehen – den Wunsch nach ästhetischen Eingriffen wecken oder verstärken können. Hierzu werden verschiedenen psychologische, soziologische und biologische Erklärungsmodelle und Theorien vorgestellt, die einen Anknüpfungspunkt zur Formulierung der Forschungsfragen bieten.

Abschließend wird der Begriff Lebensqualität von den angrenzenden Konzepten Wohlbefinden, Befindlichkeit, Zufriedenheit und Glück differenziert und seine Bedeutung als Endpunkt von gesundheitlichen Heilbehandlungen erklärt.

Die Darstellung des theoretischen Hintergrunds dient dazu, die Hypothesen und Forschungsfragen mit sachlichen Argumenten zu untermauern (Weiß 2005) und um dem empirischen Teil ein wissenschaftliches Fundament zu geben.

2.1 Das Phänomen menschlicher Ästhetik, Schönheit und Attraktivität

Zunächst scheint Schönheit ein abstrakter, umgangssprachlicher Begriff zu sein, der sich wissenschaftlich nur schwer greifen lässt (Voigt 2005; Haustein 2006). Dies erkannte bereits der Maler, Mathematiker und Kunsttheoretiker Albrecht Dürer (1471 – 1528), der sagte: *„Ich weiß nicht, was Schönheit ist, aber ich weiß, dass sie eine Menge Dinge beeinflusst"* (Wolday 2010). Eine etwas genauere Vorstellung hatte der italienische Humanist und Architekt Leon Battista Alberti (1404 – 1472): *„Das Schöne ist jene Form, der nichts hinzuzufügen und von* *der nichts zu entfernen ist, ohne damit das Ganze weniger gut erscheinen zu lassen."* Was entfernt werden kann, überlässt er jedoch dem Einzelnen (Scruton 2012).

In der Literatur reichen die Definitionen der Schönheit von etwas, was angenehm und harmonisch wirkt (Prantl 2011) und einen Genuss darstellt (Etcoff 2001), bis zu radikalen Sichtweisen, nach der Schönheit immer auch den Anspruch erfüllen muss, perfekt zu sein (Rueger 2008). Oder, wie es wiederum andere zeitgenössische Autoren sehen, dass Schönheit eine Kunstform ist, die durchaus provokant und grausam in ihrer Darstellung sein kann (Janker 2002). Übereinstimmung herrscht jedoch in der Erwartung, dass Schönheit aus dem Durchschnitt herausragt und außergewöhnlich ist (Deuser et al. 1995).

Ästhetik, die häufig mit Schönheit gleichgesetzt wird, ist dagegen eindeutiger definiert. Sie ist die Wissenschaft vom Schönen und die Lehre von der Gesetzmäßigkeit und Harmonie in Natur und Kunst (Dörflinger 1988). Mit Hilfe der Ästhetik und ihrer wissenschaftlichen Methoden lässt sich das ästhetische Empfinden als ein aus konstanten – wie der Evolution – und dynamischen Bestandteilen – wie Kultur, Mode etc. – zusammengesetztes Wertesystem verstehen, das im Zeitablauf Schwankungen unterliegt. Im Folgenden wird daher unter Schönheit die Kombination einer oder mehrere positiver ästhetischer Eigenschaften des zugrundeliegenden Objekts verstanden (Hunger 2010).

Mit dem Begriff Attraktivität wird weniger das emotionale Empfinden als vielmehr der mit dem Objekt verknüpfte Stimuluswert bezeichnet (Grammer 1996). Hierin steckt auch die Auffassung, Schönheit stelle die hegemoniale Norm im öffentlichen Diskurs zur Abgrenzung des Hässlichen dar, während Attraktivität eine darstellende Komponente verkörpere und am Ende eines Prozesses stehe (Posch 2009), der in Schönheit münden kann. Die vielfältigen Wirkungspotentiale von Schönheit sind somit an den Faktor Attraktion gebunden (Bleicher 2006).

Schönheit wird in allen Kulturen geschätzt, und alle Menschen schätzen Schönes. Das bedeutet aber nicht, dass alle Menschen dasselbe als schön betrachten würden (Welsch 2009). Die Aussage *„Beauty is only in the eyes of the beholder"* gilt auch für ihre Mitmenschen, deren Äußeres ebenfalls als schön, oder nicht, eingeschätzt wird. Diese Bewertungen führen dazu, dass körperliche Attraktivität für viele Menschen ein sehr erstrebenswerter Zustand ist.

Um jedoch körperliche Schönheit und das Interesse an ästhetischen Eingriffen zu verstehen, muss man nicht nur die Frage „Was ist Schönheit?" beantworten, sondern auch klären, unter welchen Bedingungen sie sichtbar wird (Eco 2006). Um dies zu tun, wird zunächst die kulturelle Verbreitung von Schönheitshandlungen mir ihren vielfältigen Ausprägungen vorgestellt, um anschließend der Frage nachzugehen, was körperliche Schönheit ist. Hierzu wird das Entstehen ästhetischer Urteile aus philosophischer Sicht geschildert und anschließend beschrieben, welche Konsequenzen Attraktivität im gesellschaftlichen Alltag hat. Abschließend wird das Zustandekommen von Attraktivitätsmustern aus biologischer Sicht erklärt und theoretisch fundiert.

2.1.1 Körpermodifikation und Schönheitshandeln als Teil der menschlichen Kultur

Die Verschönerung des Körpers ist eine universell verbreitete soziale Praktik, die schon immer einem tiefen menschlichen Bedürfnis entsprach. Zu allen Zeiten und in allen Kulturen wurden Körper modifiziert und dekoriert (Freedman 1989). Ihre Ursprünge, in Form von Körperbemalung, Tätowierungen, Narbeninduktion, aber auch Faltenbehandlungen lassen sich viele Jahrtausende zurückverfolgen (Behrens-Williams et al. 2003). Bereits die alte ägyptische Aristokratie enthaarte ihre Körper, betonte mit schwarzer Kohle die Augen und schminkte die Lippen rot (Renz 2007). Im 4 Jh. v. Chr. ergänzte der berühmte griechische Arzt Hippokrates (460 – 370 v. Chr.) seine Abhandlungen über Frauenkrankheiten mit einer umfangreichen Sammlung kosmetischer Rezepturen, unter anderem „zur Glättung von Runzeln" und „um dem Gesicht ein schönes Aussehen zu verleihen" (Behrens-Williams et al. 2003). Vor 2.000 Jahren kamen die ersten pharmakologischen Anwendungen hinzu. Das Extrakt der heute nach diesem Effekt benannten Atropa „Belladonna" wurde genutzt, um die Augen durch größere Pupillen schöner wirken zu lassen (Duncan und Collison 2003), während im römischen Reich die ersten medizinischen Techniken zur ästhetischen Behandlung von Narben populär wurden, wie der Enzyklopädist und Medizinschriftsteller Aulus Cornelius Celsus (25 v. Chr. – 50 n. Chr.) berichtet (Gilman 1998).

Auch heute noch finden sich in vielen vorindustriellen Kulturen körperliche Modifikationen (Stirn 2003b), die mit teilweise starken Deformationen einhergehen, wie langgezogene Hälse burmesischer Frauen, spitzgefeilte Zähne in Sumatra, länglich geformte Köpfe im Senegal oder Tellerlippen afrikanischer Ethnien. Die Kulturen der Welt brachten eine überwältigende

Vielfalt dekorativer Rituale hervor (Freedman 1989; Grammer 1996), über die Kasten (2006), Posch (2009) und Stirn (2003b) einen Überblick geben.

Der ästhetische Wert von Körpermodifikationen – und damit auch ihre Funktion – liegt in dem sozialen Kontext, in dem sie auftreten (Freedman 1989). Narben von Verbindungsstudenten oder Piercings, erscheinen nur demjenigen als ansprechend, der gelernt hat, diese Signale richtig zu interpretieren. Dies ist wichtig, denn viele dieser Körpermarkierungen dienen sowohl der Identifikation bestimmter sozialer Gruppen als auch zur Isolation einzelner Personen von diesen Gruppen (Stirn 2003b). Mit der Abgrenzung einher geht also ein identitätsstiftender Prozess (Borkenhagen 2001), der weit über die Steigerung der eigenen physischen Attraktivität hinauszielt. Damit bekommt das Schönheitshandeln einen Prozesscharakter (Degele 2004), bei dem neben der Steigerung der körperlichen Attraktivität vor allem die Erhöhung der sozialen Akzeptanz beabsichtigt wird. Angesichts einer derart wichtigen Funktion verwundert es kaum, dass die Menschen seit jeher bemüht sind, ihre äußere Erscheinung zu verbessern (Wiesing 2011), und im Lauf der Geschichte eine Bandbreite an Schönheitshandlungen in den unterschiedlichsten Kulturen hervorgebracht haben, die bis hin zu starken körperlichen Deformationen reichen, denen gegenüber die heutigen minimal-invasiven ästhetischen Eingriffe *„wie ein Spaziergang"* erscheinen (Renz 2007) dürften.

2.1.2 Ästhetische Urteile über menschliche Körper

Basierend auf der Definition von Amelang und Bartussek (1997) gehören zur körperlichen Attraktivität die Wohlgestalt des Körpers und die Dimension in dem dessen Attraktivität auf andere als apart oder anmutig wirkt. Anders ausgedrückt, entfaltet sich die physische Attraktivität eines Menschen durch das Ausmaß, in dem er auf eine beobachtende Person anziehend wirkt, wobei er diese beobachtende Person auch selbst sein kann. Die empfundene Attraktivität kommt also erst durch einen wertenden Betrachter zustande, kann sich aber von Beobachter zu Beobachter verändern (Vagt 2000).

Da sich niemand dieser wertenden Betrachtung seines äußeren Erscheinungsbildes entziehen kann, kommt dem ästhetischen Urteil eine große Bedeutung zu, ohne deren Verständnis der Wunsch nach ästhetischen Eingriffen kaum nachvollziehbar wäre.

2.1.2.1 Entstehung ästhetischer Urteile aus philosophischer Sicht

Um zu verstehen, wie Menschen zu Urteilen darüber gelangen, was und vor allem wen sie wie „schön" finden, soll nachfolgend aus philosophischer Sicht erklärt werden, nach welchen Prinzipien und Maßstäben diese Urteile getroffen werden.

Die Grundsteine der philosophischen Betrachtung von Schönheit und Ästhetik wurden in der griechischen Antike gelegt. In einer Zeit, in der Kunst, Wissenschaft und Handwerk noch eine Einheit bildeten, etablierten sich zwei gegensätzliche Theorien, die bis heute entscheidende Rollen bei der Betrachtung des menschlichen Aussehens spielen. Platon (428 – 348 v. Chr.) formuliert die objektivistische Theorie, die von unveränderbaren Gesetzen der Schönheit ausgeht, nach denen das Schöne aufgrund nachweisbarer Regeln im Objekt selbst verborgen liegt (Janker 2005). Auf ihn geht die metaphysische Grundlegung des Schönen zurück: Das Schöne ist das Gute, und das Gute ist das Schöne. Ein Gedankengang, der übrigens schon vorher bei der Lyrikerin Sappho (612 – 570 v. Chr.) auftauchte. In dem Platon physische, also körperliche Schönheit (Was ist schön?) von moralischer Schönheit (Was ist das Schöne?) trennt, erhält die physische Attraktivität einen „ideologischen Überbau" (Hassebrauck und Niketta 1993).

Im Gegensatz dazu geht die subjektivistische Theorie von Aristoteles (384 – 322 v. Chr.) von einem individuellen Zugang zum ästhetischem Erleben aus (Janker 2005). Dies veranschaulicht seine Antwort auf die Frage, weshalb sich die Menschen nach Schönheit sehnen würden. Aristoteles sagte: *„Niemand, der nicht blind ist, könnte diese Frage stellen"* (Etcoff 2001). Für ihn kommt es auf die psychologischen Regeln der subjektiven Wirkung an. Das Schönheitsempfinden liegt hier im Auge des Betrachters (Janker 2005). Für Aristoteles war das Gesicht eines Menschen der „Spiegel seiner Seele". Nach seiner Auffassung ließen sich die Charaktereigenschaften eines Menschen aus dessen Gesichtszügen ablesen – eine Vorstellung, die sich in vielen Bereichen bis heute gehalten hat (Hassebrauck und Niketta 1993).

Aber auch Platons Erkenntnis, dass sich Schönheit in bestimmten festen Strukturen ausdrücke, begegnen wir noch heute. Die Gleichstellung von Schönheit und Gott gelangte von den christlich-asketischen Vorstellungen eines Thomas von Aquin (1225 – 1274) über den Idealismus von Schiller (1759 – 1805) und Hegel (1770 – 1831) bis in die heutige Zeit (Hassebrauck und Niketta 1993).

Nicht jedoch ohne ins Wanken zu geraten. Hutcheson (1694 – 1746) entwickelt die erste neuzeitliche Theorie der Schönheit, um diese metaphysischen Implikationen abzuschaffen (Voigt 2005) und so den Raum für rationale und intuitive Erklärungen zu öffnen. Der von ihm eingeführte Begriff Ästhetik bezeichnet die Tatsache, dass durch bestimmte Sachverhalte in Natur und Kunst Sinne angeregt, Emotionen wachgerufen und Reflexionen ausgelöst werden – und zwar harmonisch wie ganzheitlich – und dass eben dieser Zustand als schön beurteilt wird. Baumgarten (1714 – 1762) führt diesen Ansatz fort. Bei ihm ist Schönheit die Vollkommenheit der sinnlichen Erkenntnis (Kösser 2009). Damit bereitet er Kants (1724 – 1804) Theorie der Ästhetik vor. Kant ist der erste Philosoph der Ästhetik, der sich auf die Untersuchungen des ästhetischen Urteils konzentriert (Brandt 1998). Sehen wir etwas Schönes, sind wir beglückt und möchten es öfter, ja am liebsten dauernd sehen. *„Diese volle Beglückung ist der entscheidende Punkt – nicht nur in der Erfahrung, sondern auch für die Erklärung. Kant hat diesen Punkt sehr deutlich gesehen. Als schön empfinden wir ihm zufolge dasjenige, was so ist, wie wir die Dinge wahrnehmen wollen. Dieses subjektive Moment ist entscheidend. Schön ist, was unserem allgemeinsten und tiefliegendsten Wahrnehmungsbedürfnis entspricht"* (Welsch 2009). Allerdings kann bei ihm alles Schöne im engeren Sinne nur dasjenige sein, was zu nichts Bestimmtem gut ist, also nur etwas, das bloß gefällt, wie etwa Musik oder ein „guter Wille". Der Mensch hingegen erfüllt einen Zweck, deshalb handelt es sich bei der Schönheit des menschlichen Körpers nicht um eine freie Schönheit im Sinne Kants und sollte daher nicht ästhetisch beurteilt werden (Lindner 2009). Gleiches gilt auch für Verschönerungen am Körper. Ihnen spricht Kant am Beispiel von Tätowierungen einen Verschönerungseffekt ab, weil sich die Körpermodifikation nicht getrennt vom Menschen beurteilen lasse (Hunger 2010). Unabhängig von Kants Einschränkung, nur Dinge zu beurteilen, die zweckfrei sind, wird deutlich, dass er die Attraktivität des Schönen nicht mehr allein von einem willentlichen Urteil des Betrachters abhängig macht, sondern das Urteil bereits der Willensentscheidung vorausgeht (Tegtmeyer 2009). Diese Feststellung ist von enormer Bedeutung, weil sie der Zeit weit voraus war und sich erst heute mit Hilfe der Neurowissenschaft überprüfen lässt, genau wie die in dieselbe Richtung weisende Vermutung von Burke (1729 – 1792), dass ästhetische Urteile eine biologische Ursache haben könnten.

Zusammenfassend kann festgehalten werden, dass Urteile über die „Schönheit" aus philosophischer Sicht aufgrund der Struktur von Objekten (Platon) oder anhand individueller psychologischer Empfindungen (Aristoteles) getroffen werden, die nicht göttlich sind (Hutcheson), aber ein vollkommenes Empfinden (Baumgarten) und ein beglückendes Gefühl der Freude auslösen, das unwillentlich zustande kommt (Kant) – eventuell, weil es biologische Ursachen hat (Burke). Die Auseinandersetzung mit dem Zustandekommen von ästhetischen Urteilen führt jetzt zu der Frage, was am Ende dabei herauskommt. Was also empfinden Menschen als schön, wenn sie einen anderen Menschen beurteilen?

2.1.2.2 Konsequenzen ästhetischer Urteile für den Alltag

Weil die physische Attraktivität des Menschen einer ständigen Beurteilung durch andere ausgesetzt ist, erhält das Aussehen einen unausweichlich ernstzunehmenden Einfluss auf das Leben sehr vieler Personen (Gangestad und Scheyd 2005). Aussehen ist ein Faktor, durch den man gewinnen oder verlieren kann und der daher nicht vernachlässigt werden darf (Böhme 2003). Hiervon profitieren attraktive Personen, da sie gegenüber weniger attraktiven Personen diverse Vorteile im Leben genießen (Langlois et al. 2000), die weit über die bekannten Privilegien attraktiver Frauen bei der Partnerwahl hinausgehen (Grammer 1996).

Die Vorteile attraktiver Individuen beginnen bei mehr Aufmerksamkeit, die schon besonders „hübschen" Babys entgegengebracht wird (Grammer 2003), setzen sich in Schule und Ausbildung in Form besserer Noten fort (Voland und Grammer 2003) und lassen sich auch im Berufsleben (Gehalt und Einstellung) und selbst vor Gericht (mildere Urteile) oder beim Arzt (mehr Zuwendung) (Finn et al. 2003) feststellen. Umfangreiche Übersichten zu diesen und weiteren Studien finden sich bei: Langlois et al. (2000), Voland und Grammer (2003), Olson und Marshuetz (2005), Rhodes (2006), Teuscher und Teuscher (2007), Zebrowitz und Montepare (2008) und Posch (2009).

Der Effekt, durch Attraktivität Vorteile zu genießen, lässt sich nicht nur für den ersten Eindruck von untereinander fremden Personen gut belegen (Little et al. 2006), sondern selbst innerhalb von sich gut kennenden Personengruppen ist Attraktivität ein Faktor, der für eine Bevorzugung einzelner Gruppenmitglieder ausschlaggebend sein kann (Langlois et al. 1995).

Damit einher geht, dass attraktiven Erwachsenen insgesamt mehr positive Persönlichkeitseigenschaften zugebilligt werden. Weil hierzu auch höhere Kompetenzen in beruflicher und interpersoneller Hinsicht zählen, spielt für viele das eigene Aussehen im gesellschaftlichen Konkurrenzkampf eine wichtige Rolle (Bayertz und Schmidt 2006). Dies gilt insbesondere für Frauen, denn Männer bevorzugen jünger aussehende Frauen (Pawlowski et al. 2008). Weshalb, wird in den beiden folgenden Kapiteln genau erklärt.

Festzustellen bleibt: Weil die Attraktivität des Gesichts mit unmittelbaren Vorteilen verbunden ist, spielt sie nicht nur in westlichen Gesellschaften eine große Rolle. Diese Vorteile können einen durchaus starken Einfluss auf wichtige Bereiche des täglichen Lebens sowie auf das Selbstwertgefühl haben. Da es inzwischen möglich ist, Attraktivität zumindest teilweise herzustellen und zu kaufen (Posch 2009), ist es wenig verwunderlich, dass das Interesse an entsprechenden medizinischen Verfahren groß ist und weiter steigt.

2.1.2.3 Attraktivität als Ergebnis ästhetischer Urteile

Doch welche Merkmale führen dazu, dass eine Person als physisch attraktiv beurteilt wird und eine andere nicht? Da wir für dieses Urteil weniger als 1000 ms benötigen (Olson und Marshuetz 2005), kann es sich dabei nicht um einen komplizierten kognitiven Prozess handeln.

Dieser Frage, wie Attraktivität durch den Betrachter definiert wird, kann man sich auf zwei Wegen nähern: zum einen, indem man attraktive Einzelmerkmale analysiert, und zum anderen, indem man umgekehrt Attraktivität mit dem Durchschnitt gleichsetzt (Grammer 1996). Letztgenanntes Vorgehen basiert auf der Erkenntnis, dass symmetrische Gesichter attraktiver bewertet werden (Grammer und Thornhill 1994), womit jedoch nicht der seit der Antike bekannte „Goldene Schnitt" gemeint ist (Welsch 2009).

Durchschnittlich geformte Gesichter werden positiver bewertet (Gangestad und Scheyd 2005). Wie bei der Symmetrie auch, wird vermutet, dass dies daran liegt, dass Krankheiten eine Abweichung von einem als normal empfundenen Durchschnitt darstellen, da sich Krankheiten und Verletzungen nur selten symmetrisch auf dem Körper verteilen. In einem ähnlichen Zusammenhang dürfte auch die positive Bewertung makelloser Haut (Welsch 2009) zu erklären sein, die ebenfalls Gesundheit signalisiert.

Zu den als attraktiv empfundenen Einzelmerkmalen zählt das geschlechtstypische Aussehen (engl. „sexual dimorphism") im Sinne von typisch männlichen oder typisch weiblichen Formen (Grammer 1996; Gangestad und Scheyd 2005). Hierzu zählen etwa kleine Nasen, hohe Wangenknochen und volle Lippen bei Frauen und ein markantes Kinn bei Männern (Euler et al. 2003). Der Hintergrund hängt eng mit der Geschlechtsreife und den Anforderungen an einen geeigneten Partner zusammen. Volle rote Lippen formen sich erst während der Pubertät. Durch weibliche Geschlechtshormone bilden sich in den Lippen Fettdepots, wie auch an Brust und anderen Körperteilen. Derartige geschlechtsspezifische Kennzeichen überlagern die positive Bewertung durchschnittlicher Gesichtsmerkmale. Weitere Studien hierzu finden sich in der Metaanalyse von Rhodes (2006).

Doch trotz der Erkenntnisse, dass sich Symmetrie (engl. „symmetry"), Durchschnittlichkeit (engl. „averageness") und geschlechtstypische Merkmale (engl. „sexually dysmorphic features") positiv auf das Attraktivitätsurteil auswirken, gibt es keine Formel, nach der sich die Attraktivität berechnen lässt (Gründl 2007). Das mag überraschen; denn sieht man von eher kurzfristigen modischen Schwankungen ab, so sind die Muster bevorzugter Attraktivität langfristig stabil und gelten über geografische, soziale und kulturelle Grenzen hinweg (Langlois et al. 2000).

So werden diese langfristigen Muster zwar von kulturellen Strömungen und Moden überlagert, die oft wechseln und das aktuelle Schönheitsideal bestimmen, wie etwa füllige „Rubensfiguren" oder magere „Twiggi-Models" (Hilhorst 2002). Doch inzwischen herrscht weitgehend Einigkeit, dass diese beobachtete Übereinstimmung kulturübergreifender Standards menschlicher Attraktivität nur in der Evolution begründet sein kann und einen biologischen Ursprung haben muss (Fink und Penton-Voak 2002; Euler et al. 2003).

2.1.3 Die Evolutionstheorie zur Erklärung von Attraktivitätsmustern

Attraktivität hat, wie empirisch belegt werden konnte, auch Auswirkungen darauf, wie erfolgreich Menschen ihren Alltag bewältigen (Gangestad und Scheyd 2005). Ein wesentlicher Grund dafür ist, dass das äußere Erscheinungsbild ständigen Attraktivitätsurteilen unterzogen wird, die einen Einfluss darauf haben, wie das soziale Umfeld auf die kurz zuvor beurteilte Person reagiert. Doch warum vertraut gerade der geistig hoch entwickelte homo „sapiens" Attraktivitätsurteilen, die er in Bruchteilen einer Sekunde fällt? Warum zieht diese intelligente Kreatur auf dieser Basis Rückschlüsse auf das Wesen seines Gegenübers und lässt sich sogar in wichtigen Bereichen seines Handelns, wie bei der Partnerwahl, von diesen Urteilen beeinflussen?

Zur Erklärung hat sich inzwischen ein evolutionsbiologisch geprägter Ansatz durchgesetzt, der aufbauend auf den Arbeiten von Westermark (1921), Ellis (1926) und später Symons (1979) im letzten Jahrzehnt aufgrund der Fortschritte der Genforschung große Akzeptanz erfahren hat (Menninghaus 2006). Unterstützt wird er von der Erkenntnis, dass auch die Biologie, über neuroendokrine Wechselwirkungen zwischen Psyche und Organismus, einen komplexen Einfluss auf das menschliche Verhalten als Reaktion auf Umweltreize hat (Stock und Sachser 2006).

Diese evolutionsbiologische Erklärung von Attraktivität setzt an der Beobachtung an, dass empfundene Attraktivität eng mit evolutionär vorteilhaften Eigenschaften korreliert (Prantl 2011), wie sie bereits Darwin in seiner Ästhetik vermutet und beschrieben hat (Redies 2007). Nach dieser Auffassung ist Attraktivität, so wie sie auch heute noch von der Menschheit empfunden wird, das Ergebnis sexueller Selektion (engl. „mate selection") (Rohde-Dachser 2007).

Es wird angenommen, dass sich bereits die ersten Menschen anhand gut sichtbarer körperlicher Merkmale Urteile über Eigenschaften wie Gesundheit, Kraft, Gebär- und Zeugungsfähigkeit bildeten, die für das Überleben ihrer sozialen Gemeinschaft unverzichtbar waren (Langlois et al. 2000). Hierzu zählen beispielsweise ein bestimmtes Taille-Hüfte-Verhältnis (7:10), glatte, faltenfreie, wenig behaarte Haut (Borelli und Berneburg 2010), aber auch symmetrische Körper und Gesichter. Denn Symmetrie weist, wie bereits ausgeführt, auf Gesundheit hin (Welsch 2009), und Gesundheit widerum ist mit Jugendlichkeit verbunden. In diesem Lebensalter beginnt die Fertilitätsphase der Frauen. Für die Außenwelt sichtbar verändern sich mit der Ausschüttung des weiblichen Hormons Östrogen einige Stellen des Körpers (Brust, Hüfte, Lippen), die sich nach der fruchtbaren Phase wieder zurückbilden. Dieser Zusammenhang erklärt, wieso jüngere Frauen attraktiver wirken (Fink und Penton-Voak 2002) – nicht weil sie es objektiv sind, sondern weil genetisch festgelegt ist, dass an diesen Merkmalen Fertilität zu erkennen ist; und genau das ist ein attraktives Merkmal, das sich bewährt und übertragen hat. Denn von Anfang an übernahmen diese körperlichen Merkmale die Funktion, gute Gene und Fruchtbarkeit zu signalisieren. Und weil sich das menschliche Genom in der kulturellen Periode kaum noch verändert hat, folgen auch wir modernen Menschen noch dieser Prägung (Welsch 2009). Unser noch heute gültiges ästhetisches Empfinden von Körpern ist also an die Wahrnehmung archaischer Reizmuster gebunden (Voland 2005).

Bestätigt wird dieser Zusammenhang von zahlreichen Studien, die belegen, dass Menschen in verschiedenen Kulturen dieselben Gesichtsmerkmale (Sexual Dimorphism, Averageness, Symmetry) und Jugendlichkeit attraktiv bewerten (Perrett und May 1994 Cunningham et al. 1995; Perrett et al. 1998; Langlois et al. 2000; Gangestad und Scheyd 2005; Rhodes 2006; Teuscher und Teuscher 2007; Pawlowski et al. 2008; Borelli und Berneburg 2010).

Unterstützt wird die Theorie zudem von andere Untersuchungen, die zeigen, dass bereits Säuglinge diese Attraktivitätsmuster verinnerlicht haben (Slater et al. 2000), bevor sie eigene kulturelle Erfahrungswerte entwickeln konnten. Dieser „Fitness-related evolutionary theory" nach hat die Attraktivität des Gesichts drei wichtige Signalfunktionen, für die es jeweils ein schlüssiges Erklärungsmodel gibt. Attraktivität dient dazu:

I. Die richtigen (gesunden, fruchtbaren) Partner für die Fortpflanzung zu finden (Mate-Selection-Theory),

II. Deren Gene gut und heterozygot sein müssen (Good-Genes-Theory), so dass Nachkommen heranwachsen,

III. Die eine hohe Überlebensrate haben (Parental-Solicitude-Theory), so dass sich die Eltern bevorzugt um sie kümmern (Langlois et al. 2000).

Das entscheidende Signal der als attraktiv empfundenen Merkmale sind die Indikatoren für den Gesundheitszustand eines Menschen (Langlois et al. 2000), was mehrere Studien (Kalick et al. 1998) belegen. Inzwischen weiß man auch, dass diese Bewertung derart schnell erfolgt, dass diese Prozesse vermutlich im Unterbewusstsein ablaufen (Olson und Marshuetz 2005) und eventuell auf Spiegelneurone zurückzuführen sind.

Es konnte gezeigt werden, dass Menschen, ob sie es wollen oder nicht, aufgrund ihres Aussehens bewertet werden. Ob jemand auf andere attraktiv wirkt, hängt primär von gewissen körperlichen Merkmalen ab, die einen evolutionären Ursprung haben und dazu führen, dass attraktive Menschen im Alltag etliche Vorteile genießen. Diese Erkenntnisse geben erste Hinweise darauf, dass es sinnvoll sein kann, gut auszusehen und dies gegebenenfalls auch mit Hilfe ästhetischer Eingriffe herbeizuführen.

2.2 Minimal-invasive ästhetische Eingriffe und ästhetische Medizin

Minimal-invasive ästhetische Eingriffe stellen einen Teil der Methoden ästhetischer Medizin, zu der auch die plastische Chirurgie zählt, dar. Im Folgenden geht es um die Abgrenzung der minimal-invasiven von der operativen ästhetischen Medizin und um die Abgrenzung medizinisch indizierter ästhetischer Eingriffen von solchen, die ohne medizinische Indikation eine rein freiwillige medizinische Dienstleistung darstellen. Zunächst soll anhand der historischen Entwicklung aufgezeigt werden, dass der Mensch schon seit jeher ein Interesse an medizinischen Prozeduren hatte, die sein Aussehen positiv beeinflussen.

2.2.1 Ästhetische Medizin

Wie bereits in Kapitel 2.1 erläutert, hat die ästhetische Medizin eine lange Geschichte. So regte das ästhetische Empfinden bereits Hippokrates (460 – 370 v. Chr.) an, Rezepturen zur Glättung von Falten zu entwickeln, um dem Gesicht ein schönes Aussehen zu verleihen (Behrens-Williams et al. 2003). Erste plastisch-chirurgische Eingriffe erfolgten schon im 5. Jh. in Indien, wo man begann, Hautlappen aus dem Kinn oder der Wange zur Rekonstruktion von Nasen zu verschieben (Sharma 2002). Doch erst im letzten Jahrhundert erlebte dieser Bereich unter dem Begriff „Schönheitschirurgie" einen starken Zuwachs – gerade auch, weil die plastische Chirurgie eindrucksvolle neue Operationstechniken hervorbrachte, mit denen sich sowohl verloren gegangene Körperzustände wieder herstellen als auch bestehende Körperpartien ästhetisch verbessern lassen.

Um die damit verbundenen, oft belastenden Begleiterscheinungen zu vermeiden, entstanden in jüngerer Zeit alternative nichtoperative Verfahren, die sogenannten minimal-invasiven ästhetischen Eingriffe, die, wo immer möglich, an die Stelle der Operation getreten sind. So kann z.B. ein Facelifting operativ, aber auch minimal-invasiv, also ohne Einschnitte, nur durch die Injektion von volumengebenden Substanzen (engl. „Filler") erfolgen.

Beide Verfahren werden häufig mit dem umgangssprachlichen Oberbegriff „Schönheitschirurgie" bezeichnet, der jedoch an keine medizinische Qualifikation geknüpft ist und daher in der Fachliteratur selten Verwendung findet – und wenn, dann nur um das Thema aus Laiensicht darzustellen. Zur Umgehung dieses Begriffs werden auch hier die medizinischen Eingriffe nach den beiden unterschiedlichen Methoden in ästhetisch-plastische Chirurgie (bis 2004 plastische Chirurgie) und minimal-invasive Eingriffe unterschieden und in Anlehnung an internationale Autoren der Terminus „ästhetische Medizin" als Oberbegriff für alle medizinischen Eingriffe verwendet, die primär eine positive Veränderung des Aussehens bewirken und nicht der funktionalen Wiederherstellung dienen. Hierzu zählen sowohl plastisch-chirurgische Eingriffe, also Operationen, wie auch von Ärzten durchgeführte Maßnahmen, bei denen kein Skalpell zum Einsatz kommt, die also minimalinvasiv sind: *„Cosmetic surgery refers to a sub-specialty that is concerned primarily with the maintenance, restoration, or enhancement of an individual's physical appearance through surgical and medical techniques"* (Swami et al. 2009). In der englischsprachigen Literatur werden die beiden Begriffe „cosmetic surgery" und „aesthetic surgery" synonym verwendet (Gilman 2001).

2.2.2 Medizinisch indizierte und medizinisch nicht indizierte Eingriffe

Bezieht man den Begriff plastische Chirurgie auf rein rekonstruierende Operationen (Peled 2000), die schon immer auch, aber eben nicht primär, ästhetische Ziele verfolgten (Atiyeh et al. 2008), lässt sich mit dem Begriff ästhetische Medizin eine klare Abgrenzung zwischen diesen notwendigen rekonstruktiven und den medizinisch nicht notwendigen, rein ästhetischen Eingriffen herbeiführen. Dieser Auffassung folgen auch Sharma (2002) und andere Autoren (Atiyeh et al. 2008; Brukamp 2011). *„Cosmetic or aesthetic surgery is defined as 'operations or other procedures that revise or change the appearance, color, texture, structure or position of bodily features to achieve what patients perceive to be more desirable. It differs from reconstructive surgery in that patients do not suffer from surgical pathology, but come to a surgeon desiring alteration of appearance to achieve an improvement"* (Khoo 2009). Dieser Definition folgend, handelt es sich bei ästhetischer Medizin um medizinische Maßnahmen, die zwar ein gesundheitsbezogenes Bedürfnis befriedigen, jedoch nicht kurativ einen Krankheitszustand beseitigen, sondern eher die biophysische Qualität des Individuums steigern helfen und deshalb zur „wunscherfüllenden Medizin" gerechnet werden können (Buyx und Hucklenbroich 2009). Den kurativen Gedanken ästhetischer Medizin greift hingegen die American Medical Association auf: *„Cosmetic Surgery is defined as a surgical procedure undertaken to change parts of the body in order to improve the appearance and self-esteem of a patient"* (Haas et al. 2008), indem sie auch des Selbstwertgefühl der Patienten einbezieht.

Welche der beiden Definitionen zutreffender ist, soll anhand der ihm Rahmen dieser Arbeit durchgeführten Studien beantwortet werden, deren Ziel es ist, eine Antwort auf die Frage zu liefern, ob ästhetische Eingriffe bloß die Funktion einer rein wunscherfüllenden Medizin haben oder darüber hinaus kurativ auf die Lebensqualität sowie den Selbstwert wirken, wie es in der Definition der American Medical Association enthalten ist.

Nachfolgende Tabelle 1 gibt einen Überblick, wie sich plastische Chirurgie und minimalinvasive ästhetische Eingriffe sowie freiwillige von nicht freiwilligen Eingriffen unterscheiden, wobei sich die Behandlungsbeispiele auf gängige Eingriffe im Gesicht beschränken.

Tabelle 1: Abgrenzung ästhetischer Eingriffe nach Indikation und Ausführung

Abgrenzung innerhalb der ästhetischen und plastischen Medizin	nicht freiwillig (medizinisch indiziert) Rekonstruktive Medizin	freiwillig (ohne medizinische Indikation) Ästhetische Medizin
Plastisch-chirurgische Eingriffe (Operation)	•Gesichtsplastiken (bei Entstellung z.B. nach Brand- o. Unfallverletzungen) •Tumorchirurgie (Rekonstruktion nach Entfernung von Tumoren)	•Facelifting •ästhetische korrigierende Chirurgie von fazialen Teilgebieten (z.B. Nasen, Lippen, Augenlieder, etc.)
Minimal-invasive ästhetische Eingriffe (keine Operation)	•Lasertherapie (bei wenigen entzündlichen Erkrankungen wie Rosazea, Akne, Psoriasis u. Vitiligo) •Peeling (bei Aknenarben)	•Botulinumtoxin-Injektion •Filler-Injektion •Laserbehandlung •Peeling (gegen Falten)

Neben der Unterscheidung nach operativen und nichtoperativen Methoden lassen sich die Eingriffe also – wie in kaum einer anderen medizinischen Fachrichtung – nach freiwilliger und nichtfreiwilliger Motivation unterscheiden. Gerade hierin unterscheiden sich rein ästhetische Eingriffe von anderen medizinischen Therapien, wie es Khoo (2009) treffend formuliert: „*It has been said that cosmetic surgery patients differ from those presenting to other surgeons, in that instead of hoping that they do not need an operation, in cosmetic surgery the wish to undergo surgery is the patient's primary motivation for the consultation.*"

2.2.3 Plastisch-chirurgische Eingriffe

Die aus der plastisch-rekonstruktiven Chirurgie hervorgegangenen plastisch-operativen Eingriffe hatten zunächst das Ziel der Wiederherstellung verloren gegangener körperlicher Funktionen, die oft mit der Wiederherstellung einer ästhetischen Optik einhergingen und weiterhin einhergehen (Atiyeh et al. 2008). So entstand, etwa infolge (kriegs-) verletzungsbedingter Verluste von Kiefer oder Nase, durch die Operation auch ein annehmbares Gesicht. Im Zuge dieser Entwicklung wurden später auch Brustvergrößerungen und Fettabsaugungen möglich, die noch immer operativ durchgeführt werden und mit entsprechenden psychischen und physischen Belastungen verbunden sind. Ein besonderer Unterschied zu den minimal-invasiven ästhetischen Eingriffen liegt in ihrer – relativen – Dauerhaftigkeit und damit verbunden in ihrem eingeschränkten bzw. nur mit hohem Aufwand verbundenen Reversibilität (Bayertz und Schmidt 2006). Zur Sicherstellung der Ausbildungsqualität gibt es seit 1992 den Facharzt für plastische Chirurgie, der 2005 umbenannt wurde in Facharzt für ästhetisch-plastische Chirurgie. Dies trägt der Tatsache Rechnung, dass es in der plastischen Chirurgie immer auch um Ästhetik geht und dass nur für Letztere die gesetzlichen Kassen nicht bezahlen (Peled 2000).

2.2.4 Minimal-invasive ästhetische Eingriffe

Minimal-invasive ästhetische Eingriffe werden so genannt, weil sie ihre Wirkung ohne die Haut zu durchdringen erzielen bzw. maximal durch das Injizieren von Substanzen in die Haut entfalten können. Ihr Ziel ist die Verbesserung des Erscheinungsbildes der Haut. Im Unterschied zu den umfangreichen plastischen Operationen sind sie nicht von Dauer und haben vergleichsweise wenig belastende Begleiterscheinungen, weil sie ohne Skalpell auskommen. Ein großer Vorteil dieser Methoden ist, dass sie in der Regel ohne sichtbare Nebenwirkungen durchgeführt werden und die Patienten fast ohne Unterbrechung weiter am Alltagsleben teilnehmen können. Ihre Hauptanwendungsgebiete sind die Reduktion von Falten, das Auffüllen von fehlendem Volumen, die Beseitigung von Pigmentveränderungen und die Verbesserung der Hautstruktur (Carruthers et al. 2007). Die im Rahmen dieser Arbeit durchgeführten Untersuchungen konzentrieren sich ausschließlich auf minimal-invasive ästhetische Eingriffe im sichtbaren Bereich des Gesichts.

Zu den am weitesten verbreiteten Methoden zählen laut einer Studie (Behrens-Williams et al. 2003) folgende vier minimal-invasive (dort „dermato-kosmetisch" genannte) Verfahren, die immer öfter in Kombination eingesetzt werden (Maio 2007):

2.2.4.1 Chemical Peeling

Beim Chemical Peeling werden meist natürliche Substanzen wie Fruchtsäure als Schälsubstanz zum Abtragen oberer Hautschichten verwendet. Nach dieser gewollten kurzfristigen Schädigung kommt es zu einer die Haut wieder glättenden und straffenden Regeneration (Wiest 2004). Das weit verbreitete Peeling mit Fruchtsäure hat seinen Namen von der Glykolsäure, die in der Natur beispielsweise als Apfel-, Zitronen-, Wein- und Milchsäure vorkommt (Wörle 2007). Sie eignet sich für die Therapie von Akne, Narben und Hyperpigmentierungen, wenn die Haut glatter und straffer werden soll. Für tiefere Falten sind Chemical Peels nicht geeignet (Fratila und Uerlich 2003), hier empfiehlt sich eine Kombination des Peelings mit Botulinumtoxin und/oder Fillern (Maio 2007).

2.2.4.2 Botulinumtoxin

Die unter dem Begriff Botox-Behandlung populär gewordene Injektion von Botulinumtoxin ist der häufigste minimal-invasive Eingriff (Carruthers und Glogau 2008). Seit den neunziger Jahren wird Botulinumtoxin erfolgreich in der ästhetischen Medizin eingesetzt (Sattler 2010). Dabei war seine Entdeckung eher zufällig. Denn ursprünglich nutzte man die muskelentspannende Wirkung des Botulinumtoxins zur Behebung von Augenmuskelgleichgewichtsstörungen (Strabisumus bzw. Schielen). Dabei beobachtete man als Begleiterscheinung, dass durch die Injektion des Präparats auch die Falte zwischen den Augen (Glabella) verschwand (Becker-Wegerich et al. 2001). Diesen Effekt erzielt das aus dem Bakterium Clostridium botulinum gewonnene Botulinumtoxin durch seine Eigenschaft, an der Schaltstelle zwischen Nerven und Muskel zu wirken. Dort hemmt es die Übertragung von Nervenimpulsen, indem es die für die Freisetzung des Proteins Acetylcholin notwendigen Proteine spaltet. Dadurch kann der für die Reizübertragung wichtige Botenstoff Acetylcholin nicht mehr ausgeschüttet werden, und die Kontraktion des Muskels wird gehemmt (Sattler 2010). Auch wenn es sich hierbei um einen hoch toxischen Wirkstoff handelt, ist er aufgrund der geringen Dosierung relativ sicher (Hibbeler und Siegmund-Schutze 2011), insbesondere auch deshalb, weil seine Wirkung nicht dauerhaft ist (Sattler 2010).

In der ästhetischen Medizin wird hauptsächlich Botulinumtoxin Typ A genutzt, um mimische Falten im Gesicht, wie Zornes- oder Lachfalten, zu entspannen. Einen detaillierten Überblick über das breite Einsatzspektrum geben Sattler (2010) und Becker-Wegerich et al. (2001). Das

Präparat wird mit einer feinen Injektionsnadel von 0,3 mm Dicke direkt in den jeweiligen Muskel injiziert. Dort beginnt es nach zwei bis drei Tagen zu wirken. Erst danach wird die Muskelentspannung sichtbar, und die Falte verschwindet. Das Wirkmaximum wird nach etwa zwei Wochen erreicht und hält etwa zehn bis zwölf Wochen an, bevor der Wirkstoff wieder abgebaut wird und die Muskulatur wieder vollständig angespannt werden kann. Als Folge werden die Falten wieder sichtbar. Aufgrund der auf die Entspannung von (über)aktiven Gesichtsmuskeln ausgerichteten Wirkungsweise eignet sich Botulinumtoxin primär zur Glättung mimischer Falten und weniger bei durch den Verlust von Volumen entstandenen Altersfalten, die sich besser durch Laserbehandlung, Peeling oder Unterspritzung glätten lassen (Sattler 2010). Das Ziel der Behandlung mit Botulinumtoxin liegt in der Herstellung eines möglichst natürlichen, harmonischen Gesichtsausdrucks, der sich bei kinetischen Patienten, die über eine normale Mimik verfügen, gut erzielen lässt (Maio und Rzany 2007).

Bei diesem Einsatz im Rahmen der ästhetischen Medizin gegen Faltenbildung handelte es sich früher um einen reinen „Off label use" (Harth et al. 2006), doch inzwischen wurden einige wenige Präparate (Vistabel® von Allergan, Xeomin® von Merz und Azzalure® von Galderma) für die ästhetische Behandlung der Glabella-Falte zugelassen. Hinzu kommen etliche andere Einsatzgebiete des gleichen Wirkstoffs, wie z.B. Strabismus oder die Therapie von Verspannungskopfschmerzen. Dabei kann es zu einer Überlagerung von optischen und physischen Effekten kommen, weshalb bei Patienten nach einer Injektion von Botulinumtoxin im oberen Kopfdrittel durchaus eine tatsächliche, auch physisch spürbare Entspannung eintreten kann und Kopfschmerzen abnehmen.

2.2.4.3 Injizierbare Volumen-Implantate (Filler)

Injizierbare Implantate werden in der ästhetischen Medizin als „Filler" bezeichnet. Bei der Unterspritzung von Füllmaterialien zum Gewebeaufbau werden verschiedene nichtpermanente Materialen, vor allem Hyaluronsäure, gefolgt von Kollagen, eingesetzt. Permanente Materialien wie Silikonderivate spielen in der ästhetischen Medizin mittlerweile keine Rolle mehr. Durch ihre Eigenschaft, verloren gegangenes Gewebe aufzupolstern und so ein frischeres und jugendlicheres Aussehen zu erzielen, konnten Filler die Einsatzgebiete minimal-invasiver ästhetischer Methoden erweitern und verbessern (Pavicic 2009). Filler werden vor allem genutzt, um hautalterungsbedingte Falten zu glätten oder auch

Gewebedefekte, Lippen und Wangen aufzufüllen (Sattler et al. 2010), indem das in die Haut eingespritzte Produkt die Falten von innen aufpolstert und dadurch Vertiefungen ausgleicht. Dafür eignet sich Hyaluronsäure, eine Zuckerkette (Polysaccharid), die in der Haut gebildet wird und ihr eine hohe Wasserbindungsfähigkeit verleiht (Wörle 2007). Zusätzlich regt sie die Neubildung von körpereigenem Gewebe an. Es kommt zu einer vermehrten Bildung von Kollagen, einem Hauptbestandteil der Haut, oder von Bindegewebszellen (Fibroblaste). Die dadurch erreichten Ergebnisse halten meist länger an (Sattler et al. 2010) und sind sofort sichtbar, was dem Wunsch der Patienten nach unmittelbaren Behandlungserfolgen sehr entgegenkommt (Bray et al. 2010). Trotz moderner Präparate kann es bei der Unterspritzung mit Fillern auch zu unerwünschten Nebeneffekten kommen (Hibbeler und Siegmund-Schutze 2011). Sehr gut geeignet sind Filler in Kombination mit Botulinumtoxin, um sofort sichtbare Effekte ohne Ausfallzeiten für den Patienten zu erzielen (Maio 2007).

2.2.4.4 Laserbehandlungen

Medizinische Laser werden seit 1983 (Leclère und Mordon 2010) zu ästhetischen Zwecken eingesetzt. Ihr inzwischen breites Einsatzspektrum umfasst Gefäßveränderungen, wie Besenreiser, Pigmentläsionen, Faltentherapie, Enthaarung, Akne, Narbenbehandlung und die Entfernung von Tätowierungen, um die häufigsten Anwendungen zu nennen (Raulin, 2003; Uddhav und Dhami 2008). Dabei kommen jeweils unterschiedliche Lasersysteme zur Anwendung. Einige können die Haut gezielt oberflächlich abtragen, sie wie ein Skalpell durchschneiden oder durch eine bestimmte Wellenlänge tief ins Gewebe eindringen und dort Gewebereaktionen auslösen oder auch Gefäße veröden (Sommer und Bergfeld 2004). Für die Behandlung von Falten und grobporiger Haut werden neben der IPL-Technik häufig Erbium:YAG-Laser und CO_2-Laser eingesetzt. Die Erbium:YAG-Laser bewirken eine sogenannte »kalte« Abtragung (Ablation) der Haut, bei der durch sehr schnelle, kurze Lichtimpulse die Hautzellen schichtweise verdampft werden (Wörle 2007). Der 1993 eingeführte CO_2-Laser ermöglicht neue Behandlungsergebnisse (Williams und Lam 2002), indem er die wasserreiche obere Hautschicht erhitzt, verkocht und gleichzeitig ein Schrumpfen der vorhandenen Kollagenfasern bewirkt, was die Neubildung von Kollagen anregt (Wörle 2007). Inzwischen werden auch beide Methoden kombiniert angewandt, um die Ausfallzeiten für die Patienten zu minimieren (Uddhav und Dhami 2008). Denn aufgrund der Ablation der oberen dermalen Areale (Skin Resurfacing) entsteht eine Wundfläche, die erst nach sieben bis vierzehn Tagen abgeheilt ist (Bodendorf et al. 2012). Da diese ersten beiden Wochen nach einer Laserbehandlung für den Patienten sehr belastend sein können (Wörle 2007), unterscheiden sich Laserbehandlungen von den anderen minimal-invasiven Methoden.

Neben Hautbehandlungen werden medizinische Laser (Rubin- und Infrarot-Laser) auch zur Beseitigung von unerwünschtem Haarwuchs (Hirsutismus) genutzt, bei der die einzelnen Haarfollikel gezielt zerstört werden (Blume-Peytavi et al. 2007).

2.2.4.5 Sonstige minimal-invasive, nicht chirurgische ästhetische Eingriffe

Neben der plastisch-ästhetischen Chirurgie und den auf die Haut bezogenen minimal-invasiven ästhetischen Eingriffen gibt es vor allem in der Zahnheilkunde einen hohen Anteil ästhetischer Eingriffe. So hat sich die zahnärztliche Therapie im Verlauf des vergangenen Jahrhunderts zunehmend von einer reinen Funktionserhaltung einzelner Zähne hin zu einer ästhetischen Rekonstruktion des Gebisses entwickelt, bei der die Ästhetik einen immer höheren Stellenwert einnimmt (Klocke 2007). Es wird vermutet, dass die Verbesserung der ästhetischen Aspekte schon seit längerem wichtiger geworden ist als die funktionalen Eigenschaften (Cunningham 1999). Der Grund dahinter wird in sozialer Anerkennung gesehen, die sich in Form eines schönen Lächelns positiv auf das Selbstwertgefühl auswirke (Hassebrauck und Niketta 1993). Allerdings weisen andere Studien darauf hin, dass dentale Ästhetik nur einen geringen Einfluss auf die Attraktivität des Gesichts insgesamt habe (Borelli und Berneburg 2010). Während die Korrektur der Zahnstellung auch funktionale Aspekte hat, ist das Aufhellen der Zähne, im deutschen Sprachraum auch „Bleeching" genannt, ein rein ästhetischer Eingriff an den Zähnen.

Ein weiteres Feld ästhetischer Eingriffe, das primär Männer, aber auch Frauen betrifft, ist der Verlust der Kopfbehaarung. Ergänzend zu strategischen Frisuren und Toupets sind Implantationen (Einsatz von synthetischem Haar) und Transplantationen (Umsetzen von eigenem Haar) auf dem Vormarsch, um dieses rein ästhetische Problem zu beheben (Gangestad und Scheyd 2005; Mysore 2006). Auch hierbei werden psychologische Gründe, wie ein Verlust des Selbstwertgefühls, als Auslöser für einen Behandlungswunsch vermutet (Williamson et al. 2001).

2.2.5 Ästhetische Medizin als Teil der Gesundheitswissenschaften

Gesundheitswissenschaften (engl. Public Health) sind eine interdisziplinäre Wissenschaft, bestehend aus unterschiedlichen Disziplinen, die sich aus ihrer jeweiligen fachlichen Perspektive mit Gesundheit und ihren Aspekten beschäftigen. Zu diesen Wissenschaften zählen insbesondere: Epidemiologie, Biologie, Medizin, Pädagogik, Politologie, Psychologie, Soziologie und Wirtschaftswissenschaften (Wasem und Hessel 2000; Schnabel 2005; Siegrist 2005; Lengerke 2007). Auf dieser Basis vereinen die Gesundheitswissenschaften die Theorie und Praxis der Krankheitsverhütung, Lebensverlängerung und Gesundheitsförderung durch organisierte gesellschaftliche Anstrengungen (Lengerke 2007). Im Zentrum dieser anwendungsorientierten Wissenschaft stehen die Gesundheitsförderung und die Systemerhaltung des Gesundheitswesens (Hurrelmann et al. 2006). Hierzu zählen sowohl die Verbesserung der individuellen Gesundheit als auch die der gesamten Bevölkerung (Blättner und Waller 2011).

Für den zentralen Begriff Gesundheit gibt es sehr viele, aber keine einheitliche Definition. Gesundheit steht an oberster Stelle der ärztlichen Selbstverpflichtung der World Medical Association: *„The health of my patient will be my first consideration"* (World Medical Association 1948). Die World Health Organisation (WHO) beschreibt Gesundheit weiter: *„Health is a state of complete physical, mental and social well-being and not merely the absence of disease or infirmity"* (World Health Organization 2012) und folgt damit nach langer Diskussion einem Ansatz, der Gesundheit nicht mehr nur in der Abwesenheit von Krankheit sieht. *„By mid-twentieth century, however, already for some of mankind and hopefully soon for the rest the health picture had changed—people as a whole were not disease-ridden and ideas of so-called positive hearth emerged"* (Breslow 1972). Mit dieser über die biomedizinische Betrachtung von Gesundheit hinausgehenden Auffassung (Wiedl 2009) wird die Notwendigkeit einer interdisziplinären Betrachtung des Themas durch die Gesundheitswissenschaft deutlich.

Um die Rolle der ästhetischen Medizin im Rahmen der Gesundheitswissenschaften zu verorten, wird sie im jeweiligen Kontext der vorherrschenden drei grundsätzlichen Definitionen von Gesundheit diskutiert. Diese Definitionen unterscheiden sich nach dem jeweiligen auf Herzlich (1973) zurückgehenden Bezugssystem: Medizin, Gesellschaft und Individuum (Faller und Lang 2010; Siegrist 2005).

Die bedeutendsten Ansätze zur Bestimmung der Gesundheit sind:

1. Aus Sicht der Medizin ist **Gesundheit die Abwesenheit von Krankheit.**
2. Aus Sicht der Gesellschaft ist **Gesundheit eine Reserve, Fähigkeit oder Fitness.** Gesundheit dient der Bewältigung des täglichen Lebens. Je nach Standpunkt sind hiermit Energie, Antrieb und gute Konstitution gemeint, wozu auch die Zufriedenheit mit dem eigenen Erscheinungsbild (Siegrist 2005) oder eher die Fähigkeit zählt, Aufgaben in Beruf und Familie bzw. im Alltagsleben erfüllen zu können oder Widerstandskraft zu besitzen (World Health Organization 1986).
3. Aus Sicht der einzelnen Person ist Gesundheit ein Gleichgewicht und Wohlbefinden. Gesundheit wird als positiver emotionaler Zustand, als Zufriedenheit, erlebt, der sich aus einem körperlich-seelischen Gleichgewicht ergibt. Diese Auffassung von Gesundheit bezieht sich stärker auf psychische Gesundheit, für die ein positives Selbstwertgefühl wichtig ist (Siegrist 2005).

Im Folgenden wird jede dieser drei Auffassungen von Gesundheit dargestellt und diskutiert, ob und welchen Beitrag die ästhetische Medizin zu jedem dieser Ansätze leisten kann.

1. Wird **Gesundheit als Abwesenheit von Krankheit** verstanden, so geht es in erster Linie um die Wiederherstellung der Gesundheit („*restitutio ad integrum*"), dem traditionellen Aufgabengebiet der Medizin. Dieser Auffassung von Gesundheit folgen jene Gremien des Gesundheitswesens, die rein ästhetische Eingriffe als medizinisch nicht notwendig einstufen, weil aus ihrer Sicht keine Krankheit vorliegt. Zwar ist die Behandlung medizinisch; weil sie aber am gesunden Menschen vorgenommen wird, findet keine Beseitigung einer Krankheit und somit auch keine gesundheitliche Verbesserung statt. Dennoch leistet auch hier die ästhetische Medizin einen Beitrag zur Gesundheit, und zwar in Form der Prävention, die wiederum zu den Aufgaben der Gesundheitswissenschaften zählt. Dies erfolgt, solange ästhetische Eingriffe von dafür gut ausgebildeten Ärzten durchgeführt werden. Durch ihre Qualifikation können gesundheitliche Schäden sowohl auf physischer als auch auf psychischer Ebene verhindert werden. Hierfür benötigen die Ärzte jedoch nicht nur eine gute Kenntnis der Behandlungsmethoden und der erzielbaren Behandlungsergebnisse, sie müssen darüber hinaus auch erkennen, für welche Patienten welche Methode geeignet ist (Bradbury 2009) – nicht nur, um die Risiken des Eingriffs möglichst niedrig zu halten, sondern auch,

um ästhetische Behandlungen an solchen Patienten zu unterlassen, bei denen eine psychische Erkrankung der Grund für den Wunsch nach einem ästhetischen Eingriff ist (Hibbeler und Siegmund-Schutze 2011), so dass von dem Eingriff keine heilende Wirkung zu erwarten wäre.

2. Bei der Betrachtung von **Gesundheit als Reserve, Fähigkeit oder Fitness** ist Gesundheit nicht das Ziel, sondern die Voraussetzung, um den Alltag zu bewältigen (Wuchter 2006), wie in Studien nachgewiesen wurde (Williamson und Carr 2009). Neben den physischen Fähigkeiten zählen auch soziale Kontakte und die Möglichkeiten zur Kontrolle über die eigene Gesundheit in obigem Sinne zur Gesundheit: *„People cannot achieve their fullest health potential unless they are able to take control of those things which determine their health. This must apply equally to women and men"* (World Health Organization 1986). Hierzu kann die ästhetische Medizin vermutlich nicht für alle Menschen einen Beitrag leisten. Aber sie kann es für jenen großen Personenkreis, der Kontrolle über sein Aussehen haben will, weil ihm die Zufriedenheit mit seiner körperlichen Erscheinung eine wichtige Voraussetzung ist, um den Alltag gut zu bewältigen (Bradbury 1994) und (Siegrist 2005).

Zu dieser Gruppe zählen in erster Linie Menschen, die aufgrund einer sichtbaren Entstellung in der Öffentlichkeit stigmatisiert werden, aber auch solche, deren Leben sich berufsbedingt in der Öffentlichkeit abspielt. Durch ästhetische Medizin erhalten sie Kontrolle über ihr Aussehen und damit auch darüber, wie sie von der Umwelt wahrgenommen werden. Doch nicht nur auf diesem Hauptgebiet plastischer Chirurgie, sondern auch auf der Ebene der minimal-invasiven Eingriffe kann die ästhetische Medizin betroffenen Personen helfen, sich für den Alltag besser gerüstet und somit fitter zu fühlen. Daher schließt dieser Personenkreis auch viele meist ältere und weibliche Personen ein. Frauen zählen zu dieser Gruppe, weil sie ihrem Aussehen allgemein mehr Aufmerksamkeit schenken und eher unzufrieden damit sind als Männer (Freedman 1989; Cash und Hrabosky 2003; Finn et al. 2003; Cash et al. 2004; Harth et al. 2006), aber auch, weil sie sich stärker über ihr Aussehen identifizieren (Borkenhagen 2003), was nicht selten gesellschaftliche Gründe hat.

Ältere Menschen schenken ihrem Aussehen zwar nicht mehr Bedeutung als andere, fühlen sich aber wegen ihres Aussehens in Alltagssituationen öfter ausgegrenzt. Durch ästhetische Eingriffe können sie wieder Kontrolle über ihr Aussehen erlangen (Gimlin 2000; Dräger und Bühler 2011), gerade auch deshalb, weil diese Eingriffe in vielen Fällen die einzige Möglichkeit darstellen, das Aussehen positiv zu verändern.

Anzumerken ist hier, dass viele Patienten nicht „schöner" sein wollen, sondern ihr Wunsch ist, endlich „normal" zu sein (Davis 1999). Auch wenn strittig ist, inwieweit es sich hierbei um einen gesundheitlichen Nachteil handelt (Wiesing 2011), so ist es inzwischen unstrittig, wie zuvor ausgeführt, dass attraktive Menschen aufgrund ihres Aussehens beruflich und privat bevorzugt werden (Cunningham 1999; Finn et al. 2003; Olson und Marshuetz 2005).

Für alle, die ihr Aussehen bewusst als Ressource empfinden, die ihnen hilft, ihren Alltag „besser" zu bewältigen, bieten ästhetische Eingriffe folglich die Chance, sich attraktiver und damit gesünder zu fühlen, fast als eine Art „Erfolgs-Praxis" (Posch 2009). Doch dies gelingt nur, wenn der behandelnde Arzt ein Verständnis dieser Zusammenhänge hat, das er mit in seine Diagnose einfließen lassen kann (Chantler 2002; Hilhorst 2002).

Damit fallen ästhetische Eingriffe auch in den Bereich jener Themen, denen aus Sicht der Gesundheitswissenschaften Aufmerksamkeit geschenkt werden sollte – nicht nur wegen der wachsenden Anzahl der hierfür erforderlichen medizinischen Ressourcen, die nötig sein werden, um den gewünschten Behandlungserfolg zu gewährleisten (Hibbeler und Siegmund-Schutze 2011), sondern auch aus Gründen der gesundheitlichen Gleichbehandlung von Menschen, für die die Kontrolle über ihr Aussehen zu einer wichtigen Ressource geworden ist. Damit ist keinesfalls sie Forderung nach einer pauschalen Kostenübernahme, sondern eine ersthafte Auseinandersetzung mit den Bedürfnissen dieser Personengruppe gemeint, um sicherzustellen, dass ihnen die jeweils passende Form der medizinischen Therapie zuteilwird.

3. Wird **Gesundheit als emotionaler Zustand des Wohlbefindens** gesehen, wozu ein positives Selbstwertgefühl gehört, dann kann die ästhetische Medizin einen positiven Beitrag leisten – vorausgesetzt, dass die subjektive Bewertung des eigenen Aussehens positiv mit dem eigenen Selbstwertgefühl korreliert, was empirisch bestätigt (Blascovich und Tomaka 1991) wurde. Und dass ein positives Selbstwertgefühl eng mit dem allgemeinen Wohlbefinden verbunden ist, konnte in weiteren Studien gezeigt werden (Schachinger 2005). Diese Erkenntnis liegt dem auf Wohlbefinden basierenden

Gesundheitskonzept zugrunde, denn die Bewertung des Selbst hat einen großen Einfluss auf die Psyche des Menschen (Wiesner 2007). Den Zusammenhang von Selbstwert, Lebensqualität und ästhetischen Behandlungsmethoden bestätigt die Metaanalyse von Langlois (Langlois et al. 2000) sowie weitere Studien (Castle et al. 2002; Netzker 2007). Allerdings beziehen sich diese Studien fast ausnahmslos auf plastisch-chirurgische Eingriffe, bei denen sich die plastisch-rekonstruktiven und ästhetischen Effekte nicht trennen lassen. Die Frage, ob sich die Gesundheit im Sinne eines emotionalen Zustands, gemessen an der subjektiv empfundenen Lebensqualität, durch minimal-invasive ästhetische Eingriffe verbessern lässt, soll Teil dieser Arbeit sein, denn dieser Bereich ist noch nicht ausreichend erforscht (Mac Pherson 2005).

Zusammenfassend konnte gezeigt werden, dass ästhetische Medizin und auch die zu ihr zählenden minimal-invasiven ästhetischen Eingriffe nicht in jedem Fall, auch nicht in den meisten, aber in etlichen Bereichen einen positiven Beitrag zur Gesundheit leisten können – und das sowohl aus medizinischer als auch aus gesellschaftlicher und individueller Sicht. Sie heilen zwar keine Krankheit, wirken aber gesundheitsfördernd, indem sie entweder unmittelbar zu einer Verbesserung des subjektiven Gesundheitsempfindens führen oder aus medizinischer Sicht präventiv wirken und Risiken minimieren. Es wurde deutlich, dass der gesundheitswissenschaftliche Beitrag ästhetischer Medizin im Wesentlichen davon abhängt, wie der Begriff Gesundheit definiert wird, und nicht davon, was Krankenversicherungen als medizinisch indiziert einstufen.

Es wurde auch deutlich, dass rein ästhetische Eingriffe kaum zur Beseitigung einer Krankheit beitragen können. Deshalb werden sie zum Teil heftig kritisiert; und es wird in Frage gestellt, ob sie überhaupt noch als Teil der Medizin anzusehen sind (Gilman 1998; Atiyeh et al. 2008; Hibbeler und Siegmund-Schutze 2011; Wiesing 2011). Einige Kritiker stellen grundsätzlich in Abrede, dass die Unzufriedenheit mit dem eigenen Aussehen überhaupt ein Leiden darstelle, das medizinisches Handeln erfordere (Wijsbek 2000). Andererseits können bereits abstehende Ohren stigmatisierend wirken; und in diesem Fall tragen sogar die Krankenkassen die Kosten ihrer Beseitigung (Hibbeler und Siegmund-Schutze 2011).

Da sich die Menschen jedoch stark darin unterscheiden, wie leicht sie Störungen ihres Wohlbefindens als Krankheitszeichen wahrnehmen (Faller und Lang 2010), ist dieser Aspekt kaum objektiv zu fassen. Allerdings konnte – vielen Erwartungen zum Trotz – den meisten betroffenen Personen auch nicht mit kognitiven Therapien geholfen werden, wie die Metaanalyse von Bessell (2007) belegt. Damit lässt sich der Vorwurf nicht länger aufrechterhalten, dass Patienten mit ernsten psychischen Störungen statt professioneller psychologischer Hilfe eine „Psychotherapie mit dem Skalpell" erhielten (Brukamp 2011). Diese Auffassung, dass sich angeblich eher psychisch auffällige Patienten operieren ließen, hatte in den Anfängen der modernen plastischen Chirurgie nur so lange Bestand, bis eine Studie mit dem bezeichnenden Titel „*Are rhinoplasty patients potentially mad?*" (Slator und Harris 1992) das Vorurteil widerlegte. Gegen diese Vorstellung spricht auch, dass die meisten Menschen nur mit einer einzelnen, sehr konkreten Körperpartie unzufrieden sind, was untypisch für eine übertrieben neurotische Disposition ist (Harris und Carr 2001).

Gerade an dieser Kontroverse zeigt sich die Ernsthaftigkeit, auf die ästhetische Patienten zählen müssen, wenn sie sich zu einer Behandlung einem Arzt anvertrauen. Denn medizinisch nicht indiziert bedeutet nicht kontraindiziert (Magnus 2012), mit der möglichen Konsequenz, die ärztlichen Standards aufzugeben. Um zukünftig zu vermeiden, dass Behandlungsfehler durch unzureichend ausgebildete „Behandler" geschehen, die mitunter Lippen zu „schlauchbootartigen" Gebilden aufspritzen, und um zu verhindern, dass Patienten einen ästhetischen Eingriff vornehmen lassen, obwohl eine Psychotherapie besser wäre (Wiesing 2011), ist es nicht nur notwendig, dass Medizin und Psychologie enger zusammenarbeiten (Bradbury 1994), sondern auch, dass die Beteiligten des Gesundheitssystems zum Schutz der Patienten ausreichende Ressourcen zur Regulierung und Qualitätssicherung bereitstellen (Brukamp 2011), wie es gegenwärtig von der britischen Institution für Qualität in der medizinischen Versorgung NCEPOD gefordert wird (Molina et al. 2012).

Die Gesundheitswissenschaften sind hier auch deshalb gefragt, weil nur sie, anders als die kurativ ausgerichtete Medizin, mit einem salutogenen Ansatz körperliche, seelische und soziale Aspekte zur Ableitung der Versorgungsstrukturen berücksichtigen (Hurrelmann et al. 2006).

Wenn einerseits davon ausgegangen werden kann, dass ästhetische Eingriffe einen Zugewinn an Lebensqualität bringen können und die Verbesserung der Lebensqualität des Patienten ein wichtiges Ziel der medizinischen Behandlung ist (Faller und Lang 2010), dann müssen andererseits auch die damit verbundenen Risiken für die Patienten minimiert werden, damit ästhetische Eingriffe gerechtfertigt werden können (Hibbeler und Siegmund-Schutze 2011).

Diese Aufklärungsarbeit kann nicht von den Massenmedien geleistet werden, sondern bedarf einer neutralen Informationspolitik seitens der im Gesundheitswesen Verantwortlichen. Nur sie können dafür sorgen, die Patienten objektiv darüber zu informieren, welche Nutzen und Risiken mit ästhetischen Eingriffen verbunden sein können, und ihnen helfen, differenziert mit dem vorherrschenden übermächtigen medialen Druck umzugehen (Penz und Dachs 2010). Denn zu den Aufgaben des Gesundheitswesens gehört auch, die Öffentlichkeit sachlich richtig aufzuklären, damit sie von Werbung und Medien unabhängiger entscheiden können (Brukamp 2011).

2.2.6 Ästhetische Medizin in der öffentlichen Diskussion

Ästhetische Eingriffe werden in der Öffentlichkeit als „Schönheitsoperationen" kontrovers diskutiert und keineswegs nur positiv gesehen. Dabei lenkt der in den Medien unter dem Stichwort „Schönheitswahn" inszenierte Populismus durch verkürzte oder generalisierte Darstellungen vom teilweise sehr ernsten Nutzen ästhetischer Eingriffe ab (Posch 2009) und trägt dazu bei, dass Menschen, die sich von einem ästhetischen Eingriff soziale Integration erhoffen, das Gegenteil bewirken und von der Gesellschaft aufgrund des Eingriffs erneut oder gerade erst ausgegrenzt werden (Lamp 2009).

Dass Medien parallel dazu die Unzufriedenheit mit dem Aussehen der Menschen erhöhen und den Wunsch nach ästhetischen Eingriffen wecken (Posch 2009; Baumann 2009; Mehlmann und Ruby 2010; Rountree und Davis 2011) erhöht die Gefahr, ästhetische Eingriffe in eine unseriöse Ecke zu stellen. Diesem Trend setzte die Bundesärztekammer in Absprache mit dem Gesundheitsausschuss des Deutschen Bundestags, Kirchen und anderen Organisationen die Initiative „Koalition gegen den Schönheitswahn" entgegen, die dem Medienhype eine Wertediskussion entgegensetzen soll (Goesmann 2008). Ihr Ziel ist es, gerade Jugendliche vor einem durch die Medien verzerrtem Körperbild zu schützen.

Die Debatte besitzt jedoch eine seltsame Anziehungskraft. Während sie in den Medien voyeuristische Neugier weckt, stößt sie gleichzeitig ab und eröffnet so einen breiten Diskurs (Meili 2008), bei dem die moralische Billigung der Gesellschaft über die soziale Akzeptanz aller Akteure (Patient und Arzt) entscheiden kann. Dem Arzt wird vorgeworfen, seine medizinischen Fähigkeiten statt zur Heilung ernsthaft Kranker für unnütze Lifestyle-Medizin einzusetzen (Hibbeler und Siegmund-Schutze 2011); dem Patienten wird unterstellt, einen oberflächlichen, rein auf Äußerlichkeiten bedachten Charakter zu besitzen. Gleichzeitig sieht sich die Gesellschaft mit dem Vorwurf konfrontiert, sie lehne Schönheitsoperationen ab, weil sie dann nicht mehr auf die zuvor Ausgegrenzten herabschauen können (Gilman 2006), obwohl eine Gesellschaft, die das Schöne als angenehm empfindet, froh über jede hinzugewonnene Schönheit sein sollte (Euler et al. 2003).

Wesentlich ernsthafter und aber nicht weniger emotional wird die Debatte hingegen auf fachlicher Ebene geführt. Dort wird diskutiert, inwieweit ästhetische Medizin eine neue Form der Körpermanipulation ist, die der eigenen selbstbestimmten Identitätsgestaltung und -stabilisierung dient (Borkenhagen 2001). Dabei gehen die – meist weiblichen – Autor(inn)en davon aus, dass die Körpermodifikation dazu diene, den Anschluss an die Normalität wiederzufinden und ein bestehendes Leiden zu lindern (Davis 1999). „Schönheitschirurgie ermöglicht den Frauen, den ehemals gehassten Körper [...] wieder anzunehmen und in die gewöhnliche Welt der Weiblichkeit zurückzukehren" (Borkenhagen 2001).

Dieser Ansicht widersprechen die Kritiker mit dem Argument, dass „Schönheitschirurgie" das ultimative Symbol der Unterordnung des eigenen Körpers unter die aktuellen Ideale der Schönheit sei (Gimlin 2000). Für die Vertreter dieser Denkrichtung haben Schönheitstechniken nichts mit individueller Freiheit oder Souveränität zu tun, sondern sind Ausdruck eines selbstauferlegten Konsumzwangs (Geiger 2008), bei dem ein gesunder Körper zerstört werde, um die meist kranke Seele zu heilen (Posch 2009). Das Aussehen sei keine feste naturgegebene Größer mehr, sondern ein käufliches, den gesellschaftlichen Strömungen unterworfenes Kulturprodukt geworden (Stirn 2003b).

Die unterschiedlichen Ebenen, auf denen dieses Thema diskutiert wird, zeigen, dass es sich bei Veränderungen des eigenen Körpers durch manipulative Handlungen, wie ästhetische Eingriffe, nicht um einen rein medizinischen oder gesundheitswissenschaftlichen Komplex handelt, sondern dass es zusätzlich einer kultur-, medien-, sozial- und geisteswissenschaftlichen Perspektive bedarf, um das Verhältnis zwischen Individuum, Körper, Natur und gesellschaftlicher Norm zu fassen und die sich real abzeichnenden

Prozesse objektiv zu beschreiben (Mehlmann und Ruby 2010). Jeder der Akteure – Patient, Arzt und Gesellschaft – wird seine ganz persönlichen Grenzen zwischen akzeptierter und nicht akzeptabler Form der Schönheitsverbesserung ziehen und dafür seine ganz individuellen Argumente vorbringen (Renz 2007).

Am Ende stellt sich, nicht nur aus Sicht der sich einen ästhetischen Eingriff wünschenden Person, die grundlegende philosophische Frage: „Wo endet das Recht auf den eigenen Körper, und wer entscheidet das?"

2.3 Wohlbefinden und Lebensqualität

Die Begriffe Lebensqualität (engl. „quality of life"), Wohlbefinden (engl. „well-being") und der im deutschen Sprachraum weniger gebräuchliche Begriff Lebenszufriedenheit (engl. „life satisfaction") werden in der Literatur häufig synonym verwendet und lassen sich kaum klar voneinander abgrenzen (Mayring 1994; Schumacher et al. 2003a; Bucher 2009), was exakte Vergleiche zwischen den Forschungsarbeiten einzelner Autoren erschwert. Doch auch wenn es keine einheitliche Definition gibt (Carr et al. 2001; Grant und Rivera 2001), besteht weitgehend Übereinkunft darin, dass es sich bei der allgemeinen Lebensqualität bzw. dem Wohlbefinden um ein globales Konstrukt subjektiver Empfindungen und Bewertungen handelt – zusammengesetzt aus externen und internen Faktoren wie Arbeit, Familie, Freizeit, Finanzen, dem Selbst, Bezugspersonen und Gesundheit (Diener et al. 1999; Maderthaner 1997; Bullinger et al. 2000; Padilla und Kagawa-Singer 2001; Daig und Lehmann 2007). An dem breiten Fächer von Faktoren erkennt man, dass die Ursprünge der Lebensqualitätsforschung, neben der Medizin, im Bereich der sozialwissenschaftlichen Wohlfahrtsindikatorenforschung liegen und dazu dienen, Vergleiche zwischen Bevölkerungsgruppen zu ziehen (Schumacher et al. 2003a). Von derartigen Indikatoren wird unter anderem eine bessere Aussagekraft über die Lebensumstände der Menschen erhofft, als sie in der Kennziffer Bruttosozialprodukt zum Ausdruck kommen (Kahneman et al. 2004).

Allerdings bezweifeln einige Forscher, ob sich subjektive Indikatoren wie die Lebensqualität überhaupt für interpersonelle Vergleiche eignen, weil für jede Person jeweils andere Faktoren von unterschiedlich großer Bedeutung seien (Carr et al. 2001). Ein weiter Kritikpunkt ist, ob die Lebensqualitätsmessung die globale Lebenszufriedenheit überhaupt messen kann (Rose et al. 2000), da die Standardisierung der individuell verschiedenen Erfahrungshintergründe und Vergleichszeiträume sehr hohe Anforderungen an die Messinstrumente stellt, die nur von den wenigsten erfüllt werden können (Kahneman et al. 2004).

Dennoch herrscht Einigkeit, dass der wichtigste Einflussfaktor auf die Lebensqualität bzw. das Wohlbefinden die Gesundheit ist (Maderthaner 1997; Diener et al. 1999; Bullinger et al. 2000), während sozio-demografische Faktoren eine geringere Rolle spielen (Diener et al. 1999). Daher wird der Begriff Lebensqualität, wie in der Medizin üblich, zur Beschreibung der subjektiven Repräsentation von Gesundheit verstanden (Bullinger und Morfeld 2004).

Des Weiteren wird für den Fortgang dieser Arbeit eine Trennung der Begriffe Lebensqualität, Wohlbefinden und Befindlichkeit angestrebt. Ein Ansatz hierfür wäre, unter Lebensqualität eine Kombination von subjektivem Wohlbefinden und positiven objektiven Lebensbedingungen zu verstehen (Mayring 1994). Für die rein gesundheitsbezogene Lebensqualität, bei der es vor allem um subjektive Urteile geht, ist diese weite Begriffsfassung allerdings weniger geeignet.

Zur Unterscheidung zwischen Lebensqualität, Wohlbefinden und Befindlichkeit wird daher zunächst der Begriff Wohlbefinden als allgemeiner Oberbegriff verwendet, an deren beiden Hauptkomponenten sich die Aufspaltung in Lebensqualität und Befindlichkeit orientiert. Dies sind einerseits die auf die kurzfristige Befindlichkeit ausgerichteten emotionalen oder affektiven Komponenten mit den Teilkomponenten "positiver Affekt" und "negativer Affekt" sowie "Glück" und andererseits die kognitiv-evaluative Komponente, die die allgemeine (globale) Lebenszufriedenheit umfasst (Schumacher et al. 2003a). Die Unterscheidung stimmt weitgehend überein mit der von Becker (1994) vorgeschlagenen Aufspaltung des Wohlbefindens in ein von aktuellen Befindlichkeiten charakterisiertes Wohlbefinden und ein habituelles Wohlbefinden mit stabilen Eigenschaften.

Tabelle 2: Unterscheidung zwischen psychischem und physischem Wohlbefinden in Anlehnung an die Dimensionen des Wohlbefindens nach Becker (1984).

	Wohlbefinden	
	Aktuelle Befindlichkeit	**Habituelle Lebensqualität**
Psychischer Zustand	Positive Gefühle wie Freude und Glücksgefühle	Seltenes Auftreten negativer Gefühle und Stimmungen
Physischer Zustand	Positive körperliche Empfindungen, Vitalität	Länger andauernde Freiheit von körperlichen Beschwerden

Während das aktuelle Wohlbefinden das momentane Erleben, also eher die Befindlichkeit einer Person erfasst, beruht das habituelle Wohlbefinden auf aggregierten emotionalen Erfahrungen (allgemeines Wohlbefinden in den vergangenen Wochen/Monaten) und ist als eine relativ stabile Eigenschaft anzusehen, die eher dem Begriff Lebensqualität nahekommt. Eine weitere Unterscheidung bezieht sich auf das psychische und das physische Wohlbefinden. Nachfolgend wird mit Lebensqualität die längerfristige (habituelle) und stabilere Ausprägung des Konstrukts bezeichnet, bei der stärker kognitive-evaluative Prozesse eine Rolle spielen. Unter Befindlichkeit wird dagegen eher das kurzfristige (aktuelle) Befinden verstanden, das stärker durch emotional-affektive Faktoren ausgelöst wird. Beides sind Bestandteile des Wohlbefindens.

2.3.1 Gesundheitsbezogene Lebensqualität

Die gesundheitsbezogene Lebensqualität (engl. „Health-Related Quality of Life, HRQOL") orientiert sich am Gesundheitsbegriff der WHO, nach der die Gesundheit im Zentrum dieser Betrachtung steht: *„Good health is a major resource for social, economic and personal development and an important dimension of quality of life"* (World Health Organization 1986). Sie bezieht sich auf die subjektive Wahrnehmung der eigenen psychischen, physischen und sozialen Gesundheit, die heute ein zentrales Forschungsthema der Gesundheitswissenschaften darstellt (Bullinger et al. 2000) und mehr über das Wohlbefinden eines Menschen aussagen kann als medizinische Laborwerte, die derartige Informationen nicht ausreichend erfassen können (Diener et al. 1999; Faller und Lang 2010). Lebensqualität wird durch Krankheit oder andere Faktoren beeinflusst, die ohne dieses Konstrukt nur schwer erkennbar wären (Radtke und Augustin 2008), weil identische medizinische Diagnosen darüber hinwegtäuschen, dass sie von den einzelnen Patienten subjektiv als sehr unterschiedlich belastend empfunden werden (Wiedl 2009).

Im Kern setzt sich die Lebensqualität aus folgenden vier Bereichen zusammen (Bullinger und Pöppel 1988):
i) Der Funktions- und Leistungsfähigkeit in verschiedenen Bereichen, z.B.: Arbeit, Freizeit.
ii) Dem psychischen Befinden, z.B.: Angst, Depression.
iii) Der Anzahl und Güte der Beziehungen zu anderen Menschen, z.B.: Ehepartner, Freunde.
iv) Der körperlichen Verfassung, z.B.: körperliche Beschwerden.

Über den Bereich der Medizin und der Gesundheitsökonomie hinaus hat das Konzept der gesundheitsbezogenen Lebensqualität auch in die medizinische Psychologie und Soziologie Einzug gehalten (Bullinger et al. 2000), weil es neben den funktionalen Bereichen auch psychische Belange bis hin zu Teilbereichen, wie soziale Beziehungen und die Beziehungen des Individuums zu seinem sozialen Umfeld, umfasst (Wuchter 2006).

Einen umfassenden Überblick über die verschiedenen Dimensionen der Lebensqualität, bietet das grafische Modell von Küchler & Schreiber (1989):

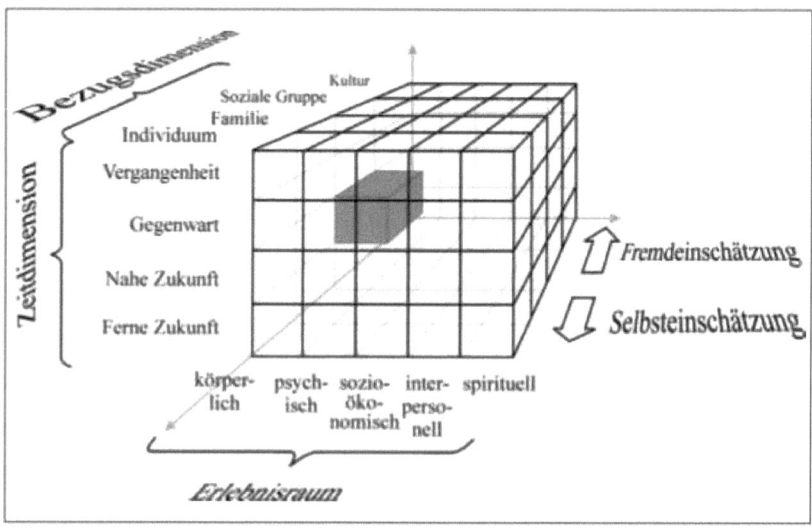

Abbildung 1: Dimensionen der Lebensqualität (Küchler & Schreiber, 1989, S. 248)

Aus dieser Multidimensionalität resultiert auch die Kritik, denn das Konstrukt der Lebensqualität ist als „weiches" Erfolgskriterium nicht unstrittig, da insbesondere seine semantische Abgrenzung (Wohlbefinden vs. Glück) und sein Bezugssystem (individuell vs. interindividuell) infrage stellen (Daig und Lehmann 2007), ob die gemessenen Dimensionen immer das globale Etikett Lebensqualität verdienen (Rose et al. 2000). Doch braucht es diese Indikatoren, weil es sich als latentes Konstrukt nicht direkt erfassen lässt (Bullinger et al. 2000).

Ungeachtet dieser Kritik gewinnt die Lebensqualität auch als Endpunkt medizinischer Behandlung wissenschaftliche Relevanz (Wiedl 2009; Faller und Lang 2010) und wird mittels einer Vielzahl standardisierter Instrumente gemessen, deren Reliabilität, Validität und Sensitivität gesichert sind (Güthlin 2008). Ein guter Überblick über die Inventare findet sich bei Schumacher et al. (2003b) und speziell für die sich mehr mit dem Aussehen und Zustand der Haut befassenden dermatologischen Inventare bei Kupfer et al. (2006).

Die im Rahmen der Erfassung von Lebensqualität übliche Selbstbeurteilung durch Patienten eignet sich für die im Rahmen dieser Arbeit geplante Studie, weil einerseits die Beschäftigung mit der eigenen Person Voraussetzung für ästhetisches Empfinden ist (Janker 2002) und andererseits physische Attraktivität mit Selbstbewertung positiv korreliert (Graham und Jouhar 1983). Darüber hinaus ließe sich dieser Wert auch für ökonomische Kosten-Nutzen-Vergleiche verschiedener Therapien nutzen (Schwalm et al. 2010).

2.3.2 Befindlichkeit

Die im Gegensatz zur Lebensqualität eher emotional-affektive und somit die aktuelle Stimmungslage ausdrückende Befindlichkeit hat ihren methodischen Ursprung in der Psychologie (Schumacher et al. 2003a). Daher wird sie auch stärker von psychologischen als von körperlichen Faktoren bestimmt. Die Befindlichkeit ist ein Zustand, in dessen Zentrum das subjektive emotionale Empfinden und dessen Bewertung stehen, die sich als Konsequenz von Handlungen ergeben (Zerrsen und Petermann 2011). Sie entsprechen dem aktuellen Gemütszustand nach Becker (1994) und dienen der Charakterisierung des momentanen Erlebens einer Person. Dazu gehören positiv getönte Gefühle, Stimmungen und körperliche Empfindungen sowie das Fehlen von Beschwerden, die alle nur relativ kurzfristig wirksam sind (Becker 1994). Für diese momentanen Empfindungen wird im Folgenden der Begriff Befindlichkeit verwendet, weil er auch zu dem häufig in diesem Zusammenhang genannten Begriff Glück (engl. „Happiness") (Sprangers und Schwartz 2008) differenziert.

Um sicherzugehen, dass bei der Befindlichkeitsmessung auch wirklich die momentanen emotional-affektiven Empfindungen und nicht etwa die kognitiven Erfahrungswerte erfasst werden, sollen die hierfür eingesetzten Fragebögen möglichst nur intrapersonelle Gefühlszustände ermitteln, nicht aber Vergleiche zu anderen Personen einfließen lassen (Kahneman et al. 2004).

Wie für die Erfassung der Lebensqualität stehen auch zur Messung der Befindlichkeit Inventare zur Verfügung, die diese Anforderungen erfüllen. Einen umfassenden Überblick über die gängigen Messverfahren gibt Mayring (1994).

Mit der Messung der Befindlichkeit im Sinne von aktuellem Wohlbefinden können im Vergleich zur Lebensqualität kurzfristigere Stimmungsschwankungen infolge minimalinvasiver ästhetischer Eingriffe gemessen und interpretiert werden (Diener et al. 1995).

2.3.3 Zufriedenheit, Lebenszufriedenheit und Patientenzufriedenheit

Zum Oberbegriff Wohlbefinden zählt auch der Begriff Lebenszufriedenheit (engl. „LifeSatisfaction") (Stock et al. 1986), der in der englischsprachigen Literatur häufig im Zusammenhang mit „Well-being" und „Quality of Life" verwendet und zum Teil als Synonym genutzt wird (Sprangers und Schwartz 2008). Die Zufriedenheit entspringt in ihrer elementarsten Definition dem Abgleich zwischen den eigenen Erwartungen an etwas und den tatsächlich gemachten Erfahrungen (Kriz et al. 2008). Damit erfordert sie, anders als die Befindlichkeit, stärkere kognitive Prozesse (Mayring 1994). Die Lebenszufriedenheit ist die Summe dieser aus den Bewertungen resultierenden Salden, wobei wiederum einzelne Bereiche wie die Gesundheit eine wichtigere Rolle spielen und zudem einen positiven Effekt auf andere Bereiche haben können (Rojas 2006).

Im Rahmen der Gesundheitsversorgung treten Patienten zunehmend häufiger als die eigentlichen „Kunden" der Leistungserbringer auf. Auch wenn der Kundenbegriff nicht unkritisch auf die sich insgesamt wandelnde Arzt-Patienten-Beziehung übertragbar ist, so ist ein Transfer der Grundprinzipien der Kundenzufriedenheit auf die Patientenzufriedenheit, insbesondere für die nicht medizinisch indizierten minimal-invasiven ästhetischen Eingriffe, gerechtfertigt (Kriz et al. 2008). Inzwischen stellt die Patientenzufriedenheit einen wichtigen Ergebnisparameter in der Qualitätssicherung der medizinischen Versorgung dar (Jacob und Bengel 2002). Doch findet sich auch in der Patientenzufriedenheitsforschung keine einheitliche Definition der „Zufriedenheit". Die Autoren begnügen sich damit, dass hinter dem Begriff ein vielschichtiges, bei weitem nicht in allen Bereichen übereinstimmend definiertes Konstrukt steht (Jacke 2005). Um Zufriedenheit von der eher affektiven Befindlichkeit abzugrenzen, wird im Folgenden unter Zufriedenheit das Ergebnis eines kognitiven Prozesses verstanden, der die wahrgenommene Realisierung eigener Ansprüche beschreibt (Veenhoven 1991).

2.3.4 Glück und hedonistische Adaption

Auch Glück (engl. „Happiness") wird in der Literatur oft mit Lebensqualität, Zufriedenheit und Wohlbefinden gleichgesetzt (Everwien 1991). Zur klaren Abgrenzung von diesen Oberbegriffen wird unter Glück das Ausmaß, in dem der Einzelne seine Lebensqualität positiv bewertet, verstanden – oder mit anderen Worten: wie sehr der Mensch das Leben, das er führt, schätzt (Veenhoven 1991). Mit Glück beschäftigt sich die hedonistische Psychologie und untersucht, was das Leben angenehm oder unangenehm macht (Kahneman et al. 1999). Die zentrale Arbeit darüber, ob und inwieweit Glück und Unglück relativ oder feste Größen sind, hat Helson 1964 mit seiner „Adaptation-Level Theory" geschrieben (Brickman et al. 1978). Unter Adaption versteht er das biologische Gesetz der Anpassung, das von ihm auf die Psychologie übertragen wurde: *„Adaptation, [...], came into psychology from biology, where it is used in a broad, general sense as adjustment to the conditions under which species must live to survive, and from sensory physiology, where it is [...], a result of steady-state stimulation or continued responses"* (Helson 1964). Das wichtigste Element seiner Theorie ist eine gedankliche Bezugsgröße, der er die Bezeichnung „adaptation-level" gab. Diese Nulllinie hilft, das Ausmaß neu auftretender Ereignisse emotional zu bewerten und Vergleiche zu ziehen. Der „adaptation-level" beinhaltet alle bisherigen Erfahrungen und Erlebnisse des Individuums. Wird das Individuum mit einer neuen Situation konfrontiert, kommt es je nach emotionaler Bewertung zu einem positiven (Glück) oder negativen (Unglück) Ausschlag auf ein höheres oder niedrigeres Niveau. Anschließend beginnt jedoch ein Anpassungsprozess (engl. „Adaptation"), bei dem das neue Niveau wieder in Richtung des ursprünglichen „adaptation-level" zurückkehrt (Helson 1964).

Besondere Aufmerksamkeit in Bezug auf die Glücksforschung erhielt diese Theorie durch die Studie von Brickman, Coates, und Janoff-Bulman (1978), die feststellten, dass die Gewinner einer Lotterie nur kurzfristig glücklicher waren als ihre Kontrollgruppe und dass sich der Glückseffekt langfristig neutralisiert (Brickman et al. 1978). Ähnliches beobachteten sie auch für Personen, die nach einem Unfall gelähmt blieben. Hieraus entwickeln die Autoren der Studie das Modell einer hedonistischen Tretmühle (engl. „hedonistic-treadmill"), nach der gute und schlechte Ereignisse das Glücksempfinden nur temporär, nicht aber dauerhaft beeinflussen können. Egal wie sehr sich die Menschen anstrengen, langfristig stellt sich stets wieder das alte neutrale Ausgangsniveau ein (Diener et al. 2006). Die statistisch nicht ganz eindeutigen Ergebnisse von Brickman et al. (1978) wurden später von den meisten Studien (Suh et al. 1996; Frey und Stutzer Alois 2001; Lucas et al. 2003; Sprott 2005) bestätigt. Allerdings stellten nicht alle Studien (Gardner und Oswald 2001; Zimmermann und Easterlin 2006) die Rückkehr auf das exakte Ursprungsniveau des „adaptation-level" fest. Doch auch wenn strittig ist, ob das Glücksniveau nach einem Ereignis wieder genau auf das alte Basisniveau zurückkehrt oder nicht (Oswald und Powdthavee 2008), so herrscht weitgehend Einigkeit, dass es stets zu einem deutlichen Adaptionsprozess in Richtung des Basisniveaus kommt, und zwar relativ schnell. So verflüchtigen sich die Effekte besonders beglückender Ereignisse in einigen Studien bereits nach zwei bis zehn Wochen (Suh et al. 1996). Und selbst die hedonistischen Zugewinne nach einer Hochzeit, die als besonders groß gelten, verschwinden, bezogen auf die Dauer der Ehe, relativ bald. Dies belegt die Auswertung eines 9.000 Personen umfassenden deutschen Panels über fünfzehn Jahre (Lucas et al. 2003).

Warum positive und negative Ereignisse nicht eine generelle Veränderung des Glückszustandes einer Person bewirken, führt die „Adaptation-Level Theory" auf zwei verhaltensbedingte Mechanismen zurück: Vergleich und Gewöhnung. Auch wenn, im positiven Fall, ein Lottogewinn neue Möglichkeiten eröffnet, Freuden zu genießen, so werden diese stets mit anderen erfreulichen Ereignissen verglichen, was die Wirkung des Neuen abschwächt. Hinzu kommt ein Gewohnheitseffekt, der die Freude über den Lotteriegewinn allmählich abflauen lässt (Brickman et al. 1978). Ob wir uns also verlieben, heiraten oder im Lotto gewinnen, die dadurch ausgelöste Glückseuphorie sinkt wieder auf den ursprünglichen Pegel zurück (Bucher 2009), die angenehmere Kehrseite davon ist, dass der Mechanismus auch in umgekehrter Richtung funktioniert. Personen, die einen schweren Unfall mit lebenslangen Folgen erlitten haben, nutzen kleine alltägliche Freuden zum Vergleich und schaffen es, sich langfristig an ihre neue Situation zu gewöhnen und wieder zu einem deutlich höheren Glücksniveau zurückzukehren (Brickman et al. 1978). Durch diesen Prozess bleibt die Zufriedenheit über die Lebensspanne ungefähr gleich (Frey und Stutzer Alois 2001); und die Menschen kehren relativ schnell wieder zur Neutralität im hedonistischen Sinne zurück (Diener et al. 2006).

Allerdings gibt es zwischen den Individuen große Unterschiede in Bezug auf ihre Anpassungsfähigkeit und -geschwindigkeit (Diener et al. 2006), zumal die Personen auch über verschiedene „adaptation-level" und unterschiedliche Ressourcen verfügen, mit bestimmten emotionalen Umständen umzugehen (Graham und Oswald 2010). Doch für alle gilt: Ein konstantes Glücksniveau ist unrealistisch und bleibt unerreichbar (Sprott 2005).

Glück ist volatil (Rayo und Becker 2007). Es verändert sich dynamisch und kehrt nach Ausschlägen immer wieder auf ein Ausgangsniveau zurück, dessen Höhe, so zeigt die Zwillingsforschung, etwa zur Hälfte genetisch bedingt sein dürfte (Oswald und Powdthavee 2006; Bucher 2009). Übertragen auf die Lebensqualitätsforschung lässt sich annehmen, dass auch hier ähnliche Effekte zum Tragen kommen (Brickman et al. 1978).

2.4 Selbstwert

Zahlreiche Befunde belegen, dass Persönlichkeitseigenschaften die stärksten Prädiktoren der Lebensqualität darstellen. Besonders relevant sind Selbstsicherheit und Selbstwirksamkeit (Daig und Lehmann 2007), die eng mit dem eigenen Selbstwert (engl. „self-esteem") zusammenhängen. *"To esteem a thing is to prize it, to set a high, mental valuation upon it; when applied to persons, esteem carries also the warmer interest of approval, cordiality, and affection"* (Williams 1979). Selbstwert ist das Ergebnis der Bewertung der eigenen Person durch das Individuum selbst (Mummendey 1983 und 1995). *"Self-esteem is the extend to which one prize, values, approves, or likes oneself"* (Blascovich und Tomaka 1991). Der Selbstwert entspricht der Summe von affektiven und kognitiven Bewertungen der Verhaltensweisen, Eigenschaften und Merkmale, die unser Selbstkonzept beinhaltet (Frey und Benning 1983; Schachinger 2005), wobei er sich auch nur auf Teilbereiche davon beziehen kann, etwa der eigenen Leistung oder der eigenen Attraktivität (Mummendey 1983). Es wird davon ausgegangen, dass die Bewertungen auf sozialen Vergleichen beruhen (Gergen 1993; Schachinger 2005) und wie Selbstzufriedenheit davon abhängig ist, inwieweit jemand seine eigenen Ziele erreichen kann. Erreicht oder übertrifft die Person ihre Ziele und wird damit ihren eigenen und/oder fremden Ansprüchen gerecht, so steigt ihr Selbstwert (Schachinger 2005). Mit steigendem Selbstwert steigen wiederum die selbst gesteckten Anforderungen (Neef 2008). Der Selbstwert kann sich also in Abhängigkeit von inneren (Anforderungen), aber auch von äußeren (Reaktionen) Einflussgrößen verändern

(Mummendey 1983). Zu den wichtigsten äußeren Einflussfaktoren zählt soziale Anerkennung. Sie ermöglicht ein positives Erleben der eigenen Person und ist eine wesentliche Voraussetzung für ein positives Selbstwertgefühl (Epstein 1993; Siegrist 2005). Studien konnten zeigen, dass bereits von einem freundlichen, anerkennenden Lächeln ein positiver Effekt auf das Selbstwertgefühl ausgehen kann (Wolfart 2005). Bereits in der Kindheit entwickeln Individuen Strategien, mit deren Hilfe sie über ihr Verhalten soziale Anerkennung bewirken können (Epstein 1993) und damit ein Gefühl der Kontrolle bekommen (Schachinger 2005). Eine solche Strategie ist auch, die eigene Attraktivität zu nutzen, um Aufmerksamkeit und Bewunderung zu erhalten (Freedman 1989).

Attraktive Menschen erhalten mehr positive Reaktionen, was ihr Selbstwertgefühl stärkt. Wenn sich eine solche Strategie als erfolgreich erweist, wird sie Teil des persönlichen Ressourcen-Pools zur Bewältigung der alltäglichen Herausforderungen des Lebens (Hurrelmann 2007). Verliert jemand später diese Eigenschaft, schwindet also, wie in diesem Beispiel, das gute Aussehen infolge des Alterns, wird dieser Mensch bemüht sein, diese Ressource wieder zurückzugewinnen. Um sein Selbstwertgefühl wieder herzustellen wären ästhetische Behandlung von Relevanz und Interesse (Bradbury 2009).

Noch stärker wirken sich Veränderungen im Gesicht auf das Selbstwertgefühl aus, wenn diese infolge eines Unfalls oder einer Krankheit entstellend wirken und es in der Öffentlichkeit zu einer Stigmatisierung kommt (Radtke und Augustin 2008). Das Vorhandensein eines einzigen negativen Merkmals reicht bereits aus, die gesamte Person negativ zu bewerten und so der Person ein negatives Selbstbild zu übermitteln (Siegrist 2005).

Hinzu kommt, dass der eigene Körper ein Mittel zu Darstellung der eigenen Identität ist, worin sich zeigt, dass es wichtig ist, über sein Aussehen eine gewisse Kontrolle zu haben, wozu sich neben der Kleidung und Frisur auch die Oberfläche der Haut eignet, da sie über ästhetische Eingriffe verändert werden kann (Borkenhagen 2003). Diese Form der körperlichen Selbstinszenierung ist ein auf andere Menschen ausgerichtetes soziales Handeln, bei dem es um soziale Anerkennung zur Steigerung des eigenen Selbstwertgefühls geht (Penz und Dachs 2010). Deshalb hat das Körperkonzept eine große Bedeutung für das Selbstwertgefühl (Neef 2008) und die eigene Attraktivität einen Einfluss auf das eigene Wohlbefinden (Wolfart 2005; Atiyeh et al. 2008).

Das komplexe Zusammenspiel von attraktivem Aussehen und Selbstwert (Cunningham 1999) ist nicht bei allem Menschen gleich stark ausgebildet. Manche Menschen legen wenig Wert auf ihr Aussehen und haben trotzdem ein starkes Selbstwertgefühl, bei anderen ist es genau umgekehrt. Insgesamt kann jedoch davon ausgegangen werden, dass eine positive Veränderung des eigenen Aussehens zu einer Verbesserung des Selbstwertgefühls und damit des Wohlbefindens führt (Honigman et al. 2004).

2.5 Motivation

Auch wenn, wie gezeigt, der Wunsch nach einer Korrektur und Verbesserung des menschlichen Aussehens so alt ist wie die Menschheit selbst (Dirschka und Augustin 2003; Ach und Pollmann 2006; Bayertz und Schmidt 2006), so weiß man recht wenig über die Motive, die hinter diesem Streben stehen (Swami et al. 2009; Rountree und Davis 2011), vor allem über die Motive in Bezug auf minimal-invasive ästhetische Eingriffe ist bislang sehr wenig bekannt (Bradbury 2009). Dies ist erstaunlich, denn ohne Kenntnis der Motive ist es sowohl für den Arzt als auch für den Patienten schwer zu entscheiden, ob und welche ästhetische Behandlung die richtige ist (Haas et al. 2008; Meisler 2000). Das gilt insbesondere dann, wenn eine medizinische Indikation fehlt.

In Ermangelung konkreter Erkenntnisse zu den Motiven nach minimal-invasiven ästhetischen Eingriffen werden nach einer kurzen theoretischen Darstellung der Motivationspsychologie die im Zusammenhang mit primär plastischer Chirurgie in der Literatur erwähnten Motive vorgestellt, um sie hinsichtlich ihres möglichen Erklärungsbeitrags für minimal-invasive ästhetische Eingriffe zu analysieren. Dabei wird deutlich, dass weniger ein einzelner Auslöser als vielmehr eine Kombination verschiedener psychologischer und soziologischer Faktoren, insbesondere Selbstwert, Attraktivität, Köperbild und sozialer Druck, wichtige Motive für ästhetische Eingriffe sein können.

2.5.1 Motive und Motivationspsychologie

Motive sind die Beweggründe und Triebkräfte menschlichen Handelns (Faller und Lang 2010,). Hiervon unterscheidet sich die Motivation. Als Motivation werden Prozesse bezeichnet, durch die die personenbezogenen Motive im jeweiligen situativen Kontext und auf Basis der individuellen Disposition zu einem länger andauernden zielgerichteten

Verhalten führen (Heckhausen und Heckhausen 2010; Faller und Lang 2010; Rheinberg und Vollmeyer 2012). Das Motiv ist ein relativ stabiles Merkmal der Person, während die Motivation öfter schwanken kann, da sie erst aus der Wechselbeziehung zwischen der jeweiligen aktuellen Situation und dem individuellen Motiv resultiert (Renz 2007). Sofern es sich um gesunde autonom agierende Personen handelt, deren Handlungsraum aktiv-kognitiv strukturiert ist (Dann 1994), hängt die Motivation einer Person, ein bestimmtes Ziel zu verfolgen, von situativen Anreizen, persönlichen Präferenzen und deren Wechselwirkung ab. Dabei spielen die Erwartungen an die Handlungsergebnisse in Bezug auf interne Konsequenzen, wie die eigene Selbstbewertung, und externe Konsequenzen, wie soziale Anerkennung, eine wichtige Rolle (Heckhausen und Heckhausen 2010).

Der Frage, warum ein bestimmter Zielzustand erstrebenswert ist, also einen Anreiz besitzt, geht die Motivationspsychologie nach (Rheinberg und Vollmeyer 2012). Sie geht davon aus, dass Handlungen nur dann ausgeführt werden, wenn von ihnen erwartet wird, dass ihr Ergebnis zu einem vorteilhafteren Zustand führt, als wenn man nicht handeln würde (Brunstein 2010). Dieser motivationale Zusammenhang zwischen Verhalten und Wohlbefinden oder Lebensqualität (Arntz 1996) als der erwünschten Konsequenz des Handelns (Weiss 1980) unterliegt sehr vielen wechselnden Einflussfaktoren (Lischetzke 2003). Aufgrund dieser Komplexität gelingt es bisher keiner der verschiedenen Motivationstheorien allgemeingültig sämtliche menschliche Vorlieben begründen zu können (Weiner 1994).

Bedeutende Beiträge zum Verständnis dieser Vorlieben lieferten zunächst die älteren Erklärungsmodelle, die die Quelle der Motivation in der Person selbst suchten und Instinkte (McDougall 1908, reprint 2003) und Triebe (Hull 1943) als entscheidende Faktoren motivationaler Präferenzen erkannten. Empirische Untersuchungen, die große Verhaltensunterschiede zwischen den Kulturen feststellten, widersprachen diesen Theorien (Gerrig et al. 2010). Auch rein situative Betrachtungsweisen wie der Behaviourismus (Rheinberg und Vollmeyer 2012) wichen der inzwischen vorherrschenden Ansicht, dass Motivation aus einer Interaktion situativer Reize und dispositioneller Eigenschaften resultiert (Scheffer und Heckhausen 2010). Zu den wichtigsten Motiven zählt das Streben nach Effizienz (Leistungsmotiv), sozialer Wirksamkeit (Machtmotiv), sozialem Anschluss (Affiliationsmotiv) und zwischenmenschlicher Nähe (Intimitätsmotiv) (Brunstein 2010).

Auch bezogen auf den Wunsch, sein eigenes Aussehen zu verändern, kommen mehrere dieser Motive, oft auch in Kombination, in Betracht. Bei kaum einem ästhetischen Patienten dürfte nur ein einziges Motiv vorliegen, sondern das Gegenteil dürfte der Fall sein. Die Personen, die einen ästhetischen Eingriff vornehmen lassen, werden tendenziell unterschiedliche Motive haben, von denen sich nur wenige überschneiden. Insgesamt wird davon ausgegangen, dass bei allen Patienten das veränderte Aussehen nicht der gewünschte Endpunkt der Maßnahme, sondern vielmehr nur ein Mittel ist, um ein anderes dahinterliegendes Bedürfnis zu befriedigen, wie ein besseres Selbstwertgefühl, von dem ein positiver oder negativer Einfluss auf das persönliche Wohlbefinden ausgehen könnte.

Die Einschätzung, dass ästhetische Eingriffe das Ziel haben, das Selbstwertgefühl zu verbessern, würde jedoch nicht erklären, warum sie das tun. Hierzu ist es notwendig, die Motive dahinter exakter zu fassen und jene Theorien zu betrachten, die erklären, wie das Aussehen das Selbstwertgefühl und oder das Wohlbefinden beeinflusst. Diese Modelle liefern zudem die Ansatzpunkte zur Formulierung von Fragestellungen und Hypothesen für die im Rahmen der Arbeit geplanten empirischen Untersuchungen. Zudem ist diese theoretische Verankerung ein Punkt, der in vielen der wenigen bisher veröffentlichten Studien kaum ausreichend Berücksichtigung gefunden hat. Die meisten Autoren beschränken sich auf die Feststellung, dass viele der befragten Patienten mit ihrem Aussehen unzufrieden sind (Cunningham 1999; Swami et al. 2009), was in diesem Zusammenhang wenig überraschend ist.

Trotz aller Unterschiede in der theoretischen Betrachtung der nachfolgenden Motive überschneiden sie sich gelegentlich, da sie häufig das Selbstwertgefühl als zentrale Zielgröße beinhalten. Ihr Erklärungsbeitrag liegt daher vor allem darin, die individuellen Präferenzmuster zu verstehen, aus denen sich ganz unterschiedliche Motive entwickeln, die immer gemein haben, dass das von dem Motiv ausgelöste Handeln stets einer Verbesserung der Lebenssituation dient (Heissel 1998).

Wie sich diese unterschiedlichen individuellen Dispositionen auf das Selbstwertgefühl auswirken und welche Motive sich hieraus ergeben, das eigene Aussehen durch einen ästhetischen Eingriff zu verändern, zeigen die folgenden theoretischen Modelle.

2.5.2 Körperbild (body image)

Die körperliche Erscheinung und das Aussehen eines Menschen wirken sich auf dessen Wohlbefinden aus, weil Körperlichkeit ein wichtiger Teil der menschlichen Identität (Posch 2009) und des Selbstkonzepts (Kluge et al. 1999) ist. Insbesondere bei jungen Frauen korreliert Schönheit mit Zufriedenheit und Selbstwertgefühl (Freedman 1989). Im Zentrum dieser Betrachtung steht das Körperbild (engl. „body image"). Der Begriff "body image" wurde von Paul Schilder eingeführt: „*Body Image is the picture of our own body which we form in our own mind, that is to say, the way in which the body appears to ourselves*" (Schilder 1935). Das Körperbild ist ein psychisch konstruiertes Bild des eigenen Körpers. Es setzt sich aus dem zusammen, wie eine Person ihren Körper selbst sieht und wie sie meint, wie dieser von anderen gesehen und bewertet wird (Sanford 1994; Cash et al. 2004). Je nachdem, wie stark eine Person von dieser subjektiven Bewertung ihres Körperbildes auf ihre gesamte Person Rückschlüsse zieht, kann sich das Körperbild stärker oder schwächer auf das eigene Selbstwertgefühl und das Wohlbefinden auswirken (Blascovich und Tomaka 1991; Neef 2008). Der Mechanismus ist nicht bei allen Personen gleich stark ausgeprägt (Gimlin 2000). Studien belegen, dass er bei Frauen häufiger zu beobachten ist als bei Männern, was auf kulturelle Normen westlicher Gesellschaften zurückgeführt wird (Sanford 1994; Cash und Hrabosky 2003; Botta 2003). Auch tritt der Effekt häufiger bei Jugendlichen auf (Roth 2003), da für sie der sich verändernde Körper eine besonders identitätsstiftende Bedeutung entfaltet.

So kann sich aus dem Körperbild ein starkes Motiv für eine Veränderung des Aussehens entwickeln (Freedman 1989), bei der das Ziel nicht „besser auszusehen" ist, sondern „sich wohler zu fühlen". Dies kann bis hin zu übertriebenen Anforderungen an das eigene Aussehen führen (Botta 2003), in deren Folge es zu ernsthaften Konsequenzen wie Essstörungen, Depressionen und einer verminderten Lebensqualität kommen kann (Rountree und Davis 2011), was als „body-image-distorsion" bezeichnet wird (Euler et al. 2003).

Der Zusammenhang zwischen Zufriedenheit mit dem eigenen Körperbild und Selbstwertgefühl (Roth 2003) sowie Wohlbefinden (Pruzinsky und Cash 2002; Neef 2008; Barlett et al. 2008) ist empirisch vor allem in Bezug auf Essstörungen belegt (Botta 2003). Ansonsten findet das Konzept des Körperbildes bislang noch selten Beachtung in der

Psychologie und Soziologie (Abraham 2009). Das ist insofern erstaunlich, als die äußere körperliche Erscheinung und dessen Wahrnehmung durch andere einen starken Einfluss auf die zwischenmenschliche Kommunikation haben (Redler 1994; Hahn und Meuser 2002). Wie bekannt ist, fungiert der gesamte Körper als Kommunikationsorgan (Hirsch 2002), bei dem das Gesicht, neben der Stimme, die wichtigste Rolle spielt (Günther und Jäger 2011). Insbesondere Emotionen werden besonders zuverlässig über Gesichtsausdrücke kommuniziert (Dimberg 1990), wohl deshalb, weil sie sich nur schwer unterdrücken lassen (Mummendey 1995).

Die Zufriedenheit mit dem Körperbild als Motiv variiert zwischen den einzelnen Menschen deutlich (Thornton und Jason 1999). Einerseits ist sie stark von den persönlichen Erfahrungen eines Individuums mit seinem Körper (Netzker 2007) und den darauf wahrgenommenen Reaktionen seiner Umwelt abhängig, wie es sie im Laufe seiner Biografie, insbesondere der Kindheit erlebt, hat (Borkenhagen 2001). Andererseits spielen einzelne Körperregionen in verschiedenen sozialen Situationen eine unterschiedlich große Rolle. Mit der subjektiv empfundenen Bedeutung einer Körperregion steigt die Korrelation mit der Selbstzufriedenheit (Neef 2008). So ist die sexuelle Anziehungskraft des Körpers erst ab dem jungen Erwachsenenalter von Bedeutung und verliert sich ab der Mitte des Lebens langsam aber stetig wieder.

Auch wenn es sich beim Body-Image um eine Selbstbewertung handelt, funktioniert diese nach den gleichen Mustern wie soziale Vergleiche (Gergen 1993), bei denen Bezugsgruppen der Maßstab sind (Filipp 1993). Das Körperbild stellt ein „soziales Gebilde" dar, dessen Bewertung zu einem beträchtlichen Teil durch die Rückmeldung sozialer Interaktionspartner geformt wird, wie es auch die Impression-Management Theorie (Kapitel: 2.5.9) beschreibt. Dabei sind nicht nur das eigene Idealbild, sondern auch die diesbezüglichen Vorstellungen anderer von Bedeutung (Roth 2003).

Das Körperbild entwickelt sich aus einer Norm oder Vorstellung, an der sich die Bewertung des eigenen Körpers subjektiv orientiert. Je stärker das eigene Aussehen unterhalb dieser Norm verortet wird, desto negativer ist das eigene Köperbild und damit das empfundene Unbehagen. Als Konsequenz steigt die Motivation, etwas dagegen zu unternehmen, und es entsteht hieraus eine starkes Motiv (Stirn 2003a), mit Hilfe eines ästhetischen Eingriffs den Zustand des Wohlbefindens herbeizuführen.

2.5.3 Biografie und Sozialisation

Die Biografieforschung eröffnet der Sozialwissenschaft den Zugang zur sozial verursachten Individualität des Einzelnen (Lamnek 2008) und berücksichtigt damit, dass ein großer Teil der menschlichen Persönlichkeit mit ihren individuellen Besonderheiten wie ihren Motiv- und Bewusstseinsstrukturen von deren Sozialisation geprägt wird (Geulen 2009). Nach diesem Konstrukt ist der Mensch das Ergebnis aller Erfahrungen, die er mit seiner Umwelt im Laufe des Lebens macht (Faller und Lang 2010). Hierin unterscheidet sich die Idee der Sozialisation von der der Entwicklungspsychologie, deren vorherrschende Auffassung ist, dass die wesentlichen Merkmale der Persönlichkeit angeboren sind und sich im Laufe der Zeit lediglich in die vorgegebene Richtung entwickeln (Geulen 2009).

Der größte Einfluss geht von den ersten Lebensphasen, der Kindheit und der Jungend aus (Hurrelmann 2007). Sie beginnen mit der „Spiegelphase", bei der das kleine Kind seine Körperlichkeit erstmals durch das gespiegelte Verhalten der Mutter erkennt (Borkenhagen 2001) und eine eigene körperliche Identität ausbildet. Auch später, bis in die Pubertät, bleiben die Reaktionen der Eltern für die Entwicklung des Selbstkonzepts des Kindes einer der wichtigsten Faktoren (Laskowski 2000), einschließlich der darin enthaltenen Attraktivitätsurteile (Langlois et al. 2000).

Meist werden Schönheitsrituale von Müttern an ihre Töchter weitergegeben, die ihre eigene Attraktivität als wichtige Ressource für Erfolge im Alltag zu nutzen gelernt haben und „gutes Aussehen" quasi als Glücksversprechen an ihre Töchter vererben wollen (Freedman 1989). So werden körperbezogene Einstellungen bereits im Kindesalter zunächst von der Herkunftsfamilie und später von Gleichaltrigen vermittelt (Kluge et al. 1999). Spätestens im Jugendalter sind Rückmeldungen über die eigene physische Attraktivität für die Identitätsbildung und das Selbstwertgefühl von entscheidender Bedeutung und werden besonders intensiv aufgenommen (Netzker 2007). In dieser Lebensphase wird die wahrgenommene Akzeptanz der körperlichen Erscheinung durch Gleichaltrige wichtiger als diejenige seitens der Eltern (Roth 2003). Wie prägend die Pubertät für das Selbstwertgefühl ist, zeigt sich daran, dass Personen, die in dieser Phase ein sehr negatives Körperbild entwickelt haben, als Erwachsene nur sehr schwer davon abrücken können (Freedman 1989); und umgekehrt auch daran, dass Frauen, die in ihrer Jugend besonders hübsch gewesen sind, im mittleren Alter besonders häufig über Unzufriedenheit klagen (Freedman 1989).

Die präadoleszente Sozialisation ist für die Beurteilung, ob und welche Bedeutung die Attraktivität als Erfolgsstrategie im eigenen Leben haben wird von entscheidender Bedeutung, denn hier festigt sich das eigene Köperbild, auch wenn sich der Körper und mit ihm das Aussehen im Laufe der weiteren Entwicklung stets verändert. Unterstellt, dass alle Frauen den Verlust ihres jugendlichen Aussehens in gewissem Umfang bedauern, kann es jedoch sein, dass besonders attraktive Frauen, die schon immer sehr schön waren, mit dem Verlust ihrer Schönheit auch einen Teil ihrer Identität und ihres Selbstwerts verlieren, der ihnen im Alltag half, erfolgreich zu sein (Drolshagen 2007). Dies dürfte vor allem dann der Fall sein, wenn das Aussehen eine Ressource zur sicheren Alltagsbewältigung geworden ist.

Diese Personen haben ein starkes Motiv, mit Hilfe von ästhetischen Eingriffen ihre verloren gegangene Attraktivität wieder herzustellen – auch vor dem Hintergrund der Tatsache, dass die Spielräume für die Gestaltung des eigenen Lebenslaufs immer größer werden und die Lebensphase der Jugend eine enorme Ausweitung erfährt (Hurrelmann 2007).

2.5.4 Alter und der Wunsch nach Jugendlichkeit

„Schon ehe sie das »gewisse Alter« erreichen, wird den meisten Frauen bewußt, daß sich die Art von Aufmerksamkeit, die ihnen entgegengebracht wird, allmählich verändert" (Freedman 1989). Statt bewundernde Blicke zu erhalten, schauen diese Frauen zunehmend öfter in leere Augen, ihre Weiblichkeit wird ignoriert (Kipp 2009). Diese drastischen Beobachtungen beschreiben sehr treffend, warum hinter ästhetischen Eingriffen meist das Motiv im Wunsch nach Jugendlichkeit gesehen wird. Neu ist dieser Wunsch nach Verjüngung nicht. Z.B. verewigte der deutsche Maler Lucas Cranach der Ältere (1475 – 1553) bereits 1546 die Sehnsucht der Menschen nach ewiger Jugend in seinem Gemälde „Der Jungbrunnen". Anstelle einer Quelle befriedigt heute ein großer Absatzmarkt mit dem bezeichnenden umgangssprachlichen Begriff „anti-aging" diesen Wunsch. In diesem Begriff spiegelt sich die Tatsache wider, dass sich viele der ästhetischen Eingriffe tatsächlich darauf fokussieren, altersbedingte Erscheinungen wie Falten zu korrigieren, wobei diese nicht allein dem Alter geschuldet sind, sondern auch von einer bisweilen ungesunden Lebensführung (Tabak, Alkohol, viel Sonne, mangelhafte Ernährung) ausgelöst wurden, die von der älteren,

dünneren Haut nicht mehr so gut ausgeglichen werden können wie noch in jüngeren Jahren (Maio 2007). Unbestreitbar hat die Unzufriedenheit mit diesen Hautveränderungen zumindest die kosmetische Industrie dazu veranlasst, unzählige Produkte zur Bekämpfung der Hautalterung zu entwickeln, was hier als Beleg für das große Interesse in der Kundschaft gewertet wird. Zu diesen Produkten gehören im erweiterten Sinne auch ästhetische Eingriffe (Arruda et al. 2008).

Damit ist jedoch nicht selbstverständlich belegt, dass allein das Alter ein Auslöser für den Wunsch nach ästhetischen Behandlungen ist. Die Metaanalyse von Langlois et al. (2000) zeigt beispielsweise, dass die Bedeutung von Attraktivität vom Alter eher unabhängig ist. So bewerten auch über 65-Jährige attraktive Gesichter mit positiveren Charaktereigenschaften (Larose und Standing 1998), wie es auch Jüngere tun. Andererseits scheint es einen „double standard of aging" zu geben (Deuisch et al. 1986). Er bedeutet, dass ältere Menschen allgemein weniger attraktiv empfunden werden als jüngere, doch hierbei wird mit zweierlei Maß gemessen. Bei Frauen wird dieser Verlust wesentlich negativer als bei gleichaltrigen Männern bewertet (Teuscher und Teuscher 2007). Es wird vermutet, dass bei dieser Bewertung dieselben genetischen Muster zum Tragen kommen, die Jugendlichkeit mit Gesundheit gleichsetzten und während die hormonell bedingte verblassende Jugend der Frau in ihrem Gesicht leicht abzulesen ist, bleibt das markante Kinn des Mannes auch im Alter erhalten.

Wie sehr hierin, gerade für Frauen, ein starkes Motiv liegen kann (Lincoln und Allen 2004), wird am Beispiel der Mitarbeiterinnen einer asiatischen Fluggesellschaft mehr als deutlich. Sie wurden pauschal – wegen mangelnder Attraktivität – im Alter von 40 Jahren in den Ruhestand geschickt, während ihre männlichen Kollegen bis zum 55. Lebensjahr beschäftigt bleiben (Patzer 2011).

Eine Möglichkeit, diese Ausgrenzung zu kompensieren, sind ästhetische Eingriffe, die vor allem Frauen nicht nur helfen, jünger auszusehen, sondern auch als geistig fitter wahrgenommen zu werden (Dräger und Bühler 2011) und somit einer empfundenen oder befürchteten Diskriminierung entgegenzutreten. Hinzu kommen die damit verbundenen positiven psychischen Effekte in Bezug auf das Selbstwertgefühl (Ramos-e-Silva und da Silva Carneiro 2007), die zusammen genommen ein starkes, vom Alter abhängiges Motiv darstellen können.

2.5.5 Emotionale Ansteckung

Emotionen sind Reaktionen auf Ereignisse, die ein komplexes Muster körperlicher und mentaler Veränderungen auslösen (Gerrig et al. 2010). Emotionen spielen in unserem Leben eine herausragende Rolle, weil sie für unser Wohlbefinden überaus wichtig sind. Sie setzen so schnell und unmittelbar ein, dass sich emotionale Prozesse selbst mit technischen Hilfsmitteln kaum beobachten lassen (Ekman 2004). Werden diese automatischen Bewertungsmechanismen einmal in Gang gesetzt, spulen sich die in den neuronalen Affektprogrammen enthaltenen Anweisungen selbstständig ab und lösen unverzüglich einen Handlungsimpuls, wie etwa einen Gesichtsausdruck, aus (Ekman 2004). Jede primäre Emotion besitzt einen spezifischen Gesichtsausdruck, der durch die Aktivierung eindeutig definierter Muskelgruppen zustande kommt. So reagiert beispielsweise der Gesichtsmuskel "zygomatic major" schneller auf frohe Emotionen, während der Muskel "corrugator supercilii" unmittelbar auf negative Emotionen anspricht (Dimberg und Petterson 2000). Wie in weiteren Studien belegt wurde (Boulle et al. 2010), sind die durch Emotionen aktivierten Gesichtsmuskeln im Wesentlichen bei allen Menschen gleich. Deshalb lassen sie sich sofort und automatisch vom Gegenüber dekodieren. Auf diese Art und Weise entsteht eine unwillkürliche Face-to-Face-Kommunikation (Dimberg 1990).

Gleichzeitig mit der Wahrnehmung werden beim Interaktionspartner die gleichen Gefühle in der Amygdala, einem Kerngebiet des Gehirns, ausgelöst (Faller und Lang 2010). Diesen für nonverbale Kommunikation wichtigen empathischen Prozess erklärt das als „emotionale Ansteckung" (engl. „emotional-contagion") bezeichnete Resonanzphänomen (Hatfield et al. 1993). In Gegenwart eines frohen Menschen fühlt man sich selber auch wohl, während man bei einem Gegenüber in schlechter, depressiver Stimmung eher traurig oder ärgerlich wird (Wild 2003; Changeux et al. 2005). Dies erklärt auch, dass man ohne darüber nachzudenken ein charmantes Lächeln erwidert (Bauer 2005). Diese Imitation der Mimik, Mimikry genannt, ist genetisch verankert und lässt sich bereits bei Neugeborenen beobachten (Wild 2003).

Auf dieser Erkenntnis baut die „Facial Feedback Hypothesis" auf. Sie geht davon aus, dass man auch umgekehrt durch den Grad der eigenen muskulären Anspannung einen direkten Einfluss auf das Ausmaß der eigenen emotionalen Empfindung hat (Strack et al. 1988). Dies bedeutet, dass sich über die gezielte Anspannung einzelner Muskeln auch jene Emotionen auslösen lassen, die mit dieser Muskelgruppe verbunden sind. Z.B. lässt sich durch die bewusste Aktivierung der zum Lachen benötigten Muskulatur die eigene Laune anheben.

In Bezug auf den Wunsch nach minimal-invasiven ästhetischen Eingriffen bedeutet dies zweierlei. Mimische Falten, die permanent werden, wie z.b. die Zornesfalte (Glabella) zwischen den Augen, können einerseits einen falschen emotionalen Zustand an die Umwelt signalisieren, der dann über die emotionale Ansteckung und Mimikry beim Gegenüber fehlerhaft dekodiert wird, so dass die Kommunikation gestört wird (Finn et al. 2003). Andererseits ist zu erwarten, dass diese Personen über den Mechanismus der "Facial Feedback Hypothesis" sich selber fehlerhafte Signale über den eigenen Gefühlszustand senden, sich also aufgrund einer starken Zornesfalte auch eher angespannt als entspannt fühlen.

Hieraus ergeben sich zwei mögliche Motive für einen ästhetischen Eingriff. Zum einen liefert das Konzept der emotionalen Ansteckung ein Motiv, seinen Gesichtsausdruck so verändern zu lassen, dass er keine „falschen" emotionalen Signale sendet. Sofern hierin der Auslöser für den Wunsch nach einem ästhetischem Eingriff besteht, ist dessen Kenntnis für den Arzt von besonderer Bedeutung, denn in diesem Fall müsste er, anders als beim Wunsch, „jung" auszusehen, genau darauf achten, dass die Mimik der Gesichtsmuskulatur erhalten bleibt.

Das zweite Motiv liefert die "Facial Feedback Hypothesis" für Personen, die aufgrund einer stark angespannten Stirnmuskulatur selbst in entspannten Situationen den Eindruck haben, unter Stress zu stehen. Für sie könnte der ästhetische Eingriff eine Unterbrechung der durch die Muskulatur ausgelösten emotionalen Rückkopplung bedeuten, bei dem das Aussehen nachrangig ist. So wurde z.b. nachgewiesen, dass sich mit Hilfe von Botulinumtoxin die aufgrund einer Depression entstandenen muskulären Verspannungen lösen ließen und es in der Folge über „facial feedback" zu einem Rückgang der psychischen Symptome kam (Wollmer et al. 2012).

2.5.6 Spiegelneurone

Eine Erklärung, wie es zu dieser extrem schnellen nonverbalen Übertragung von Emotionen kommt, bieten die bahnbrechenden Arbeiten von Rizolatti und seinem Forscherteam (Rizzolatti und Sinigaglia 2008). Sie erkannten, dass bei der Beobachtung von Gesten und Handlungen sogenannte Spiegelneurone (engl. „mirror neurons") aktiviert werden, die imstande sind, sensorische Informationen motorisch zu kodieren (Rizzolatti und Sinigaglia 2008). Das tun sie, indem sie im Gehirn nicht nur bei der Ausführung eigener Aktionen, sondern auch bei der reinen Beobachtung zielgerichteter Handlungen anderer Individuen Impulse absenden (Zaboura 2009), die so wirken, als hätte die Person die Aktion selber ausgeführt. Auf diese Weise ermöglichen uns diese Neurone, den Gefühlszustand anderer zu erfassen und ihn in einem zweiten Schritt nachzuempfinden (Rizzolatti und Sinigaglia 2008). All das geschieht, ohne dass es einer ausdrücklichen oder absichtlichen kognitiven Operation bedarf (Rizzolatti und Sinigaglia 2008), in wenigen Bruchteilen einer Sekunde.

In Bezug auf minimal-invasive ästhetische Eingriffe stellt sich an dieser Stelle die Frage, ob Attraktivitätsurteile überhaupt das Resultat einer bewussten kognitiven Bewertung sind. Könnte es nicht sein, dass Spiegelneurone schon viel schneller einen motorischen Reflex erzeugt haben, der ein positives oder negatives Gefühl über die betrachtete Person auslöst (Redies 2007) und sich hieraus ein Urteil zur Attraktivität bildet? Dies würde es sehr schwer machen, einen anderen Menschen nicht anhand von dessen Aussehen zu beurteilen – zumindest auf den ersten Blick wäre es wohl unmöglich.

Damit die Kommunikation über Spiegelneurone funktionieren kann, muss die Mimik sichtbare motorische Formen annehmen (Rizzolatti und Sinigaglia 2008), also eine gewisse Stärke haben. Dies bedeutet, sie darf nicht verschwinden – aber genau das kann bei einer zu starken Dosierung von Botulinumtoxin eintreten. Als Folge fiele ein Teil des mimischen Kommunikationssystems der behandelten Person, z.B. der Zornesfalte zwischen den Augen, aus. Die Mimik ließe sich nicht mehr eindeutig dekodieren und es käme zu Fehlinterpretationen. Statt sozialer Anerkennung ginge von dem ästhetischen Eingriff nicht der gewünschte, sondern im schlimmsten Fall sogar ein gegenteiliger Effekt aus – ein Effekt, den viele Prominente dann erfahren müssen, wenn sie wegen ihrer (allzu) glatten Stirn von den Medien öffentlich verspottet werden.

2.5.7 Sozialer Druck

Weil das Aussehen von großer Bedeutung dafür ist, wie jemand seine vielen täglichen Kontakte mit anderen Menschen erlebt (Freedman 1989), geht von ihm ein großer Einfluss auf unser Wohlbefinden aus. Denn das Selbstwertgefühl beruht in hohem Maße auf sozialer Rückmeldung (Mummendey 1983), auf die es meist empfindlich reagiert (Lamp 2009).

Dieses Feedback kann entweder direkt oder über soziale Vergleiche eingeholt werden. Solche Vergleiche dienen dazu, sich ein Bild über sich selbst zu machen (Filipp 1993). Macht sich also ein Mensch schön, geschieht dies in aller Regel, um soziale Anerkennung zu erhalten (Posch 2009), die sich wiederum positiv auf sein Wohlbefinden auswirkt.

Wer schön ist, bestimmt nicht der Einzelne, sondern die Gesellschaft. *„Sociocultural pressure to be [...] beautiful can be quite strong"* (Cash und Flemming 2002). Den größten Einfluss hat dabei die jeweilige Bezugsgruppe, der man sich zugehörig fühlt oder fühlen will. Sie legt gewisse Normen fest, die von den sozialen Akteuren geteilt werden und denen sich das Individuum kaum entziehen kann (Lengerke 2007). Weil sich aus der Gruppenzugehörigkeit persönliche Vorteile (Konformitätsnutzen) ergeben (Siegrist 2005), haben Menschen das Bedürfnis, einer Gruppe zuzugehören (Baumeister und Leary 1995), zumal abweichendes Verhalten negativ sanktioniert wird (Dahrendorf 1969; Faller und Lang 2010). Mit gutem Aussehen kann Gruppenzugehörigkeit demonstriert werden (Bleicher 2006). Deshalb kann sozialer Druck ein starkes Motiv für ästhetische Eingriffe sein (Haas et al. 2008; Rountree und Davis 2011), insbesondere für Personen, deren kulturelles Umfeld vermittelt, dass ein attraktives Äußeres zu den Schönheitsnormen zählt (Freedman 1989).

Hierzu zählen auch Personen, mit deren Aussehen Stigmatisierungen einhergehen, die bis hin zu sozialer Isolation führen können (Bessell und Moss 2007). Der ästhetische Eingriff dient in diesen Fällen nicht dazu, soziale Anerkennung zu erhalten, sondern soziale Ablehnung zu vermeiden und Druck abzubauen, indem ein normales Aussehen gewünscht wird (Wijsbek 2000). Zu diesen Stigmata gehören auch Äußerlichkeiten, die Frauen weniger weiblich wirken lassen, wie kleine Brüste oder Zeichen des Alterns (Bradbury 1994).

Daher überrascht es wenig, dass sich in westlichen Gesellschaften vor allem Frauen einem stärkeren sozialen Druck „gut auszusehen" ausgesetzt fühlen (Swami et al. 2009), der ihnen sowohl vom eigenen Partner als treibendem Faktor (Mac Pherson 2005), am Arbeitsplatz oder im weiteren sozialen Umfeld entgegengebracht wird.

Dieser Druck wird in Gegenwart von als sehr attraktiv empfundenen Personen noch verstärkt, wenn, wie zu beobachten ist, hierdurch eine deutlich geringere Zufriedenheit mit dem eigenen Aussehen ausgelöst wird (Thornton und Jason 1999). Von diesem Kontrast leitet sich auch die Bezeichnung dieses Kontrasteffekt (engl. „constrast-effect") genannten

Phänomens ab. Kontrasteffekte können sowohl über das persönliche und allgemeine soziale Umfeld als auch über Medien entstehen (Henss 1993).

2.5.8 Medien

Schönheit und alle Arten zur Steigerung der eigenen Attraktivität sind eines der prominentesten Themen in den Massenmedien und der Werbung (Euler et al. 2003; Renz 2007; Polonijo und Carpiano 2008; Khoo 2009). Daher verwundert es kaum, dass von den Medien nicht nur ein großer Einfluss auf unser Schönheitsempfinden ausgeht (Borelli und Berneburg 2010), sondern sie es inzwischen immer stärker bestimmen, wie Haas et al. (2008) feststellen: „Beauty in American culture is defined by the media, through television, music and magazines."

Hierzu kommt es einerseits, weil die Menschen die Medien bewusst als Einflussgröße in ihrer Lebenswelt zulassen (Hoffmann und Mikos 2007), andererseits, weil sie sich dem medialen Druck kaum entziehen können. Dazu beeinflusst die allgegenwärtige Abbildung attraktiver Körper das Schönheitsempfinden zu sehr. Durch die Konfrontation mit perfekten Models und attraktiven Schauspielern verschiebt sich der eigene Wahrnehmungsdurchschnitt nach oben (Grammer 1996). Zwischen dem eigenen Körperbild und den medialen Schönheitsidealen entsteht über den sozialen Vergleich eine Diskrepanz, die zur Unzufriedenheit mit dem eigenen Aussehen führt (Botta 2003), wie Studien belegen (Garner 1997; Agliata et al. 2004; Cameron und Ferraro 2004; Lincoln und Allen 2004; Janker 2005; Wykes und Gunter 2005; Posch 2009; Loibl 2010). Dieser Zusammenhang ist in Bezug auf Essstörungen, wie „anorexia nervosa" seit längerem gut belegt (Wiseman et al. 1992; Thompson und Heinberg 1999; Euler et al. 2003), für ästhetische Eingriffe jedoch kaum erforscht.

Weil die in den Medien gezeigten, meist sehr gut aussehenden Menschen als Identifikationsmodelle dienen (Freedman 1989), können sie Attraktivitätsstereotypen mit unrealistisch hohen Standards an Schönheit bei den meist weiblichen Betrachtern erzeugen (Grammer 1996; Werner 2010) und einen gesellschaftlichen Erwartungsdruck aufbauen (Sanford 1994; Wijsbek 2000; Siegrist 2005), in dessen Folge auch der Wunsch nach ästhetischen Eingriffen steigt (Haas et al. 2008).

Außerdem kommt es durch die in den Medien dargestellte Verknüpfung von Schönheit und Erfolg zu einer ästhetischen Kodierung der Ideale von Attraktivität und Schönheit mit körperlicher und geistiger Leistungsfähigkeit, die den Wunsch nach einer „Selbstoptimierung" (Mehlmann und Ruby 2010) auslösen kann. Attraktivität ist nicht nur bei der Partnerwahl ein entscheidendes Kriterium, sondern verstärkt auch bei Arbeit, Sport und Spiel (Werner 2010).

Wie vergleichsweise einfach sich der Körper optimieren lässt, fasziniert viele Zuschauer von Sendungen über „Schönheitschirurgie" (Gilman 2006). So erstaunt es nicht, dass von diesen Medienformaten ein verstärkender Effekt auf den Wunsch nach ästhetisch-plastischen Operationen ausgeht (Swami et al. 2008; Hibbeler und Siegmund-Schutze 2011), der bislang jedoch nicht für minimal-invasive ästhetische Eingriffe festgestellt worden ist.

2.5.9 Impression-Management-Theorie

Menschliche Handlungen sind immer in das soziale Leben eingebettet und sinnhaft auf das Verhalten anderer Personen bezogen (Posch 2009). Nach dem Modell des „sozialen Selbst" entwickelt sich die eigene Persönlichkeit aus den Interaktionen zwischen dem Individuum und seiner sozialen Umwelt, wobei das Individuum selbst einen aktiven Einfluss auf diese Interaktion nimmt (Rustemeyer 1993) und damit seine Mitmenschen gezielt beeinflusst (Mummendey und Bolten 1983; Bolten et al. 1983). Diese Verhaltensweise wird vor dem Hintergrund verständlich, dass sich eine Person selbst definiert oder konzipiert, indem sie die Reaktionen anderer Personen auf sich selbst interpretiert und sich auf der Grundlage dieser Deutungen selbst kategorisiert (Mummendey 1998). Wie sich der Mensch selber sieht, ist somit auch abhängig von der Wahrnehmung seiner Umwelt (Epstein 1993), durch deren Augen er sich selbst betrachtet (Mummendey 1998).

Je positiver diese Wahrnehmung ist, desto angenehmer wird sie empfunden – und der Mensch beginnt, sein Verhalten an die erwarteten Reaktionen seiner Umwelt anzupassen, wobei er immer zwei Optionen hat: Er kann sich so verhalten, wie es die Umwelt erwartet, oder genau das Gegenteil tun. Wie er sich entscheidet, hängt davon ab, ob und wie wichtig die jeweilige soziale Gruppe für seine Selbstreflexion ist und welchen Einfluss deren antizipierte Fremdbeurteilung auf ihn hat (Mummendey 1998).

Indem die Person mit ihrem Verhalten und Aussehen die Aufmerksamkeit auf sich zieht, gibt sie dem Beobachter die Möglichkeit einer Einschätzung. So entsteht eine permanente Kommunikation, die häufig nonverbal erfolgt und dazu führt, dass die Aufmerksamkeit der anderen dazu benutzt wird, ein bestimmtes Bild von sich selbst zu übermitteln. Dieses Verhalten wird Selbstdarstellung genannt (Grammer 1996).

Die wichtigste Theorie zur Erklärung dieses Verhaltens ist Goffmans „Impression-Management-Theorie", nach der Individuen andauernd versuchen, den Eindruck, den sie auf andere machen, zu manipulieren (Goffman 1959). Hierbei wird die äußere Erscheinung gezielt zur Selbstdarstellung eingesetzt (Grammer 1996). Das Ziel dieser Verhaltensstrategie ist es, ein in sozialen Begegnungen ganz bewusst selbst gewünschtes Image von sich selbst zu erschaffen und aufrechtzuerhalten. Gelingt es, steigt das eigene Wohlbefinden; gelingt es nicht, fühlt sich die Person unwohl (Goffman 1994).

Neu an diesem Ansatz ist nicht, dass sich Individuen vor anderen in gewisser Weise darstellen (Goffman 1969), sondern die Betrachtung, dass die Gesellschaft der sich inszenierenden Person ein Selbst zuschreibt, das nicht dem authentischen Selbst dieser Person entspricht, sondern ein Produkt der von ihr gespielten Rolle (Szene) ist. Damit wird dieses künstliche Selbst der eigentliche Adressat der Handlung (Hahn und Meuser 2002). Die Impression-Management-Theorie betrachtet also den Schein und nicht das tatsächlich Sein des Menschen. Sie analysiert, wie sich ein Mensch nach außen zeigt und nicht wie er wirklich ist (Schachinger 2005). In diesem gesellschaftliches Rollenspiel (Dahrendorf 2008) bekommt die Glaubwürdigkeit, mit der sich eine Person nach außen präsentiert, eine zentrale Funktion. Denn je überzeugender sie die Rolle spielt, desto stärker wird ihr das gespielte Selbst von der Gesellschaft als Identität zugeschrieben (Goffman 1969). Von dieser emotionalen Bestätigung des von ihr gewünschten Images geht eine positive Übertragung auf das Selbstwertgefühl über (Goffman 1994).

Neben einer Fülle anderer Faktoren übernimmt bei der Selbstdarstellung das äußere Erscheinungsbild eine besondere Aufgabe (Goffman 1959). Kommunikative Botschaften, die über den Körper gesendet werden, lassen sich nicht abschirmen, sondern sind vielmehr für das gesamte Umfeld sichtbar. Daher ist die äußere Erscheinung besonders geeignet, um sehr schnell Informationen über die eigene Identität zu senden (Goffman 1971). In dem Augenblick, in dem ein Individuum registriert, dass die öffentliche Aufmerksamkeit auf es gerichtet ist, setzt ein ununterbrochener Prozess der wechselseitigen Selbst- und Fremdbeobachtung ein, bei dem Verhaltenserwartungen erzeugt werden (Lamp 2009), durch deren gezielte Manipulation das jeweils gewünschte Image aufgebaut werden kann. Weil dabei das Aussehen vom ersten Eindruck an zur Beurteilung der gesamten Person herangezogen wird (Grammer 1996; Langlois et al. 2000), entwickelt sich Attraktivität zu einem anerkannten Mittel sozialer Macht, das von als attraktiv bewerteten Personen fast wie eine universell verwendbare Ressource eingesetzt werden kann (Mummendey 1995).

Weil der Attraktivität eine Vielzahl positiver Eigenschaften zuschrieben wird ist sie für viele Menschen schon allein deshalb erstrebenswert. Das erklärt auch, wieso viele Menschen bemüht sind, sich der Gesellschaft gegenüber als attraktiv zu präsentieren und versuchen, dieses Ziel mit ästhetischen Behandlungen zu erreichen. Und gerade in dem Bemühen, das eigene Aussehen mit Hilfe einer körperlichen Veränderung noch wirkungsvoller ins Bild zu setzen, entsteht der Schein eines attraktiven Körpers, der nicht mehr mit dem genetischen Sein des authentischen Körpers übereinstimmt (Bieger 2008; Posch 2009; Hirsch 2010). Durch ästhetische Eingriffe gelingt es diesen Menschen nun, ihr Aussehen zu kontrollieren. Damit erlangen sie auch Kontrolle über die Reaktionen der Gesellschaft auf ihr Aussehen, und somit auch über ihr Selbstwertgefühl, für das das Urteil der Mitwelt als wichtig, ja ausschlaggebend angesehen wird (Neef 2008).

Auch wenn die Impression-Management-Theorie von einigen Kritikern aufgrund ihrer umfassenden Formulierung (Bolten et al. 1983) weniger als eine Theorie, sondern als eher ein metatheoretischer Rahmen (Tetlock und Manstead 1985) gesehen wird, so bildet sie einen sehr plausiblen Erklärungsrahmen jener Motive nach ästhetischen Eingriffen, der verdeutlicht, dass sowohl Sein als auch Schein auf das Selbstwertgefühl Einfluss nehmen.

2.5.10 Psychische Störungen

Psychische Störungen beinhalten Beeinträchtigungen von Emotionen, Verhalten oder Denkprozessen, aus denen ein mitunter hoher persönlicher Leidensdruck resultiert (Gerrig und Zimbardo 2008). Dieser ist schwer zu erkennen und zu diagnostizieren und lässt sich für den Außenstehenden oft nur am Verhalten ablesen.

Psychische Störungen stellen keine medizinische Indikation für einen ästhetischen Eingriff dar. Eher das Gegenteil ist der Fall. Dennoch sind sie mitunter ihr Auslöser. Anders als bei den vorherigen Motiven sollte bei psychischen Störungen kein ästhetischer Eingriff durchgeführt werden. Denn der Versuch vieler Betroffener, mit Hilfe eines Skalpells das psychische Gleichgewicht wiederzuerlangen oder zu stabilisieren (Harth et al. 2006), gelingt höchst selten und kuriert nur selten die Ursachen der Störung. Ist diese Neigung stark ausgeprägt, handelt es sich um eine körperdysmorphe Störung. *„Dysmorphic patients are those obsessively preoccupied with real or imagery defects. They take great measures to point out defects which are not viewed by the physician"* (Rzany 2007) – eine ernsthafte Erkrankung, bei der sich die Betroffenen mit allen Mitteln gegen den Lauf der Natur stemmen und versuchen, ewig jung und perfekt auszusehen.

Für diese rein auf das Aussehen bezogene Form der Erkrankung wurde, in Anlehnung an den Romantitel von Oscar Wilde, die Bezeichnung „Dorian-Gray-Syndrom" eingeführt: Der narzisstische Protagonist Dorian Gray verkauft dem Teufel seine Seele, um nicht alt zu werden (Euler et al. 2003). Im realen Leben fallen die Patienten dadurch auf, dass sie kleinste, oft kaum noch sichtbare, Abweichungen von ihrem Schönheitsideal als extrem störend erachten. Doch auch nach deren Beseitigung sind sie nicht glücklich, sondern suchen weiter an sich nach Stellen, die in ihren Augen nicht perfekt sind. Für den behandelnden Arzt liegt in diesen Fällen die Herausforderung darin, diese psychische Störung zu erkennen, die sich zunächst in dem Wunsch nach einem ästhetischen Eingriff verbirgt, und die Patienten einer adäquaten Therapie zuzuführen (Harth et al. 2006).

2.5.11 Schöner Aussehen

Häufig findet sich in der Literatur (Freedman 1989) und in Studien zu ästhetischer Medizin (Swami et al. 2009; Rountree und Davis 2011) als Motiv für solche Eingriffe der Wunsch: schöner auszusehen. Meist ist er das Ergebnis einer nicht weiter in die Tiefe gehenden, oberflächlichen Betrachtung oder Befragung. Der Wunsch, schön auszusehen, ist demnach ein Motiv, das zwar der Realität entspricht, jedoch kaum dazu beiträgt, die Hintergründe des Handelns zu verstehen, die sich aus dem sehr komplexen Zusammenspiel verschiedener Motive mit dem sozialen Umfeld, dem Selbstwertgefühl und dem Wohlbefinden ergeben. An dieser Stelle verdient dieses Motiv deshalb dennoch Beachtung, weil es die Rolle eines Mediators übernehmen kann, der einen eigenen Effekt auf die Zielvariablen haben kann, welcher von einer anderen Einflussgröße, z.B. dem sozialen Druck mit gesteuert werden könnte (Urban und Mayerl 2008).

2.5.12 Zusammenfassung

Es ist davon auszugehen, dass die Entscheidung für einen ästhetischen Eingriff von einer Kombination mehrerer Motive abhängt (Haas et al. 2008). Wie gezeigt wurde, lassen sich die einzelnen Motive mitunter nur schwer voneinander abgrenzen, viele von ihnen stehen in engem Zusammenhang mit dem Selbstwertgefühl der betreffenden Person.

Die Aufgabe wird nun sein, die verschiedenen Komponenten und Teilprozesse zu erfassen und ihre Abhängigkeiten mit empirischen Untersuchungen und statistischen Methoden zu bestimmen (Rheinberg und Vollmeyer 2012).

3 Forschungsstand

Es gibt kaum Studien, die sich mit den Motiven hinter ästhetischen Eingriffen beschäftigen (Haas et al. 2008; Swami et al. 2008). Das erstaunt, insbesondere vor dem Hintergrund, dass schon im Jahr 1898 ein Fall vor der Berliner Medizinischen Gesellschaft vorgestellt worden ist, bei dem ein Patient durch eine plastische Operation der Nase von seinen psychischen Leiden geheilt wurde und er „*in die Reihe der Unauffälligen*" zurücktreten konnte (Bayertz und Schmidt 2006). Doch erst in jüngerer Zeit wurde der Zusammenhang zwischen einer Veränderung des Aussehens und der Psyche eingehender betrachtet, allerdings vornehmlich auf der Ebene der plastischen Chirurgie.

In Bezug auf minimal-invasive ästhetische Eingriffe wurden die dahinterliegenden Motive dagegen wissenschaftlich kaum untersucht (Bradbury 2009). In Ermangelung solcher Forschungsberichte wird zunächst anhand einiger Studien zu Hautkrankheiten ein Überblick über die Motive, das Aussehen zu verändern, gegeben. Anschließend werden die wenigen Studien zu möglichen Gründen für ästhetische Eingriffe, meist auf Basis plastisch-chirurgischer Eingriffe, vorgestellt.

In diesem Kontext sieht auch die Forschungslage zur Lebensqualität nicht üppig, aber etwas besser aus. Die Darstellung muss sich auf einige wenige Studien stützen, die die Auswirkungen minimal-invasiver ästhetischer Eingriffe auf die Lebensqualität und das Selbstwertgefühl untersucht haben.

3.1 Studien zur Erklärung der Motive hinter ästhetischen Eingriffen

Auch wenn ein Konsens darüber besteht, dass der Wunsch nach einer Korrektur und Verbesserung des menschlichen Aussehens so alt ist wie die Menschheit selbst (Ach und Pollmann 2006), so unklar sind jedoch die Motive, die dahinterstehen. Der Grund: Es wurde bislang zu wenig Forschung auf diesem Gebiet betrieben (Swami et al. 2009) und die meisten der wenigen Studien schlossen mit der wenig überraschenden Erkenntnis wie dem Motiv, die Personen sind mit ihrem Aussehen unzufrieden und wollen besser aussehen. Diese Schlussfolgerung greift zu kurz, denn sie erklärt nicht, warum Menschen besser aussehen wollen.

Motive zielen darauf ab, die subjektiv empfundene persönliche Situation so zu verbessern, damit ein größeres Wohlbefinden eintritt (Weiss 1980). Dieses kann, grob gesagt, durch den Ausgleich eines Defizits und die erstrebte Rückkehr in den „Normalzustand" erreicht werden oder indem man sich von diesem Normalzustand positiv nach „oben" abhebt.

Die erste Gruppe wird von dermatologischen Untersuchungen belegt, die einen Erklärungsansatz für Motive nach ästhetischen Eingriffen liefern, bei dem es darum geht, durch das eigene Aussehen nicht mehr negativ aufzufallen. Verschiedene Studien zu Hauterkrankungen machen die Bedeutung der Haut als Grenzorgan zwischen Organismus und Umwelt deutlich, die das Erscheinungsbild des Körpers bestimmt (Stangier und Müller 2003). Kommt es deshalb zu Stigmatisierungen, zieht dies Einschränkungen der sozialen Beziehungen (Barankin und DeKoven 2002) mit entsprechend negativen Auswirkungen nach sich. So berichten über 80% der an einer Hautveränderung erkrankten Patienten über ein vermindertes Selbstbewusstsein und 60% über Scham (Manthey 2007). Der Leidensdruck kann sogar so groß sein, dass die Lebensqualität auf das gleiche niedrige Niveau sinkt wie das von Herzinfarkt- oder Krebspatienten, belegt eine amerikanische Studie (Böhnke 2008). Hieraus lässt sich die hohe Bedeutung des Aussehens für die soziale Akzeptanz und damit für das Wohlbefinden ableiten. Ein unattraktives Äußeres lässt sich nicht vor anderen verbergen und wird so den seelischen Leidensdruck und damit die Motivation erhöhen, etwas dagegen zu tun (Wiedl 2009). Dies ist ein Grund, weshalb die betroffenen Personen versuchen, mit Hilfe von ästhetischen Eingriffen ihr Selbstwertgefühl, ihre Laune und ihre soziale Zuversicht zu verbessern (Castle et al. 2002).

Die zweite Gruppe wird von Studien aus dem Bereich der Attraktivitätsforschung gestützt. Sie liefern hilfreiche Ansatzpunkte, um zu verstehen, was Menschen motiviert, durch ihr Aussehen positiv aufzufallen (Langlois et al. 2000; Finn et al. 2003; Gangestad und Scheyd 2005; Olson und Marshuetz 2005; Zebrowitz und Montepare 2008; Posch 2009). Untersuchungsgegenstand sind die Unterschiede in der Reaktion auf Personen verschiedenen Aussehens im gesellschaftlichen Kontext. Wie bereits dargestellt zeigen diese Studien für eine große Zahl untersuchter Situationen, dass attraktiv aussehende Kinder und Erwachsene in vielen Bereichen des sozialen Lebens Vorteile genießen: *"There is considerable evidence to suggest that those who are attractive have certain advantages over less attractive people"* (Cunningham 1999). Allerdings beschäftigen sich alle diese Studien nur indirekt mit den Motiven nach ästhetischen Eingriffen.

Haas et al. (2008) fertigten einen Literatur-Review der Jahre 2000-2007 an. Schließt man psychische Störungen, z.b. body-dysmorphic-disorder aus, verbleiben lediglich 5 Studien, die sich mit „Faktoren" im Kontext plastisch-chirurgischer Eingriffe beschäftigen, nur eine davon bezieht sich im Titel auf Motive. Im Ergebnis liegen die Motive im negativen Körperbild (engl."body-image"), Selbstwert (engl. "self-esteem") und Hänseleien (engl. "teasing") (Haas et al. 2008).

3.1.1 Qualitative Studien zur Erklärung der Motive hinter ästhetischer Medizin

Rountree und Davis (2011) führten mit 6 Personen, die einen plastisch-chirurgischen Eingriff hinter sich hatten, Tiefeninterviews durch. Die stärksten Motive lagen in einer Verbesserung des Selbstwerts (self-esteem) und einer Verbesserung des negativen Körperbildes (negative body-related image). Außerdem gaben die Befragten sozialen Druck, auch durch Medien, sowie den Wunsch an, durch den Eingriff bessere Partnerschaften, aber auch Arbeitsplätze zu finden (Rountree und Davis 2011). Diese Ergebnisse wurden von einer ergänzend durchgeführten Befragung von 25 Personen in Fokusgruppen, die keine ästhetische Behandlung erhalten hatten, im Wesentlichen bestätigt.

Penz und Dachs (2010) berichten anhand von 85 in Österreich durchgeführten Tiefeninterviews davon, dass die Motive, sich einem ästhetischen Eingriff zu unterziehen, auch von der sozialen Klasse beeinflusst werden. Während es den unteren Klassen einfach darum geht, „gut auszusehen", wird in den oberen Klassen das eigene Wohlbefinden als Motiv angegeben, das als eine Ressource für soziale Anerkennung gesehen wird. Inwieweit die Ergebnisse jedoch auch auf klassenabhängige Unterschiede in der verbalen Ausdrucksform liegen könnten, wird nicht erläutert.

Adams (2010) befragte 13 Personen, von denen 9 eine ästhetische Operation und 2 einen minimal-invasiven Eingriff hatten, in Tiefeninterviews nach ihren Gründen. Meist wurden mehrere Motive genannt. Darunter waren sozialer Druck, das Nacheifern bestimmter Schönheitsideale und -standards, die zum Teil aus Medien übernommen wurden, Perfektionismus, der Wunsch nach mehr Jugendlichkeit und auch, über die Operation die eigenen sozialen Beziehungen zu verbessern.

Thorpe et al. (2004) befragten 7 Personen, die ebenfalls eine plastische Operation hinter sich hatten. Dazu verwendeten sie einen offenen Interviewleitfaden. Die Autoren identifizierten vier Gruppen von Motiven: das Alter, den Wunsch normal auszusehen, körperliche Integrität und psychische Faktoren. Unter körperlicher Integrität ist der Wunsch zu verstehen, dass einzelne als nicht passend empfundene Köperteile, wie z.B. eine zu kleine weibliche Brust, verändert werden sollen, um anschließend besser zu dem insgesamt gewünschten Körperbild zu passen. Zu den psychischen Faktoren zählen vor allem Selbstwert und der Wunsch nach mehr Wohlbefinden.

Tabelle 3: Übersicht der qualitativen Studien zu den Motiven hinter ästhetischen Eingriffen.

Autor(en)	Jahr	n	Population	Methode	Motive
Adams	2010	13	9 nach OP 2 minimal-invasiv 2 unklar	Tiefeninterviews	• Sozialer Druck • Schönheitsideale • Medien • Perfektion • Jugendlichkeit • Soziale Beziehungen
Rountree & Davis	2011	6	nach OP	Tiefeninterviews	• Selbstwert • Negatives Körperbild • Sozialer Druck • Medien • Partnerschaft • Arbeitsplatz
Penz & Dachs	2010	85	ohne Eingriff	Tiefeninterviews	• Gut Aussehen • Wohlbefinden • Soziale Anerkennung
Thorpe et al.	2004	7	nach OP	Offene Interviews	• Alter • Körperliche Integrität • Normalität • Psychische Motive

n = Anzahl der Probanden; Population: Rekrutierung nach einem Eingriff oder ohne vorherigen Eingriff

3.1.2 Quantitative Studien zur Erklärung der Motive hinter ästhetischer Medizin

Swami et al. (2008) untersuchten die Wahrscheinlichkeit, dass sich Personen einem ästhetischen Eingriff unterziehen. Dazu befragten sie 319 zufällig rekrutierte Personen aus dem östlichen Teil Österreichs mit überwiegend standardisierten Fragebögen: Likelihood of having cosmetic surgery scale, Cosmetic surgery experience, Personal and vicarious experience und dem Self-ratings of attractiveness. Die Auswertung erfolgte mit einer multiplen Regression. Die Autoren erkannten, dass die Wahrscheinlichkeit, sich einem ästhetischen Eingriff zu unterziehen, zunimmt, wenn die Person bereits zuvor einen solchen Eingriff hatte vornehmen lassen. Allerdings basiert diese Feststellung nur auf 4,7% der Befragten. Ebenfalls hat es den Anschein, dass stärkerer Medienkonsum diese Bereitschaft erhöht. Außerdem stellten sie sozialen Druck als Auslöser fest, der bei Frauen stärker als bei Männern ausgeprägt ist.

Slevec und Tiggemann (2010) untersuchten 108 zufällig rekrutierte Frauen mit einem postalisch verteilten Fragebogen, bestehend aus mehreren standardisierten Inventaren, um zu ermitteln, welche Faktoren einen späteren ästhetischen Eingriff begünstigen könnten. Das Regressionsmodell lieferte drei signifikante Faktoren: den Medienkonsum, allerdings nur bezogen auf TV, sowie etwas weniger stark die Motive Unzufriedenheit mit dem eigenen Aussehen und das Ausmaß, sich mit dem eigenen Körper zu beschäftigen (body investment).

Tabelle 4: Übersicht der quantitativen Studien zu den Motiven hinter ästhetischen Eingriffen.

Autor(en)	Jahr	n	Population	Methode	Motive
Swami et al.	2008	319	ohne Eingriff	Standardisierte Fragebögen	• Vorheriger Eingriff • Medienkonsum • Sozialer Druck (Frauen)
Slevec und Tiggemann	2010	108	ohne Eingriff (nur Frauen)	Standardisierte Fragebögen	• Medienkonsum (TV) • Unzufriedenheit mit dem eigenen Aussehen • Body Investment

n = Anzahl der Probanden; Population ohne vorherigen medizinischen Eingriff

In einer weiteren Studie untersuchten Swami et al. (2009) die Akzeptanz von ästhetischen Eingriffen. Sie befragten 332 Studenten anhand mehrerer Inventare, unter anderem der „Acceptance of Cosmetic Surgery Scale" oder der „Rosenberg-Self-Esteem Scale". Durch schrittweise multiple Regression wurde ein Strukturgleichungsmodell berechnet. Im Ergebnis steigt die Akzeptanz ästhetischer Eingriffe mit folgenden Eigenschaften: Introvertiertheit, sozialer Anpassung, Gewissenhaftigkeit, emotionaler Stabilität. Diese Eigenschaften, so die Autoren, sind Ansatzpunkte zur Bestimmung von Motiven.

3.2 Studien zur Lebensqualität nach ästhetischen Eingriffen

In der ästhetischen Medizin gewannen Studien zum Wohlbefinden bzw. Lebensqualität nach ästhetischen Eingriffen an Bedeutung (Cano et al. 2009), doch die meisten Forschungsarbeiten beziehen sich nur auf plastisch-chirurgische Eingriffe (Castle et al. 2002; Honigman et al. 2004) und liegen daher außerhalb des Betrachtungsrahmens dieser Arbeit, die operative Eingriffe mit ihren physischen und irreversiblen Auswirkungen ausschließt.

Über die Wirkung von minimal-invasiven ästhetischen Eingriffen auf die Lebensqualität wurde hingegen wenig geforscht (Fagien und Carruthers 2008; Bradbury 2009). Zu diesem Ergebnis kommen auch Kosowski et al. (2008) in einem breit angelegtem Review über „*patient-reported outcome measures after facial cosmetic surgery and / or nonsurgical facial rejuvenation*". Sie bekunden: „*Remarkably few studies have thoroughly examined patient perceptions of outcome following surgical and nonsurgical facial aesthetic procedures.*" Von 442 untersuchten Artikeln bezogen sich nur 47 auf Eingriffe im Gesicht, davon hielten nur 9 den vorgegebenen wissenschaftlichen Ansprüchen stand. Zieht man hiervon jene ab, die einen größeren operativen, also invasiven Eingriff untersuchten, wie Rhinoplastiken (operative Nasenkorrekturen), dann verbleiben lediglich zwei Untersuchungen, die den Einfluss minimal-invasiver ästhetischer Eingriffe auf die Lebensqualität erklären.

Eine eigene Recherche (EBSCO: Medline, PsyArticles, Cinahl und Google-Scholar) für die relevanten Suchbegriffe („aesthetic- bzw. cosmetic- in Verbindung mit -surgery bzw. -treatment bzw. -medicine UND „Quality of Life" bzw. "patient reported outcome" UND der jeweiligen minimal-invasiven Methode: Botulinumtoxin, Peeling, Filler, Laser), letztmals durchgeführt im September 2012, kommt zu einem ähnlichen Ergebnis. Dabei wurden die nachfolgend aufgeführten Studien identifiziert, an die folgende Kriterien angelegt wurden:

- Die Behandlung durfte nicht operativ, sondern musste minimal-invasiv sein.
- Der minimal-invasive ästhetische Eingriff musste im Gesicht erfolgt sein.
- Die Patienten sollten auf dem Weg der Selbstauskunft befragt worden sein.
- Es musste die Lebensqualität (hilfsweise die Zufriedenheit) erfragt worden sein.
- Es mussten standardisierte Messmethoden (Fragebögen) eingesetzt worden sein.

3.2.1 Studien zur Lebensqualität nach Eingriffen mit Botulinumtoxin

Spies (2005) misst in ihrer pharmazeutischen Dissertation einen signifikant positiven Einfluss von Botulinumtoxin Typ A-Injektionen zur Reduktion der Zornesfalte (Glabella) auf die Lebensqualität (Spies 2005) anhand eines selbst entwickelten Fragebogens, der sich grob an der Struktur des SEL orientiert, aber nicht validiert ist. Im Gegensatz zur Auswertung des SEL werden in der Arbeit keine Summen einzelner Subskalen oder ein Gesamtscore für die Lebensqualität berechnet oder ausgewiesen. Deshalb kann das Gesamtergebnis mathematisch nicht nachvollzogen werden. Bei der Studie gaben 50% der insgesamt 53 Patienten vor der Behandlung an, unter Kopfschmerzen zu leiden. Bei den meisten Patienten verringerten sich die Kopfschmerzen im Verlauf der Studie, möglicherweise durch die nachgewiesene entspannende Wirkung des Botulinumtoxins. Abnehmende Schmerzen haben einen starken Einfluss auf die Lebensqualität. Der von dem minimal-invasiven ästhetischen Eingriff ausgelöste Beitrag ist allein nicht mehr feststellbar. Denn eventuell wurde der Begleiteffekt (Reduktion der Kopfschmerzen) zum Haupteffekt. Außerdem mussten die Patienten für den Eingriff nicht bezahlen, was die Motivation, eine ansonsten teure Behandlung vornehmen zu lassen, beeinflusst haben könnte.

Sommer et al. (2003) untersuchten in einer retrospektiven Studie den Einfluss von Botulinumtoxin Typ A auf die Zufriedenheit von 30 Patienten mit dem Fragebogen FQAD (Freiburger Questionaire on Aesthetic Dermatology and Cosmetic Surgery), jedoch ohne signifikante Einflüsse zu erkennen. Sie resümieren mit weiterem Forschungsbedarf, auch zur Fragen der Lebensqualität, die sie nicht abschließend untersucht haben. Sie versuchen auch Informationen darüber zu erheben, ob sich Patientengruppen unterscheiden, und stellen fest, dass Personen mit einer höheren Besorgnis um ihr Äußeres tendenziell mit dem Eingriff zufriedener waren. Insgesamt blieb jedoch eine „große" Minderheit unzufrieden (Bradbury 2009).

Fagien et al. (2007) werden hier stellvertretend für einige "Outcome"-Studien erwähnt, bei denen allein die Zufriedenheit der Patienten mit der Behandlung von Interesse sind. Sie untersuchten im Auftrag des Botox-Produzenten Allergan® die subjektive Zufriedenheit im Rahmen einer Doppeltblindstudie bei 37 Personen nach einer

Behandlung mit Botulinumtoxin Typ A anhand des Fragebogens FLO-7 (Facial-Line-Outcome). Gegenüber der Plazebo-Gruppe waren diese zufriedener. Der Fragebogen FLO-7 misst die Zufriedenheit mit der Faltenreduktion im Gesicht, ist aber noch nicht ausreichend statistisch gesichert (Carruthers et al. 2007). Einen Überblick über andere derartige Studien geben Boulle et al. (2010).

3.2.2 Studien zur Lebensqualität nach Eingriffen mit Fillern

De Arrunda et al. (2008) messen die allgemeine Zufriedenheit von 33 weiblichen Patienten nach einer Filler-Behandlung mit Hyaluronsäure zur Reduktion von Alterungsprozessen im Gesicht mit einem EEG (Electroencephalogram). Dabei werden die Gehirnströme parallel zum Ausfüllen des selbst entwickelten Fragebogens aufgezeichnet. Die Filler-Behandlung führte insgesamt zur Zufriedenheit der Patienten. Dies belegte auch die grafische Auswertung des EEG. Sie zeigt, dass bei Patienten mit guter Behandlungszufriedenheit die gleichen Hirnregionen stimuliert waren wie bei solchen, die insgesamt zufrieden mit sich selbst waren. Die Studie erhob keine Lebensqualität.

3.2.3 Studien zur Lebensqualität nach Laserbehandlungen

Cole et al. (2008) konnten vier Monate nach dem Einsatz eines ästhetischen Lasers für verschiedene Areale, die zum Teil außerhalb des Gesichts lagen, eine signifikante Verbesserung der Zufriedenheit von 22 Patienten mit ihrem Aussehen anhand des SAS (Salisbury Appearance Scale) feststellen, während auf der breiter angelegten HQM-Skala (University of York Health Measurement Questionaire), mit dem 36 Patienten befragt wurden, keine signifikanten Verbesserungen in Bezug auf den allgemeinen Gesundheitsstatus (distress) bzw. der Lebensqualität gemessen werden konnten.

Maziar et al. (2010) stellte im Iran eine Verbesserung der Lebensqualität nach der Entfernung von unerwünschtem starken Haarwuchs im Gesicht (Hirsutismus) bei 70 Patienten drei Monate nach der Behandlung fest. Gemessen wurde mit dem DQLI (Dermatology Life Quality Index). Allerdings geht die Studie nicht darauf ein, ob die betroffenen Patienten parallel an einer sehr oft mit Hirsutismus einhergehenden Hormonstörung (Polyzystische Ovarialsyndrom) litten, die zu einer Androgenisierung

(Vermännlichung) des weiblichen Körpers führt. Dies würde die Behandlung als medizinisch indiziert ausweisen und die Interpretation der Ergebnisse vor einen anderen Hintergrund stellen.

3.2.4 Bewertung der Studien zur Lebensqualität nach minimal-invasiven ästhetischen Eingriffen

Es bleibt festzustellen, dass es kaum Arbeiten zu minimal-invasiven ästhetischen Eingriffen und deren Einfluss auf die Lebensqualität gibt und der Forschungsbedarf entsprechend hoch ist (Kosowski et al. 2008; Boulle et al. 2010). Lediglich sechs Arbeiten untersuchen den Einfluss minimal-invasiver ästhetischer Behandlungen auf die Zufriedenheit der Patienten, nur drei davon auf die Lebenszufriedenheit. Zwei können einen signifikanten Einfluss auf die Lebensqualität messen: Maziar et al. (2010) und Spies (2005). Doch keine dieser beiden Studien kann ausschließen, ob der gemessene Zusammenhang von einer verbesserten physischen Funktionsweise des Körpers (abnehmende Vermännlichung bei Maziar et al. und abnehmender Kopfschmerz bei Spies) ausgeht oder nicht. Auch bleibt zu bemängeln, dass keine der Studien einen Vergleich zu einer Norm-Population zieht.

Die dritte vorgestellte Studie zur Lebensqualität (Cole et al. 2008) kann keinen Einfluss auf die Lebensqualität feststellen. Keine der Studien misst einen negativen Effekt darauf.

Diese Quellen lassen sich noch um eine weitere Studie von Litner et al. (2008) ergänzen. Die Forscher messen zwar eine signifikante Verbesserung der Lebensqualität mit dem DAS59 (Derriford Appearance Scale) nach ästhetischen Eingriffen an der Nase, erklären jedoch nicht, mit welcher ästhetische Methode behandelt wurde und ob dadurch auch die Nasenfunktion (Luftholen) verbessert worden ist. Vermutlich wurden 49% der Patienten operativ behandelt, so dass auch diese Studie aus der engeren Betrachtung genommen werden muss.

Um zu klären, ob und welchen Einfluss minimal-invasive ästhetische Behandlungen auf die Lebensqualität haben und welche anderen Einflüsse den Wunsch nach einer solchen Behandlung begründen (Fagien und Carruthers 2008; Honigman et al. 2004), besteht weiter Forschungsbedarf. Denn gerade dieses Wissen fehlt sowohl für die korrekte Einordnung ästhetischer Eingriffe innerhalb der Gesundheitswissenschaften (Grammer et al. 2003) als

Forschungsstand

auch zum Verständnis ihres Wirkmechanismus, der für die individuell richtige Behandlung wünschenswert und nötig wäre.

Tabelle 5: Übersicht der Studien zum Einfluss minimal-invasiver ästhetischer Eingriffe auf die Lebensqualität

Art des Eingriffs	Autor(en)	n	Inventar	Endpunkt	Ergebnis
Botulinumtoxin	Spies (2005)	52	Eigener Entwurf in Anlehnung an SEL	Lebensqualität	Verbesserung (signifikant)
Botulinumtoxin	Sommer et al. (2003)	30	FQAD-c	Zufriedenheit Lebensqualität	Verbesserung Nicht angegeben
Botulinumtoxin	Fagien et al. (2007)	37	FLO-7	Zufriedenheit	Verbesserung
Hyaluron-Filler	De Arrunda et al. (2008)	33	EEG und eigener Fragebogen	Zufriedenheit	Verbesserung
Laser-Behandlung	Cole et al. (2008)	36	HMQ	Leidensdruck Gesundheit	Keine signifikante Veränderung
		22	SAS	Zufriedenheit mit dem Aussehen	Verbesserung (signifikant)
Laser-Behandlung	Maziar et al. (2010)	70	DQLI	Lebensqualität	Verbesserung (signifikant)
Verschieden, auch operativ	Litner et al. (2008)	93	DAS59	Lebensqualität	Verbesserung (signifikant)

n = Anzahl der Probanden; Population bezieht darauf, ob die Rekrutierung nach einer Operation (OP) oder ohne vorherigen Eingriff erfolgte

3.3 Studien zum Einfluss minimal-invasiver ästhetischer Eingriffe auf das Selbstwertgefühl

Mac Pherson (Mac Pherson 2005) stellt anhand einer Untersuchung von 26 Patienten drei Monate nach von ihr selbst durchgeführten unterschiedlichen minimal-invasiven ästhetischen Eingriffen eine signifikante Verbesserung des Selbstwerts bei 24 von 26 Patienten fest. Eine Messung nach zwei Wochen zeigte keine signifikante Veränderung. Gemessen wurde mit dem RSES (Rosenberg Self-Esteem Scale). Jedoch wurden weder Ausgangs- oder Endwerte publiziert noch wurden sonstige Ergebnisse mit Zahlen unterlegt.

Tabelle 6: Übersicht an Studien zum Einfluss minimal-invasiver ästhetischer Eingriffe auf das Selbstwertgefühl.

Art des Eingriffs	Autor(en)	n	Inventar	Post Messung	Ergebnis
Botulinumtoxin Hyaluron-Filler Laserbehandlung Verödung	Mac Pherson (2005)	26	Selbstwert mit RSES	2 Wochen 3 Monate	Verbesserung (nicht sig.) Verbesserung (signifikant)

RSES = Rosenbergs Self-Esteem-Scale; sig. = signifikant; Post-Messung = Zeitpunkt Messung nach der Intervention.

4 Untersuchungsansatz und Vorgehensweise

Der Untersuchungsansatz folgt der in der Motivationsforschung vorherrschenden Strategie, zuerst die Verhaltensdeterminanten zu identifizieren und anschließend die mathematischen Beziehungen zwischen den Variablen zu spezifizieren (Weiner 1994). Daher werden zunächst die Studien zur Identifikation der Motive hinter minimal-invasiven ästhetischen Eingriffen durchgeführt und anschließend der Einfluss dieser Eingriffe auf die Lebensqualität und das Selbstwertgefühl untersucht.

4.1 Forschungsfragen und Hypothesen

Zunächst sollen die Motive hinter minimal-invasiven ästhetischen Eingriffen erforscht werden. Basierend auf den vorgestellten Theorien und Studien, aus denen sich die Forschungsfragen ableiten, wird davon ausgegangen, dass der Wunsch nach einem ästhetischen Eingriff durch das Zusammenwirken von mehreren unabhängigen Variablen zustande kommt, also multikausal ist. Zum besseren Verständnis der Gründe, sich für einen minimal-invasiven ästhetischen Eingriff zu entscheiden, werden folgende Forschungsfragen untersucht:

1) Welche Motive liegen hinter dem Wunsch nach einem minimal-invasiven ästhetischen Eingriff?
2) Hat das Alter einen Einfluss auf den Wunsch nach einem minimal-invasiven ästhetischen Eingriff?
3) Haben biografische Ereignisse wie die Prägung der Mutter einen Einfluss auf den Wunsch nach einem minimal-invasiven ästhetischen Eingriff?
4) Hat sozialer Druck einen Einfluss auf den Wunsch nach einem minimal-invasiven ästhetischen Eingriff?
5) Haben die Medien einen Einfluss auf den Wunsch nach einem minimal-invasiven ästhetischen Eingriff?
6) Hat die Tendenz zur Selbstdarstellung (Impression-Management) einen Einfluss auf den Wunsch nach einem minimal-invasiven ästhetischen Eingriff?
7) Gibt es weitere Motive hinter dem Wunsch nach einem minimal-invasiven ästhetischen Eingriff?

8) Gibt es zwischen den Motiven gegenseitige Zusammenhänge, die sie beeinflussen?
9) Wie stark ist der Einfluss einzelner Motivationsfaktoren auf den Wunsch nach einem minimal-invasiven ästhetischen Eingriff?

Außerdem soll erforscht werden, welche Wirkung von minimal-invasiven ästhetischen Eingriffen ausgeht. Die beiden zentralen Hypothesen zu diesem Forschungsvorhaben lauten:

H_1: Minimal-invasive ästhetische Eingriffe haben einen positiven Einfluss auf die Lebensqualität.

H_2: Minimal-invasive ästhetische Eingriffe haben einen positiven Einfluss auf das Selbstwertgefühl.

Zur Beantwortung dieser Fragen, insbesondere der Hypothesen, werden die nachfolgenden Fragebögen auf ihre Eignung untersucht.

4.2 Messinstrumente und Fragebögen

Die Hypothesen und Forschungsfragen sollen, sofern möglich, mit geeigneten und methodisch abgesicherten Messinstrumenten beantwortet werden, deren Auswahl anhand wissenschaftlicher Kriterien zu erfolgen hat (Iliev et al. 1998). Unter einem Messinstrument wird ein wissenschaftlicher Test verstanden, mit dem der relative Grad individueller Merkmalsausprägungen in Bezug auf die Fragestellung empirisch untersucht und interpretiert werden kann (Hussy et al. 2010). Dazu muss das Instrument bestimmte Gütekriterien erfüllen. Diese sind für Fragebögen neben der Objektivität, Reliabilität und Validität auch die Praktikabilität (Ökonomie) und Änderungssensitivität (Heesen 2005; Cano et al. 2009). Letztere ist vor allem bei Längsschnittstudien wichtig, um Veränderungen erfassen zu können (Augustin et al. 2004). Damit Vergleiche zu Referenzpopulationen gezogen werden können, wird zudem das Vorliegen von Daten einer Normpopulation gewünscht (Heissel 1998).

Für die geplanten Untersuchungen sollen jene Fragebögen eingesetzt werden, die möglichst alle Kriterien erfüllen, um den wissenschaftlichen Erkenntniswert zu sichern (Heissel 1998). Darüber hinaus wird bei ansonsten gleichwertigen Fragebögen aus Gründen der Effizienz und Testsicherheit jenen der Vorzug gegeben, für die es eine deutschsprachige Fassung und eine Normierung anhand einer Population aus dem deutschen Raum gibt.

Es zeigte sich bei der Recherche, dass für die Erforschung der Motive hinter den ästhetischen Eingriffen keine Fragebögen oder Skalen vorliegen, auf die zurückgegriffen werden konnte. Um die Forschungsfrage dennoch beantworten zu können, wurden eigene Fragebögen entwickelt, was in solchen Fällen das übliche Vorgehen ist (Rost 2007).

Daher beschränkt sich die Vorstellung bestehender Inventare auf die im Rahmen der Längsschnittuntersuchung zur Verfügung stehenden Fragebögen und sonstigen Methoden, die geordnet nach den Forschungsfragen und Hypothesen dargestellt und beschrieben werden. Die Auswahl wurde mit großer Sorgfalt erstellt, weil die Qualität des Erhebungsinstruments eine große Rolle bei der Beantwortung der Forschungsfragen spielt. Das Ergebnis der Recherche zeigt, dass es für die geplante Untersuchung trotz vieler Instrumente kaum eines gibt, mit dem sich die gestellten Forschungsfragen unmittelbar beantworten lassen. Nicht nur für die Motive, sondern auch für die Überprüfung der Hypothesen in Bezug auf die Effekte der minimal-invasiven ästhetischen Eingriffe selbst gibt es im Gegensatz zu anderen medizinischen Interventionen keine validen Instrumente. Deshalb eignete sich eine große Zahl zunächst vielversprechender Inventare nach der Überprüfung nicht, und es wurde eine Kombination mehrerer Instrument als aussagekräftiger erachtet, auch wenn dieses Vorgehen mit einem deutlich höheren Messaufwand verbunden ist.

Um den Rahmen des Buchs nicht zu sprengen, werden nur die jeweils ausgewählten Inventare ausführlich erläutert, die jeweiligen Fragebögen jedoch nicht einzenl abgebildet.

4.2.1 Fragebögen zur Erfassung der Motive hinter ästhetischen Eingriffen

Zur Erhebung der Motive hinter ästhetischen Eingriffen gibt es bislang keine standardisierten Fragebögen, die den wissenschaftlichen Anforderungen genügen. Möglicherweise fehlen standardisierte Inventare zur Erfassung von Motiven hinter medizinischen Interventionen ganz einfach deshalb, weil sie bei Vorliegen einer medizinischen Indikation zunächst wenig sinnvoll erscheinen. Denn ist jemand krank, dann wäre das primäre Behandlungsmotiv identisch mit dem selbstverständlichen Wunsch, „wieder gesund zu werden". Doch bei minimal-invasiven ästhetischen Eingriffen gibt es diesen klaren Zusammenhang nicht. Die wenigen, bislang zur Beantwortung dieser Fragestellung durchgeführten Untersuchungen näherten sich den Antworten entweder auf qualitativem Weg mit Tiefeninterviews, oder sie entwickelten eigene Fragebögen zur quantitativen Erhebung der Motive, die sich nicht übertragen lassen und nicht validiert sind.

Deshalb müssen für die geplante Untersuchung der Motive hinter minimal-invasiven ästhetischen Eingriffen ebenfalls eigene Fragebögen entwickelt werden. Unter Berücksichtigung der Fragestellung und Auswertungsmethode geschah dies einmal auf qualitativer und anschließend auf quantitativer Ebene.

4.2.1.1 Fragebögen zur qualitativen Erfassung der Motive hinter minimal-invasiven ästhetischen Eingriffen

Bei der Entwicklung des Fragebogens für die qualitative Erhebung der Motive hinter minimal-invasiven ästhetischen Eingriffen stand nicht nur die Frage, welche Motive es geben könnte im Mittelpunkt des Interesses, sondern auch, wie die Motive mit anderen Faktoren, wie dem Aussehen und dem Wohlbefinden in Zusammenhang stehen. Dazu war es wichtig, den Fragebogen so zu konzipieren, dass die Probanden nicht nur ihre Meinung, sondern auch eine Begründung dazu liefern (Bortz und Döring 2009). Mit einer offenen Fragestellung sollte auch den ansonsten bekannten Nachteilen schriftlich durchgeführter qualitativer Befragungen (Lamnek 2008) begegnet werden, insbesondere deshalb, weil der schriftliche Befragung aus Gründen der Praktikabilität (Heesen 2005) der Vorzug gegeben werden sollte. Eine weitere Vorgabe war, dass die Probanden nicht wissen sollten, was das genaue Ziel der Befragung ist, um sozial erwünschtem Antwortverhalten vorzubeugen. Bei der Fragebogenkonstruktion wurde darüber hinaus auf die Einhaltung folgender Kriterien in Anlehnung an Schumann (2011) geachtet:

- Verwendung eindeutiger Formulierungen
- Formulierung einfacher und kurzer Fragen
- Vermeidung suggestiver Formulierungen
- Vermeidung stereotyper Begriffe
- Vorsicht bei der Reihenfolge und Formulierung zur Vermeidung von Halo-Effekten
- Festlegung, wozu jede einzelne Frage gut sein soll

Der fertige Fragebogen enthielt außer einigen demografischen Angaben folgende Fragen:

1) Erklären Sie in ganzen Sätzen, was es – unabhängig von materiellen Dingen, wie Geld, Haus etc. – bedeutet, sich wohl zu fühlen, und was für Sie dazu gehört!
2) Beschreiben Sie, was für ein Gefühl es ist, schön zu sein und richtig gut auszusehen.
3) Welche Absicht verfolgen Frauen mit dem Schminken, welches Gefühl suchen sie dabei?
4) Mit kleinen ästhetischen Eingriffen (z.b. Botox® zur Faltenbeseitigung) erfüllen sich viele Menschen einen Wunsch. Welcher könnte das sein? Hat es sonst noch einen Effekt?
5) Was kann ein Grund bzw. ein konkreter Auslöser dafür sein, dass man den dringenden Wunsch bekommt, sein Aussehen medizinisch verändern zu lassen?
6) Schreiben Sie auf, was Sie glauben, für wen sich die meisten Frauen schön machen!

Auch wenn die Erfüllung der Gütekriterien zunächst, wie bei jedem neuen Fragebogen und insbesondere bei qualitativen Methoden, kritisch zu betrachten ist, wurde versucht diesen so weit wie möglich gerecht zu werden. Das wichtigste Gütekriterium qualitativer Forschung ist die Validität (Bortz und Döring 2009). Durch die schriftliche Befragungsform können Verfälschungen und Verzerrungen durch den Interviewer ausgeschlossen und die interne Validität erhöht werden. Anders verhält es sich mit der externen Validität im Sinne der Verallgemeinerbarkeit. Sie gilt bei qualitativen Untersuchungen allgemein als schwer zu gewährleisten (Hussy et al. 2010). Zudem lassen sich die Objektivität und die Reliabilität über die Wahl der Auswertungsmethode positiv beeinflussen, weshalb hier der später dargestellten Methode GABEK® der Vorzug gegeben werden soll.

Der Fragebogen wurde in einem Pretest anhand von fünf Personen auf Verständlichkeit und Handhabung überprüft und konnte ohne Änderungen in die Befragung übernommen werden.

4.2.1.2 Der MFFS und andere Fragebögen zur quantitativen Erfassung der Motive hinter minimal-invasiven ästhetischen Eingriffen

Wie schon bei der qualitativen Erfassung der Motive hinter ästhetischen Eingriffen standen auch für ihre quantitative Erhebung keine fertigen Inventare zur Verfügung. Erneut war die Entwicklung eines eigenen Fragebogens, nach seinem Untersuchungsgegenstand MFFS (Motivational Factors for Facial Surgery) benannt, notwendig. Auch hier wurde versucht, die genannten Gütekriterien so weit wie möglich einzuhalten. Um die Objektivität zu sichern, wurden die Testergebnisse schriftlich erhoben und somit unabhängig vom Untersuchenden gehalten. Die Vorgabe von geschlossenen Fragen und die Anwendung von anerkannten statistischen Methoden erhöhen die Objektivität auf den drei wichtigsten Ebenen: Durchführung, Auswertung und Interpretation (Rost 2007). Die Konsistenz lag für Cronbach's α bei einem Wert von 0,795, was dem Fragebogen eine recht hohe interne Reliabilität bescheinigt. Bei der Interpretation ist zu berücksichtigen, dass der Fragebogen MFFS unterschiedliche Faktoren abbilden soll, wogegen ein deutlich höherer Wert gesprochen hätte. Eine Aussage über die Validität des Fragebogens MFFS kann jedoch erst nach der Auswertung des Fragebogens mit einer Faktorenanalyse getätigt werden. Bei der Konstruktion des Fragebogens MFFS lagen bereits die Ergebnisse der qualitativen Studie vor, aus denen sich eine gute Übereinstimmungsvalidiät hinsichtlich der erwarteten Faktoren ableiten ließ.

Die Aufgabe des Fragebogens MFFS ist die Untersuchung und Bestimmung der Motive, die zu dem Wunsch nach einem ästhetischen Eingriff führen. Anhand der Theorie und der Ergebnisse der zuvor durchgeführten qualitativen Studie konnte eine Reihe von Motiven identifiziert werden, die nun mit dieser quantitativen Querschnittstudie bestätigt und in ihrer Bedeutung gemessen werden sollen. Hierzu wurden in den Fragebogen MFFS, neben einigen sozio-demografischen Fragen, insgesamt 26 Items aufgenommen, die der Erfassung der unterschiedlichen Motive dienten sollen.

Um die Validität zu erhöhen, orientierten sich die Fragen inhaltlich, sofern möglich, an den theoretischen Konstrukten bestehender Inventare, die jedoch aufgrund ihrer Länge nicht übertragen werden konnten. Insgesamt wurden im MFFS folgende Motive über Fragen abgebildet: „Lebensqualität" „Sozialer Druck", „Selbstdarstellung", „Biografie", „Medieneinfluss" und „Aussehen".

Zu den 26 Items kamen fünf Fragen zur Verschleierung des Untersuchungszwecks und eine Frage als abhängige Variable hinzu. Der vollständige Fragebogen ist beim Autor zu beziehen.

Um die Ausprägung des Wunschs nach einem ästhetischen Eingriff zu ermitteln, sollte die Frage nach diesem Wunsch zunächst lauten: *„Für mich kommen kleinere ästhetische Behandlungen in Frage."* Allerdings brachte der Pretest des Fragebogens MFFS anhand von fünf Patienten einer Arztpraxis das erstaunliche Ergebnis zu Tage, dass einige Personen (zwei von fünf Frauen), diese Frage verneinten, obwohl sie am selben Tag einen ästhetischen

Eingriff haben durchführen lassen. Infolgedessen musste ein anderes Item gefunden werden, das den Wunsch nach ästhetischen Eingriffen besser erfassen kann. Auch die Verwendung der zeitpunktbezogenen Variablen „Durchführung eines ästhetischen Eingriffs" erfüllte die Anforderungen nicht, da sie keine Aussage darüber zulässt, ob der Proband dies zukünftig plant, also zur Gruppe der Interessierten zählen müsste, aber an diesem Tag aus einem anderen Grund die Praxis aufsuchte. Um das hinter dem paradoxen Antwortverhalten vermutete „Bias" sozialer Erwünschtheit möglichst zu vermeiden, wurde das Vorliegen des Wunsches nach einem ästhetischen Eingriff über einen Umweg erhoben. Es wurden zwei Fragen gestellt, bei denen es vordergründig darum ging, ob die Patienten bereit seien, für eine ärztliche Leistung Geld zu sparen. Die eine Frage beinhaltete eine Vorsorgeuntersuchung, in der anderen ging es um einen ästhetischen Eingriff. Der erwartete Vorteil dieser Fragestellung liegt darin, dass nicht nach der Art der Behandlung gefragt wird und nicht diese beurteilt wird. Stattdessen wird der kognitive Fokus des Probanden auf seine Bereitschaft zu sparen gelenkt, die er nur ermitteln kann, wenn er den individuell empfundenen Nutzen der Behandlung bewertet. In dem erneuten Pretest erwies sich dieses Item, das sich bereits als Kriterium bei größeren ästhetischen Eingriffen bewährt hatte (Gimlin 2000), als für die Befragung geeignet.

Tabelle 7: Fragebogenentwicklung MFFS: Zuordnung von Motiven, Items, Konstrukten und Inventaren

Motiv	Items	Validierung durch qualitative Studie	Theoretisches Konstrukt	Inventare mit ähnlichen Items
Aussehen	3		Attraktivität, Body Image	
Biografie	2	Biografische Ereignisse	Biografie und Sozialisation	
Lebensqualität	7	Wohlbefinden	Wohlbefinden und Lebensqualität	SF-36, SEL
Medieneinfluss	2		Medialer Druck	SATEQ, SATEQ-3
Selbstdarstellung	6	Selbstdarstellung	Impression Management	Impression Mmgt.-Skala, ASI
Sozialer Druck	6	Sozialer Druck	Sozialer Druck	ASI

Beschreibungen zu den angeführten Inventaren finden sich jeweils bei: **ASI** (Cash und Labarge 1996), **Impression Management Skala** (Mummendey und Eifler 1995), **SATEQ** (Heinberg et al. 1995), **SEL** (Averbeck et al. 1997), **SF-36** (Bullinger et al. 1998).

Alle Items wurden eindimensional formuliert, damit sie von den Probanden anhand einer fünfstufigen Likert-Skala, von (1) trifft stark zu, (2) trifft etwas zu, (3) trifft weder-noch zu, (4)

trifft kaum zu bis (5) trifft gar nicht zu, beantwortet werden konnten (Schumann 2011). Die Entscheidung für eine ordinale Skalierung mit Mittelkategorie wurde getroffen, weil auch die Mittelposition als Antwort denkbar ist und ihr Ausschluss zu Verzerrungen der Ergebnisse führen könnte (Schumann 2011). Zudem wurde bei den Fragen auf einfache, eindeutige, kurze und konkrete Formulierungen geachtet (Schumann 2011).

Aus Gründen der Ökonomie konnten nicht noch weitere Fragen in den Fragebogen aufgenommen werden, auch wenn es wünschenswert gewesen wäre. Insgesamt mussten die Patienten 42 Fragen beantworten, was meistens innerhalb von zehn Minuten gut zu erledigen war und nicht länger dauerte, als für die normale Wartezeit im Wartezimmer eingeplant wurde.

Der Stichprobenumfang hat einen hohen Einfluss auf die Güte der Ergebnisse (Weiß 2005). Die Fallzahl soll so gewählt werden, dass ein tatsächlich vorhandener Effekt mit einer hohen Wahrscheinlichkeit als statistisch signifikant erkannt werden kann (Röhrig et al. 2010). Deshalb ist vorgesehen, den Stichprobenumfang mit der Software G*Power® (Faul et al., 2007 und 2009) zu berechnen, statt der gängigen Faustregel zu folgen, nach der die Stichprobe mindestens der dreifachen Anzahl der Variablen entsprechen soll (Backhaus et al. 2003). Weil keine Vergleichsstudien zur Verfügung stehen, wird für die Regression eine mittlere Effektstärke erwartet, die als Basis der Berechnung dienen wird. Der MFFS ist im Anhang des Buchs enthalten.

4.2.2 Fragebögen zur Erfassung der Lebensqualität und des Wohlbefindens

Zur Erfassung der Lebensqualität stehen allgemeine (generische) und gesundheitsspezifische Fragebögen zur Verfügung. Der Vorteil generischer Instrumente (z.B.: Nottingham Health Profile, SEL – Skalen zur Erfassung der Lebensqualität, SF-36) liegt darin, dass sie krankheitsübergreifende Vergleiche sowie Vergleiche zu „gesunden" Menschen erlauben (Radtke und Augustin 2008). Diese aus forschungsökonomischen Aspekten vereinfachenden Erhebungsverfahren liegen in Form selbst auszufüllender Fragebögen (Inventare) vor (Moock et al. 2005).

Anspruchsvolle Fragebögen sind multidimensional (Augustin et al. 2004) und bestehen aus vielen einzelnen Aussagen (Items), die sich über mehrere Bereiche der Lebensqualität erstrecken, deren jeweiliger Mittelwert (Score) auf einer Skala dargestellt wird.

Gegenüber diesen eben geschilderten allgemeinen Instrumenten besteht der Vorteil von krankheitsspezifischen oder symptomspezifischen Fragebögen in ihrer höheren Sensitivität (Radtke und Augustin 2008). Dem steht der Nachteil mangelnden Übertragbarkeit gegenüber. Ideal wäre eine kombinierte Verwendung von allgemeinen und symptomspezifischen Fragebögen zur Lebensqualität, sofern derartige Inventare vorhanden sind, die die geforderten Gütekriterien erfüllen.

Doch trotz vieler existierender Instrumente scheiden die meisten davon in Bezug auf ästhetische Eingriffe aus, da sie den „appearance-altering effect of cosmetic surgery" unterschätzen und nicht sensitiv genug sind, wie Linter et al. (2008) nach einem umfangreichen Review ästhetischer Studien erkennen. Deshalb werden im Anschluss an die Darstellung der bekanntesten allgemeinen Fragebögen zur Messung der gesundheitsbezogenen Lebensqualität auch die symptomspezifischen Fragebögen aus der Dermatologie und Ästhetik dahin gehend überprüft, ob sie sich für die Untersuchung von minimal-invasiven ästhetischen Eingriffe eignen. Für die Auswahl gilt, dass sie valide, reliabel und standardisiert sein müssen, um die Lebensqualität zuverlässig zu erfassen (Augustin et al. 1999; Cano et al. 2009).

4.2.2.1 Short-form Health Survey (SF-36)

Der SF-36, ein international anerkanntes valides Standardverfahren zur Erfassung der Lebensqualität (Bullinger et al. 1998), verdichtet 36 Items zu einer körperlichen und einer psychischen Summenskala. Letztere erfasst sowohl das psychische Befinden als auch soziale Beziehungen. Seine besondere Stärke ist vor allem seine langjährige weite Verbreitung in wissenschaftlichen Studien zur Lebensqualität (Bullinger et al. 2003); zudem existiert er in zwei Kurzformen (Jenkinson und Layte 1997), die sich vor allem für kürzere Messintervalle von vier Wochen und einer Woche bis zu 24 Stunden eignen (Bullinger und Morfeld 2004).

4.2.2.2 Nottingham Health Profile (NHP)

Das NHP umfasst sechs Dimensionen mit insgesamt 38 Items, die als Momentaufnahme nur mit Ja oder Nein beantwortet werden können. Der NHP ist auf Reliabilität und Validität geprüft. Unter anderem liegen Korrelationen zum SF-36 vor. Als Normpopulation können die Daten von Bewohnern einer norddeutschen Stadt herangezogen werden (Gunzelmann 2003).

4.2.2.3 Skalen zur Erfassung der Lebensqualität (SEL)

Der mehrdimensionale SEL liegt als Lang- (68 Items) und Kurzform (26 Items) vor. Die Korrelation als Grad der Übereinstimmung beider Bögen wird mit r=.92 bis r=.95 angegeben (Averbeck et al. 1997), was sehr hoch ist, und gestattet, aus Gründen der Ökonomie die Kurzversion für die geplante Untersuchung in Betracht zu ziehen.

Tabelle 8: SEL; Aufbau des Fragebogen SEL in der Kurzform in Anlehnung an Averbeck (1997)

Skalenwerte und Items	Items	Bereichswerte	Items	Gesamtwert
Aktuelle Stimmung	4 Items	Kognitiv-emotionale Befindlichkeit	13 Items	SEL-Gesamtwert der Lebensqualität
(kurzfristige zeitliche Dimension)				
Grundstimmung	6 Items			
(mittelfristige zeitliche Dimension)				
Lebensorientierung/-einstellung	3 Items			
(langfristige zeitliche Dimension)				
Objektive körperliche Beschwerden	6 Items	Körperliche Verfassung	9 Items	
(mittelfristige zeitliche Dimension)				
Subjektive körperliche Verfassung	3 Items			
(mittelfristige zeitliche Dimension)				
Subjektives soziales Umfeld	4 Items	Soziale Integration	4 Items	
(mittelfristige zeitliche Dimension)				
Körperqualität	1 Item			
Lebensqualität	1 Item			

Die sieben Skalen bilden verschiedene Dimensionen ab und werden zu zwei bzw. drei Bereichswerten addiert, deren Summe den Gesamtwert der Lebensqualität (SEL) ergibt (Averbeck et al. 1997). Die beiden separaten Items zur Körper- und Lebensqualität dienen zur Absicherung der errechneten Ergebnisse.

Der modulare Aufbau des SEL macht es möglich, eine Auswahl an Skalen vorzugeben, wie etwa den kognitiv-emotionalen Bereich mit Subskalen zu Stimmung, Grundstimmung und Lebensorientierung, und diese Komponenten der Lebensqualität einzeln auszuwerten (Averbeck et al. 1997).

Der valide Fragebogen erlaubt den Vergleich mit klinisch unauffälligen Erwachsenen und eignet sich zur Verlaufs- und Erfolgskontrolle bei z.B. medizinischen oder psychologischen Behandlungen. Die Reliabilität des Gesamtfragebogens geben die Autoren mit .89 bis .97 (Cronbach's α) an (Averbeck 2003). Für die Beantwortung der gut verständlichen Fragen werden 5-10 Minuten veranschlagt.

4.2.2.4 Beurteilung der Inventare zur Erfassung der allgemeinen Lebensqualität

Alle vorgestellten Inventare erscheinen im Hinblick auf die geplante Untersuchung grundsätzlich geeignet zu sein, alle wurden bereits im Kontext ästhetischer Eingriffe genutzt. Da ihre Verwendung jedoch hauptsächlich in Bezug auf plastisch-chirurgische Operationen erfolgte, bestehen Zweifel, ob ihre Sensitivität in Bezug auf minimal-invasive ästhetische Eingriffe ausreicht (Cano et al. 2009). Diese Einschränkung betrifft vor allem den weniger auf psychische und soziale Belange eingehenden SF-36, gilt aber auch für NHP und SEL.

Bislang erwies sich nur der SEL in einer Studie, wenn auch in stark abgewandelter Form (Spies 2005), als ausreichend sensitiv bei der Messung der Lebensqualität nach minimal-invasiven ästhetischen Eingriffen. Da er auch alle geforderten wissenschaftlichen Kriterien erfüllt, wird er in der geplanten Studie eingesetzt.

4.2.2.5 Dermatologische Fragebögen zur Messung der symptombezogenen Lebensqualität

Um einen Fragebogen mit noch höherer Veränderungssensitivität anzuwenden, wäre eine ergänzende Messung der Lebensqualität mit einem symptombezogenen Inventar im Sinne der „disease-specific quality of life" nötig (Augustin et al. 2004). Weil minimal-invasive ästhetische Eingriffe ihre Wirkung vor allem auf der Haut entfalten, bieten sich hierfür eventuell dermatologische Fragebögen zur Erfassung der Lebensqualität als Ergänzung an. Auf Basis der Übersichten von Lewis und Finlay (2004), Radtke und Augustin (2008) sowie Kupfer et al. (2006) wurden sämtliche Fragebögen untersucht, die einerseits die gestellten Gütekriterien erfüllen, aber auch in Bezug darauf, ob sie für die Forschungsfragen relevant sind, also z.B. auch nach der Zufriedenheit mit dem Aussehen fragen.

Fast alle dieser Instrumente wurden speziell für Hautkrankheiten entwickelt, bei denen es aufgrund der Erkrankung zu physisch wie auch psychisch starken Beeinträchtigungen kommt, wie z.B. bei Psoriasis oder Neurodermitis (Wiedl 2009). Deshalb wird in den

Fragebögen meist mehrfach explizit nach „Hautkrankheiten" gefragt, was zu Verwirrung bei den Probanden der geplanten Studie führen könnte, die sich ausschließlich ästhetisch behandeln lassen wollen. Deshalb kommen die ansonsten sehr geläufigen Inventare, wie der „Dermatology Life Quality Index" (DLQI) (Lewis und Finlay 2004), „Skindex" (Chren et al. 1996) und das „Deutsche Instrument zur Erfassung der Lebensqualität bei Hauterkrankungen" (DIELH) (Schäfer 2006), nicht zur Anwendung.

Die einzige Ausnahme hiervon ist das „Freiburger Life Quality Assessment – Lebensqualität, Haut, Kosmetik" (FLQA-k) (Augustin et al. 1999, Augustin und Zoschke 2006). Es wurde speziell für Indikationen aus dem Bereich der minimal-invasiven ästhetischen Medizin als krankheitsspezifisches Lebensqualitäts-Inventar ausgearbeitet und ist Teil des modularen FLQA-Systems, das für die Dermatologie entwickelt wurde. Erhoben werden die Einstellungen zum eigenen Körper und zur Ästhetik sowie zur Zufriedenheit mit der Behandlung. Zusammen mit dem FLQA-b wird die Lebensqualität gemessen (Augustin und Zschocke 2006). In der einzigen hierzu publizierten Studie (Sommer et al. 2003) wird jedoch nicht über eine Veränderung der Lebensqualität berichtet. Der noch recht neue interessante Fragebogen erfüllt jedoch wegen mangelnder Validität nicht die an die Inventare geforderten Kriterien und wird deshalb nicht eingesetzt.

4.2.2.6 Der Fragebogen SWLS zur Erhebung der Lebenszufriedenheit

Zu den Ausprägungsformen des subjektiven Wohlbefindens zählt auch die allgemeine Lebenszufriedenheit (engl. "life satisfaction") (Diener et al. 1999). Um diese zu erfassen, entwickelten Diener et al. (1985) die Satisfaction with Life Scale (SWLS), bei der mehrere Globalurteile zur Lebenszufriedenheit abgefragt werden, statt eine Summe spezieller Teilbereiche des Wohlbefindens zu erheben, wie es bei der Lebensqualitätsforschung der Fall ist. Entstanden ist ein eindimensionales Selbstbeurteilungsinstrument zur Erfassung der globalen Lebenszufriedenheit. Hierfür müssen fünf Items auf einer siebenstufigen Ratingscala beantwortet werden, die zu einem Summenscore addiert werden (Schumacher 2003). Der SWLS gilt als objektiv, reliabel (Cronbach's α = .087) und valide. Für die deutschen Version liegt inzwischen auch eine Normpopulation vor (Glaesmer et al. 2011).

Der SWLS soll ergänzend zum SEL (Messung der Lebensqualität) und RSES (Messung des Selbstwerts) eingesetzt werden, um zu testen, ob sich aufgrund der minimal-invasiven ästhetischen Eingriffe eine Veränderung der Lebenszufriedenheit abzeichnet. Dies könnte zudem die Validität der Untersuchung steigern, ohne die Ökonomik dadurch zu schwächen.

4.2.2.7 Der Fragebogen ZUF-8 zur Messung der Patientenzufriedenheit

Der Einfluss der Behandlung auf die Lebensqualität oder das Wohlbefinden kann auch davon beeinflusst werden, wie zufrieden der Patient mit der Behandlung selbst ist. Um eine Aussage hierüber zu treffen, soll die Zufriedenheit mit der Behandlung gesondert erfasst werden, zumal die Patientenzufriedenheit ein Ziel medizinisch indizierter Eingriffe ist (Carruthers et al. 2007). Das einzige im deutschsprachigen Raum methodisch abgesicherte und verbreitete Instrument ist der ZUF-8 (Kriz et al. 2008), der von Schmidt et al. (1989) entwickelt wurde. Bei diesem eindimensionalen Selbstbeurteilungsverfahren, das für den Klinikaufenthalt entwickelt wurde, wird über acht Items anhand von vier Antwortstufen die generelle Zufriedenheit mit der erhaltenen Behandlung erfasst (Schmidt und Wittmann 2002). Der valide Fragebogen ist reliabel (Cronbach's $\alpha = .90$), und es liegt eine Normstichprobe für Deutschland vor (Kriz et al. 2008).

Wegen seiner Verbreitung soll der Bogen für die geplante Untersuchung verwendet werden, auch wenn er primär für den stationären Aufenthalt konzipiert worden ist und daher nur eingeschränkt auf ambulante Eingriffe übertragen werden kann. Für die Übertragung müssen zumindest in drei Fragen (3, 4 und 8) das Wort „Klinik" durch „Praxis" ersetzt und in Frage 6 der Zusatz nach der Problembewältigung ausgelassen werden.

4.2.2.8 Der Fragebogen Bf-S zur Erfassung der Befindlichkeit

Wie eingangs erläutert, bestehen Zweifel, ob die vorliegenden Inventare eine ausreichend hohe Sensitivität aufweisen, um den Effekt von minimal-invasiven ästhetischen Eingriffen auf die Lebensqualität und Zufriedenheit im Sinne des Wohlbefindens zu messen. Weil ein enger Zusammenhang zwischen der Lebensqualität und der Befindlichkeit besteht (Maderthaner 1997), ist es denkbar, über die Befindlichkeit eine sensitivere Messung durchzuführen. Denn unter Befindlichkeit wird die subjektive Beschreibung des momentanen Erlebens einer Person verstanden. Sie kann somit mit kurzfristigem affektivem Wohlbefinden gleichgesetzt werden (Becker 1994). Mit der Erhebung der sehr aktuellen und zeitlich nicht stabilen Befindlichkeit würde eine von etlichen Forschern als Bias erkannte Tendenz in der Messung von Lebensqualität berücksichtigt, die sich aufgrund der verschiedenen zeitlichen Dimensionen einzelner Faktoren der Lebensqualität ergibt (Kahneman et al. 2004).

Für die Messung der Befindlichkeit stehen etliche Inventare wie der Befindlichkeitsfragebogen (BF), die Befindlichkeitsskalen zur Messung von aktueller Stimmung und Grundgestimmtheit (BFS), die Basler Befindlichkeitsskala (BBS), die Befindlichkeits-Skala (Bf-S), der Mehrdimensionale Befindlichkeitsfragebogen (MDBF) und andere zur Verfügung, die in den Übersichten von (Mayring 1994) und (Schumacher et al. 2003b) beschrieben sind.

Die Inventare sind insgesamt sehr ähnlich aufgebaut und ähneln der Befindlichkeitsskala (Bf-S), die hier ausführlicher dargestellt wird, weil sie für die geplante Untersuchung am besten geeignet erscheint.

Die Befindlichkeitsskala (Bf-S) ist ein in Deutschland und anderen Ländern anerkanntes und weit verbreitetes Selbstbeurteilungsverfahren (Schwarze-Bindhardt 1987), das in der revidierten Fassung (Bf-SR) nach 35 Jahren sprachlich angepasst und an einer bevölkerungsrepräsentativen Stichprobe normiert (N=1.235) wurde (Zerrsen und Petermann 2011). Das aktuelle Befinden wird eindimensional anhand von 24 Itempaaren eingeschätzt, die aus jeweils zwei gegensätzlichen Eigenschaftswörtern bestehen und, wenn keiner der beiden Begriffe zutrifft, die Option „weder – noch" beinhalten. Diese Selbsteinschätzungen werden über Addition in einem Gesamtscore ausgedrückt (Schwarze-Bindhardt 1987), der zwischen maximalem Missbefinden und maximalem Wohlbefinden schwankt (Zerrsen 2003; Zerrsen und Petermann 2011). Der Bf-SR und seine Parallelform der Bf-SR' erfüllen die statistischen Gütekriterien an Objektivität, Reliabilität (Cronbach's $\alpha = .93$) und Validität (Zerrsen und Petermann 2011). Der Bogen eignet sich zur Bestimmung der Befindlichkeit in kürzeren Zeitintervallen (Zerrsen 2003) und arbeitet äußerst zeitökonomisch (Zerrsen und Petermann 2011). Zur Vermeidung von itembedingten Verzerrungen empfehlen die Autoren des Inventars die Verwendung von nur einer der beiden Parallelformen im Rahmen von Längsschnittuntersuchungen (Zerrsen und Petermann 2011).

4.2.3 Rosenberg Self-Esteem-Scale (RSES) zur Erfassung des Selbstwerts

Wie gezeigt, gibt es etliche theoretische Erklärungen, dass sich ästhetische Eingriffe positiv auf den Selbstwert auswirken können. Dies soll empirisch überprüft werden. Um einen möglichst geringen Einfluss anderer Größen auf die Messung des Selbstwerts zu haben, wird angestrebt, diesen mit einem separaten, eigens für diesen Zweck entwickelten und standardisierten Fragebogen zu erheben.

Die Messung von Selbstwert (engl. "self-esteem") beinhaltet die konzeptionelle Schwierigkeit der exakten Abbildung dieses komplexen multidimensionalen Persönlichkeitskonzepts. Zur Erfassung des Selbstwerts haben Robinson et al. (1991) den Rosenberg Self-Esteem Scale als geeignetes Instrument identifiziert und vorgeschlagen.

Diese international weit verbreitete Rosenberg-Skala (Rosenberg 1965) gilt als Standard für die Messung des allgemeinen Selbstwertgefühls über den Weg der Selbstbefragung (Rudolph 2009). Der RSES besteht aus zehn Items, die anhand einer fünfstufigen Skala von 0 „trifft gar nicht zu" bis 5 „trifft voll und ganz zu" beantwortet werden. Fünf der Items sind positiv und fünf negativ kodiert. Nach erfolgter Umkodierung der negativen Items wird ein eindimensionaler Summenwert des globalen Selbstwerts (Collani und Herzberg 2003b) errechnet. Je höher dieser Summenwert ist, desto höher ist der Selbstwert der Person,. Seit 1996 liegt der valide RSES in einer deutschen Version vor (Ferring und Filipp 1996). Für die geplante Untersuchung soll die revidierte Fassung von Collani und Herzberg (2003a) eingesetzt werden. Die Realibilität geben die Autoren für die erste Normpopulation mit .84 und für die zweite mit .85 an (jeweils Cronbach's α) (Collani und Herzberg 2003a).

Wegen der sprachlichen Einfachheit, Ökonomie, psychometrischen Güte und internationalen Vergleichbarkeit (Collani und Herzberg 2003b) soll die Rosenberg-Skala genutzt werden, auch wenn sie kein Item zum Einfluss des äußeren Erscheinungsbildes besitzt, was für die geplante Untersuchung wünschenswert wäre. Der englische Begriff "self-esteem" wird wörtlich mit Selbstwert übersetzt und entspricht dem Begriff Selbstwertgefühl.

4.2.4 Der Fragebogen SAS zur Erfassung des Körperbildes

Das Körperbild (engl. „body-image") beschreibt die Repräsentanz der Teile und Grenzen des Körpers in der Wahrnehmung einer Person (Strauß und Hertha 1995). Wie in Kapitel 2.5.2 erklärt schließt das Körperbild als multidimensionales Konstrukt Gedanken, Gefühle und Einstellung zum eigenen Körper ein (Botta 2003), die zum Wunsch nach Veränderungen des Aussehens führen können und in deren Folge wiederum auch die Lebensqualität betroffen sein kann (Pruzinsky und Cash 2002). Den Forschungsschwerpunkt der hierfür entwickelten

Inventare bilden Essstörungen. Insbesondere zur Untersuchung der Magersucht wurden „disease-specific quality of life"-Inventare entwickelt, um Erkenntnisse darüber bereitzustellen, welche Einstellung die Menschen zu ihrem Körper (Körperbild) und ihrem Aussehen haben (Strauß und Hertha 1995). Wegen dieser Fokussierung auf den gesamten Körper und der darin enthaltenen Ausrichtung auf das Körpergewicht werden bekannte Inventare wie der „ Fragebogen zum Körperbild" (FKB-20) (Löwe 2006) oder der „Fragebogen zur Beurteilung des eigenen Körpers" (FBeK) (Strauß und Hertha 1995; Strauß 2006) nicht eingesetzt, da sie das Gesicht nicht ausreichend repräsentieren und Auswertungen für einzelne Körperpartien nicht möglich sind. Lediglich der sehr kurze Salisbury Appearance Scale (SAS), der das Zutrauen der Patienten in ihre eigene Erscheinung sowie die Belastung durch äußere, sichtbare Irritationen wie Falten skaliert (Cole et al. 2008), wurde für minimal-invasive Behandlungsursachen konzipiert. Da er aus nur drei Items besteht, wird er trotz unzureichender Gütekriterien ergänzend in die Befragung aufgenommen. Hierzu musste der Fragebögen übersetzt werden, was von drei Übersetzungsbüros durchgeführt wurde. Die deutschen Übersetzungen wurden anschließend von einer Engländerin rückübersetzt, die beide Sprachen fließend spricht. Das Ergebnis wurde abschließend mit fünf Personen auf Verständlichkeit überprüft.

5 Methode

Zur Beantwortung der Hypothesen und Forschungsfragen werden unterschiedliche wissenschaftliche Methoden in Abhängigkeit vom jeweiligen Erkenntnisziel und von den wenigen vorliegenden Studien zum Einsatz gebracht und qualitative mit quantitativen Verfahren verbunden. Ein solches umfangreiches Vorgehen wird als Triangulation oder auch „Mixed-Methodologies" bezeichnet (Mayring 2005) und hat sich bei psychologischen Fragestellungen etabliert (Eid et al. 2010).

Um zunächst zu einer Aussage über die Motive hinter minimal-invasiven ästhetischen Eingriffen zu gelangen, ist es notwendig, im ersten Schritt eine explorative Studie (Mayring 2007) mit einem qualitativen Verfahren anzuwenden. Denn bei der Frage nach diesen Motiven geht es zunächst einmal darum, ein Vorverständnis über den Untersuchungsgegenstand zu gewinnen, auf dessen Basis anschließend exakte Aussagen über die soziale Wirklichkeit getätigt werden können (Lamnek 2008), die bislang fehlen.

Auf Grundlage dieser Erkenntnisse soll der mathematisch quantifizierte Einfluss verschiedener so ermittelter Motivationsfaktoren auf den Wunsch nach einer minimal-invasiven ästhetischen Behandlung dargestellt werden. Hierzu muss das verbal gewonnene Material in Zahlen übertragen werden. Das Ziel dieser in der Motivationsforschung häufig genutzten Strategie ist es, zuerst die unmittelbaren Variablen zu identifizieren und anschließend die mathematischen Beziehungen zwischen diesen Variablen zu spezifizieren, um danach mit quantitativen Methoden wie der Faktoren- und Regressionsanalyse ein Modell zu berechnen (Weiner 1994). Dieses Modell kann auf statistische Signifikanz geprüft werden. Damit erlaubt es eine Aussage drüber, welche Motivationsfaktoren tatsächlich den Wunsch nach einem minimal-invasiven ästhetischen Eingriff begünstigen.

Zusätzlich soll die Wirkungsweise minimal-invasiver ästhetischer Eingriffe auf die aus Sicht der Gesundheitswissenschaften interessanten Endpunkte Wohlbefinden und Selbstwertgefühl bestimmt werden. In diesem Schritt werden die Hypothesen mit quantitativen Methoden überprüft, um statistisch abzusichern, ob minimal-invasive ästhetische Eingriffe einen Einfluss auf die Lebensqualität bzw. das Wohlbefinden und das Selbstwertgefühl haben oder nicht.

5.1 Die qualitative Studie zu den Motiven hinter minimal-invasiven ästhetischen Eingriffen mit der Methode GABEK und WinRelan

Die qualitative Sozialforschung zielt weniger auf die Quantifizierung von Beobachtungen als vielmehr auf die Interpretation verbaler Materialien ab (Bortz und Döring 2009), um beispielsweise aus den individuellen Einstellungen verschiedener Personen eine übergreifende Aussage treffen zu können. Ein Verfahren, um solches Datenmaterial methodisch nachvollziehbar und den Gütekriterien entsprechend auszuwerten, stellt GABEK® (Ganzheitliche Bewältigung von Komplexität) von Josef Zelger (Zelger und Maier 1999) dar. Ein zentrales Element dieser Methode ist es, komplexe linguistische Beziehungen in einem flexiblen System derart zu reduzieren, dass auch große Datenmengen veranschaulicht werden, ohne dabei einzelne Informationen zu verlieren. Dies wird möglich, weil die Methode GABEK auf der Basis von philosophischen Konzepten des Verstehens, Erklärens, Lernens und der Gestaltwahrnehmung entwickelt worden ist. Hierin unterscheidet sich GABEK von anderen Ansätzen (Kosubek und Meißner 2000). Die Wahrnehmung von Gestalten wird von Zelger auf die Sprache übertragen. Machbar ist dies, weil der Mensch sprachliche Äußerungen nicht über isolierte Worte versteht, sondern erst durch zusammenhängende sprachliche Komplexe, die eine sprachliche Gestalt im Sinne eines Beziehungsgefüges zwischen Aussagen darstellen. Sind diese sprachlichen Gestalten sinnhaltig und verständlich (Zelger 1999), dann können sie mittels der Methode GABEK sehr anschaulich in Form von optischen Strukturen wiedergegeben werden. Dadurch wird der subjektive Interpretationsspielraum eingeschränkt und dafür gesorgt, dass auch unterschiedliche Forscher zu sehr ähnlichen Ergebnissen kommen. In diesen Strukturen bilden besonders wichtige Begriffe jene Knotenpunkte, die eine Verbindung zu anderen Aussagen aufzeigen und so die Gesamtgestalt einer sinnvollen gedanklichen Einheit annehmen. Auf diesem Weg lassen sich ungeordneten Meinungen, Werte, Motive, Wünsche und Ziele (Zelger und Maier 1999) analysieren, verarbeiten und visuell darstellen (Zelger 2009). Die Auswertung erfolgt über die von dem Autor der GABEK-Methode entwickelte Software WinRelan® (Windows-Relationen-Analyse), die in seinem Handbuch ausführlich erklärt wird (Zelger 2000a). Die wichtigsten Merkmale der Methode GABEK lassen sich aus nachfolgender Darstellung (Tabelle 9) tabellarisch entnehmen:

Tabelle 9: Qualitative Forschungsmethode GABEK und WinRelan in der Übersicht (nach Raich)

Zugrundliegendes Paradigma	Forschungsfragen	Datenquellen	Auswertung
Theorie sprachlicher Gestalten als Beziehungsgefüge zwischen Sinnesinhalten und Aussagen.	Fragen nach: - Einstellungen - Motiven - Werten - Erfahrungen - Wünschen - Zielen	Verbalisierte sprachliche Informationen in mündlicher und schriftlicher Form.	- Gestaltenbaum - Bewertungsliste - Kausalliste - Kausalnetzgrafik - Relevanzliste - Netzwerkgrafik - Projektvergleich

Das Verfahren setzt, wie aus der Spalte „Datenquellen" ersichtlich, keine persönlichen, mündlichen Interviews voraus, sondern kann auch über schriftliche Befragungen erfolgen, sofern diese offen gestaltet sind (Zelger 2000a).

5.1.1 Auswertung mit GABEK

Die Methode GABEK bietet eine Reihe unterschiedlicher Auswertungsmöglichkeiten an, die in Tabelle 9 aufgezeigt worden sind. Die gesamte Auswertung erfolgt über die Software WinRelan und erlaubt es über die verschiedenen Auswertungsschritte die verbalen Daten so zu strukturieren, dass ihre Interpretation mit einem hohen Maß an wissenschaftlicher Güte erfolgen kann. Diese verschiedenen Auswertungsschritte ergänzen sich und helfen die Aussagen abzusichern. Ihre Funktion und ihr jeweiliger Erklärungsbeitrag werden nachfolgend kurz dargestellt.

5.1.2 Gestaltenbaum

Um ein besseres Verständnis der erhobenen Gesamtsituation zu ermöglichen, werden sprachliche Gestalten über die Software in Form eines verästelten Gestaltenbaums erzeugt. Dazu werden einzelne Aussagen, die inhaltlich zusammenhängen, zu sinnvollen Gruppen zusammengefasst. Aus diesen Gruppen (Gestalten) werden anschließend erneut Textgruppen (Hypergestalten) auf einer höheren Ebene gebildet. Für jede Gruppe gilt, dass die Texte nicht zu ähnlich oder redundant sein dürfen. In den Zusammenfassungen

(Hyperhypergestalten) sollen jene Themen vorkommen, die über Schlüsselbegriffe mehrfach enthalten sind. So entsteht eine systematische Hierarchie der Grundaussagen, mit deren Hilfe man einen schnellen Überblick über den thematischen Kontext des qualitativ erhobenen Ausgangsmaterials erhält.

5.1.3 Bewertungslisten

Ob ein Begriff eine wichtige Rolle im Kontext der Untersuchung spielt, hängt nicht nur davon ab, ob er häufiger als andere vorkommt, sondern auch davon, welche Bedeutung er hat. Eine Möglichkeit, dies zu bestimmen, ist zu untersuchen, ob und wie ein Begriff von den Befragten bewertet wurde. Bewertungen sind positive oder negative Assoziationen, die sich aus dem Kontext der Aussage ergeben. Ihre manuelle Erfassung durch den Auswerter selbst stellt einen der wesentlichen Vorteile der Methode GABEK im Vergleich zu automatischen Computerauswertungen dar. Das gilt auch vor dem Hintergrund, dass damit ein erheblich größerer Arbeitsaufwand für den Forscher verbunden ist.

Das resultierende Bewertungsprofil listet alle bewerteten Begriffe nach der Häufigkeit der Bewertungen auf. So lässt sich ergänzend zum Gestaltenbaum schnell erkennen, was von den Befragten gewünscht (positiv bewertet) oder eher unerwünscht (negativ bewertet) ist und welche Begriffe für die Befragten anhand der Häufigkeit ihrer Bewertung eine besonders wichtige Position einnehmen.

5.1.4 Kausallisten

Ergänzend zu den Bewertungen einzelner Begriffe ist es hilfreich zu wissen, ob und wie einzelne Themen beeinflusst werden. Denn nur so wird sichtbar, welche Faktoren einen Einfluss auf bestimmte Zielgrößen haben. Um diese Wirkungszusammenhänge zu erkennen, trifft der Forscher auf Basis der Originaltexte, wieder manuell, Kausalannahmen.

Mit Hilfe dieser Auswertung lässt sich herausarbeiten, welche Variablen verändert werden müssen, um eine Verbesserung oder Verschlechterung des Zielzustandes zu erreichen – aber auch, ob damit eventuell unerwünschte Nebenwirkungen verbunden sein könnten. Mit den so erzeugten Kausallisten liefert GABEK Ansatzpunkte für eine praktische Umsetzung der qualitativen Erhebung in konkrete Maßnahmen. Zudem werden die Ergebnisse der Kausalbewertung genutzt, um diejenigen Begriffe bzw. Themen zu identifizieren, die von besonderer Bedeutung sind. Denn Begriffe, die viele Kausalbeziehungen aufweisen, haben ein höheres Gewicht.

5.1.5 Kausalnetzgrafiken

Zur gezielten Analyse besonderer Fragestellung bietet die Software die Möglichkeit, Kausalnetzgrafiken zu erzeugen. Dabei handelt es sich um eine grafische Umsetzung der Kausallisten in optisch besser erfassbare Netze kausaler Verbindungen. Die jeweils interessierende Variable wird in das Zentrum eines Netzwerkes von nach Bedeutung gewichteten Assoziationen gestellt. So lässt sich, unterstützt durch eine farbliche Kodierung der saldierten Kausalstruktur (grün = günstig, rot = ungünstig, schwarz = sowohl als auch), schnell erkennen, welche Folgen bzw. welche Wirkung einzelne Aspekte auf die Variable haben (Pfeil = verstärken, Kreis = reduzierend). Durch Vorgabe von Filtern kann die Kausalnetzgrafik übersichtlich auf jene Faktoren reduziert werden, die von besonderer Relevanz sind.

5.1.6 Relevanzliste

Die Relevanz eines Begriffs zeigt an, wie wichtig er insgesamt für die Interviewten ist. Sie ergibt sich als Kombination der drei schon erklärten Auswertungselemente: der Hierarchie im Gestaltenbaum, der Anzahl der Bewertungen und der Anzahl der Kausalbeziehungen. Auch wenn die Grenzen fließend sind, lässt sich aus der so erzeugten Relevanzliste unmittelbar und gut erkennen, welche Themen im Rahmen der Untersuchung von übergeordneter Bedeutung sind und sich für eine tiefergehende Interpretation eignen.

5.1.7 Netzwerkgrafik

Die Netzwerkgrafik zeigt, unabhängig von der Relevanzliste, Verbindungen zwischen verschiedenen Begriffen. Hierin fließen nur Beziehungen, nicht aber Bewertungen ein. Mit dieser Auswertungsmöglichkeit wird dem Forscher die Möglichkeit geboten, einen schnellen Überblick zu gewinnen und auch Felder zu untersuchen, die keine hohe Relevanz in der Auswertung haben, aber eventuell neue, noch unentdeckte Zusammenhänge andeuten. Zudem eignet sich die Netzwerkgrafik sehr gut, um Verbindungen zwischen zusammenhängenden Themen transparent darzustellen.

5.2 Die quantitative Querschnittstudie zu den Motiven hinter minimal-invasiven ästhetischen Eingriffen

Zu den Zielen vorliegender Untersuchung gehört nicht nur, auf qualitativer Ebene zu erkennen, welche Motive den Wunsch nach minimal-invasiven ästhetischen Eingriffen auslösen können, sondern auch, den Einfluss der einzelnen Motivationsfaktoren auf quantitativer Ebene zu überprüfen. Es kann davon ausgegangen werden, dass der Wunsch nach einem minimal-invasiven ästhetischen Eingriff nicht nur von einem einzigen Motiv getragen wird, denn in den Sozialwissenschaften sind in der Regel zur Erklärung menschlicher Verhaltensweisen oder sozialer Phänomene eine Vielzahl von Einflussfaktoren (Variablen) zu berücksichtigen (Backhaus 1990).

Die Identifikation der verschiedenen Motive soll über die vorgeschaltete qualitative Studie erfolgen, die im vorangegangenen Kapitel vorgestellt worden ist. Ihre Ergebnisse stellen die Basis der zur Auswahl stehenden Motive dar. In die sich anschließende quantitative Studie aufgenommen werden hiervon jene, die auch von einem theoretischen Ansatz erklärt werden können. Anschließend soll mathematisch ermittelt werden, welche dieser Motive Einfluss darauf haben, dass jemand den Wunsch hegt, sich einem minimal-invasiven ästhetischen Eingriff zu unterziehen.

Für diese Berechnung eignet sich im ersten Schritt die Faktorenanalyse. Sie strukturiert die potentiellen Variablen hinsichtlich ihres Erklärungsbeitrages und bildet so aus den Variablen Motivationsfaktoren. Auf dieser Basis kann anschließend über den Weg der Regressionsanalyse errechnet werden, welcher dieser Faktoren einen signifikanten Einfluss auf den Wunsch nach einem minimal-invasiven ästhetischen Eingriff darstellt. Beide Methoden werden nachfolgend kurz erklärt.

5.2.1 Die Faktorenanalyse

Die Faktorenanalyse zählt zu den strukturentdeckenden multivariaten Verfahren, mit denen Beziehungszusammenhänge zwischen Variablen aufgedeckt werden können (Backhaus et al. 2011). Im Gegensatz zur Regressionsanalyse besteht die Aufgabe der Faktorenanalyse darin, aus einer Vielzahl von Variablen die voneinander unabhängigen herauszukristallisieren (Backhaus 1990) und diese auf einige wenige darunterliegende Faktoren zu reduzieren (Hair et al. 1987), die aus mehreren sehr ähnlichen Variablen bestehen (Bortz und Döring 2009).

Mit der Faktorenanalyse kann also untersucht werden, ob sich die einzelnen, auf einen Fragenkomplex erhaltenen Antworten durch wenige dahinterstehende latente Variablen, sogenannte Faktoren, erklären lassen (Rost 2007; Backhaus et al. 2011).

Die Darstellung der Faktorenanalyse beschränkt sich an dieser Stelle auf die im Rahmen der Studie notwendigen Schritte, wobei sie sich am allgemeinen Raster der Durchführung einer Faktorenanalyse orientiert: Zuerst müssen bestimmte Voraussetzungen überprüft und Entscheidungen bezüglich der geeigneten Methode getroffen werden. Anschließend erfolgt die Variablenauswahl, dann die Berechnung der Korrelationsmatrix, danach werden die Faktoren extrahiert und die Kommunalitäten bestimmt. Hieraus ergibt sich die Anzahl der Faktoren, die im letzten Schritt zu interpretieren sind. Im Folgenden werden die speziell für die Studie wichtigen Voraussetzungen und Entscheidungen genauer erklärt.

5.2.2 Variablenauswahl und methodische Voraussetzungen

Die Güte einer Faktorenanalyse hängt von der Qualität der Ausgangsdaten ab. Irrelevante Merkmale sind vorab auszusortieren und nur solche zu behalten, die für den Untersuchungsgegenstand relevant sind (Backhaus et al. 2003). Zudem sollen die Befragten einer möglichst homogenen Stichprobe entstammen (Backhaus et al. 2003), und die Stichprobe soll mindestens die dreifache Variablenanzahl umfassen (Backhaus et al. 2003); andere Autoren schlagen einen breiteren Korridor vor: „*The required variable to subject ratio lies between 1:5 and 1:10*" (Watson 2002).

Ob sich die Ausgangsdaten für eine Korrelationsanalyse eignen oder nicht, lässt sich anhand der Korrelationsmatrix beurteilen. Da diese bei einer hohen Anzahl von Variablen schwer überschaubar werden kann, bieten sich Berechnungsverfahren, wie das Kaiser-Meyer-Olkin-Kriterium (KMO-Kriterium) an. Für jede Variable wird eine Prüfgröße, der MSA-Wert (Measure of Sampling Adequacy), berechnet. Er zeigt an, in welchem Umfang die Ausgangsvariablen zusammengehören. Da er für jedes Item berechnet wird, lässt sich mit dem MSA-Wert sowohl für jede einzelne Variable als auch für die gesamte Korrelationsmatrix beurteilen, ob sie für die Faktorenanalyse geeignet ist (Backhaus et al. 2003). Das KMO-Kriterium ergibt sich durch die Aggregation der variablen spezifischen MSA-Werte und sollte größer als mindestens 0,6 sein (Weiber und Mühlhaus 2010). Trotz Kritik gilt das KMO-Kriterium als das beste zur Verfügung stehende Verfahren zur Prüfung der Korrelationsmatrix (Backhaus et al. 2003).

Der Barlett-Test auf Sphärizität prüft die Hypothese, dass die Variablen aus einer unkorrelierten Grundgesamtheit stammen, also dass alle Korrelationskoeffizienten zwischen den Variablen und der Grundgesamtheit null sind. Diese Nullhypothese sollte abgelehnt werden (Weiber und Mühlhaus 2010), wenn eine explorative Faktorenanalyse geplant ist.

5.2.3 Faktorenextraktion und -rotation

Die beiden gebräuchlichsten Verfahren zur Extraktion der Faktoren sind die Hauptkomponentenmethode und die Hauptachsenmethode. Sie unterscheiden sich im Wesentlichen darin, dass die Hauptkomponentenmethode versucht, möglichst viel Varianz zu erklären, und hierfür unterstellt, dass die beobachteten Variablen frei von Messfehlern sind, so dass die gesamte Varianz prinzipiell der wahren Varianz entspricht (Moosbrugger und Schermelleh-Engel 2012). Dabei nimmt sie keine kausale Interpretation der Daten vor (Backhaus et al. 2003). Die Hauptachsenmethode dagegen hat das Ziel, die Faktoren als latente Variablen zu interpretieren, um anhand der Korrelationen zwischen den Items (Schermelleh-Engel et al. 2012) die Ursachen für die hohen Ladungen der Variablen auf die Faktoren zu erkennen (Backhaus et al. 2003). Die Entscheidung, welche Methode geeignet ist, orientiert sich allein an Erkenntnisziel und Erkenntnisstand. In der vorliegenden Untersuchung geht es um die Identifikation von Gründen, die den Wunsch nach einem ästhetischen Eingriff wecken. Hierfür sind kausale Interpretationen der latenten Variablen erforderlich, und dafür eignet sich die Hauptachsenmethode.

Um die Faktoren zu extrahieren, werden sie so bestimmt, dass der erste Faktor den größten Anteil der gemeinsamen Varianz aller Variablen erklärt, der nächste Faktor den wiederum größten Anteil der verbleibenden Varianz, bis keine weiteren Faktoren hinzukommen. Um die Ergebnisse inhaltlich interpretieren zu können, müssen die Faktoren jedoch so lange rotiert werden, bis eine Struktur entsteht, bei der die Ladung der Variablen auf die Faktoren entweder sehr hoch, oder nahe bei null ist. Nur so lassen sich die Variablen klar den einzelnen Faktoren zuordnen (Werner 2009). Rotiert wird in Abhängigkeit von den Ausgangsdaten. Sind diese unkorreliert, kommen orthogonale Rotationen wie die Varimax-Rotation zur Anwendung. Sind die Daten jedoch korreliert, was bei psychologischen

Konstrukten häufig der Fall ist, würde orthogonalen Rotationen zu verzerrten Ergebnissen führen (Bandalos und Boehm-Kaufman 2009). In solchen Fällen kommen die komplexeren obliquen (schiefen) Rotationen zum Einsatz, bei der die Faktorachsen jede Position im Faktorraum einnehmen können (Kline 1994). Zu den gängigsten dieser Methoden zählt die Promax-Rotation (Fayers und Machin 2007).

5.2.4 Explorative und konfirmatorische Faktorenanalyse

Je nach Forschungsfrage ist eine explorative (EFA) oder eine konfirmatorische Faktorennalyse (KFA) angemessen (Ruprecht 1998). Beide verwenden ähnliche Schätzwertmethoden, sind jedoch dahin gehend grundlegend verschieden, dass bei der konfirmatorischen Faktorenanalyse die Anzahl der Faktoren a priori durch den Anwender festgelegt wird, während die explorative Faktorenanalyse keine derartigen Annahmen benötigt und sie sich daher eher zur Generierung von Hypothesen eignet (Weiber und Mühlhaus 2010). Umgekehrt eignet sich die EFA nicht zur exakten Überprüfung von Hypothesen, hierfür ist die KFA die passende Methode (Schermelleh-Engel et al. 2012). Deshalb werden beide Methoden zur Auswertung der Studie angewandt.

5.2.4.1 Explorative Faktorenanalyse

Eine EFA wird bei vergleichsweise dünner Theorie- und Literaturlage zu heuristischen Zwecken eingesetzt, um in einem Datensatz die mögliche Faktorenstrukturen zu identifizieren (Rost 2007), über deren Struktur man in der Regel nicht mehr als erste Annahmen hat (Werner 2009). Daher wird sie den strukturenentdeckenden Verfahren zugerechnet (Weiber und Mühlhaus 2010). Ihr kommt eine eher theoriegenerierende Funktion zu, die oft bei Fragebögen oder Tests eingesetzt wird, bei denen zu einem noch wenig erforschten Konstrukt in einem ersten Schritt die Dimensionalität geklärt werden soll (Rost 2007), auf deren Basis Hypothesen aufgestellt werden können. Sofern dabei Messindikatoren eliminiert werden, die nicht mit den vermuteten Zuordnungen auf einen Faktor korrelieren, spricht man von einer "quasi" explorativen Analyse (Weiber und Mühlhaus 2010), die später von einer KFA überprüft werden kann.

Da die EFA keine Mindestanzahl an Faktoren voraussetzt und es somit prinzipiell erlaubt ist, so viele Faktoren zu berechnen, wie Variable vorhanden sind, ist es erforderlich, ein Kriterium zu nutzen, das eine sinnvolle Reduktion der Daten auf wenige, aber relevante

Faktoren ermöglicht. Hierfür hat sich das Kaiser-Kriterium bewährt. Nach ihm wird nur diejenige Zahl an Faktoren extrahiert, deren Eigenwerte größer als 1 ist, und somit einen überdurchschnittlichen Erklärungsgehalt aufweisen kann (Weiber und Mühlhaus 2010). Dies ergibt sich daraus, dass der Eigenwert jeweils die Höhe der durch einen Faktor erklärten standardisierten Varianz angibt, die aufgrund der Standardisierung für jede Variable bei 1 liegt. Ist der Eigenwert größer, so erklärt der Faktor mehr Varianz als die einzelne Variable, und nur dann erfüllt er den gewünschten Zweck, die Daten vernünftig zu reduzieren (Moosbrugger und Schermelleh-Engel 2012). Weil die Hauptkomponentenanalyse immer davon ausgeht, dass sich die Varianz nicht völlig erklären lässt, teilt sie die Varianz einer Variablen in eine Kommunalität und eine Einzelrestvarianz auf. Durch den Iterationsprozess der Hauptachsenanalyse werden die Endwerte der Kommunalität geschätzt (Backhaus et al. 2011). Die Kommunalität h^2 gibt an, wie viel Prozent der Varianz des jeweiligen Items durch die Faktoren aufklärbar sind (Rost 2007).

Ein weiteres wichtiges Kriterium zur Bestimmung der Anzahl an Faktoren ist der Scree-Test, bei dem die Eigenwerte in einem Koordinatensystem (Screeplot) in abnehmender Wertfolge angeordnet sind und über Linien verbunden werden. An der Stelle, an der die Differenz zwischen zwei Eigenwerten am größten ist, entsteht ein Knick (Elbow). Der erste Punkt links von diesem Knick bestimmt die Anzahl der zu extrahierenden Faktoren (Backhaus et al. 2011). Dieser einfache optisch auszuwertende Test gilt in den meisten Fällen als sehr zuverlässig (Moosbrugger und Schermelleh-Engel 2012).

Zur Rotation der Faktoren wird auf die schiefwinklige Promax-Rotation zurückgegriffen, um auch eine gewisse Korrelation zwischen den Faktoren zuzulassen (Weiber und Mühlhaus 2010). Die Höhe der jeweils durch einen Faktor erklärten Varianz der zuvor standardisierten Variablen wird durch den Eigenwert bezeichnet.

5.2.4.2 Konfirmatorische Faktorenanalyse

Anders als mit der EFA kann die KFA Hypothesen überprüfen (Schermelleh-Engel et al. 2012). Daher stellt sie eines der zentralen Prüfinstrumente von Messmodellen für hypothetische Konstrukte dar (Backhaus et al. 2011), wobei immer vorausgesetzt werden muss, dass es eine Theorie zu den latenten Variablen und/oder empirische Befunde gibt (Ruprecht 1998) und dass die Anzahl der Faktoren vorab bekannt ist (Weiber und Mühlhaus 2010). Anstelle einer theoretischen Herleitung können die empirischen Befunde in einem vorgelagerten Schritt auch über eine EFA generiert worden sein. Aus ihr ergeben sich sowohl die Anzahl der Faktoren als auch welche Items auf welchen Faktor laden. Mit der KFA wird die Beziehung zwischen den direkt beobachtbaren Variablen und den dahinterstehenden nicht beobachtbaren Faktoren in einem empirischen Datensatz in Form einer Hypothesenprüfung analysiert (Backhaus et al. 2011), daher zählt die Methode zu den strukturprüfenden Verfahren der multivariaten Datenanalyse (Weiber und Mühlhaus 2010). Die KFA wird im Rahmen der Software SPSS® über das eigenständige Programm AMOS® berechnet (Backhaus et al. 2011).

5.2.4.3 Gütekriterien

Die Beurteilung der Anpassungsgüte des Modells erfolgt mit Hilfe einer Likelihood-Ratio-Statistik, die bei hinreichender Stichprobengröße einer χ^2 Verteilung folgt, wobei der χ^2-Wert kleiner als die doppelte Anzahl der Freiheitsgrade sein soll. Da der χ^2-Wert nicht nur bei mangelndem Modellfit, sondern auch in Abhängigkeit vom Stichprobenumfang steigt, wird empfohlen, auch deskriptive Gütekriterien zu berücksichtigen (Moosbrugger und Schermelleh-Engel 2012). Zu den deskriptiven Gütemaßen zählen der RMSEA (Root Mean Square Error of Approximation), der die ungefähre Passung des Modells anzeigt und möglichst klein sein sollte. Ein Wert von null würde bedeuten, dass die empirischen Kovarianzen mit den modelltheoretischen übereinstimmen und ein perfekter Fit vorliegt (Weiber und Mühlhaus 2010). Maße von unter 0,05 gelten als sehr gut (Moosbrugger und Schermelleh-Engel 2012).

Da der RMSEA von der Skalierung der Indikatoren abhängt, empfiehlt sich zusätzlich die Verwendung eines bereinigten Kriteriums, wie der SRMR (Standardized Root Mean Square Residual). Der Schwellenwert für einen guten Modellfit liegt bei einem SRMR-Wert unter 0,10 (Weiber und Mühlhaus 2010).

Zur zusätzlichen Güteprüfung kann das untersuchte Modell noch mit einem fiktiven, schlecht passenden Unabhängigkeitsmodell verglichen werden, bei dem alle manifesten Variablen als unkorreliert angenommen werden. Hierfür ist das weit verbreitete Maß der CFI (Comparative Fit Index), der im optimalen Fall einen Wert von 1,0 aufweisen kann, wobei ein guter Modellfit bereits bei einem CFI von über 0,97 erreicht ist und akzeptable Werte bis ungefähr 0,95 reichen (Moosbrugger und Schermelleh-Engel 2012).

5.2.5 Regressionsanalyse

Die Regressionsanalyse ist ein flexibles und häufig eingesetztes Verfahren zur Berechnung von Ursache-Wirkungs-Analysen (Weiß 2005). Ein wichtiges Ziel der Regressionsanalyse ist herauszufinden, welche der ermittelten Faktoren tatsächlich einen Einfluss auf die Zielvariable haben (Schneider et al. 2010), also welche Motivationsfaktoren einen Einfluss auf den Wunsch nach einem ästhetischen Eingriff haben. Dies setzt voraus, dass die in die Regressionsmodellierung aufgenommenen Variablen aus analytischen oder theoretischen Überlegungen sinnvoll abgeleitet und begründbar sind (Urban und Mayerl 2008). Eine vorgelagerte Faktorenanalyse erfüllt diese Voraussetzung. Zudem muss Einigkeit darüber bestehen, welches die unabhängige Variable X und welches die abhängige Variable Y ist. Gibt es mehrere unabhängige Variablen, nennt man das Verfahren mulitvariat (Weiß 2005).

Der erste Schritt der Regressionsanalyse besteht in der Modellformulierung, bei der die für die zu untersuchende Kausalbeziehung relevanten Variablen bestimmt werden. Anschließend wird die Regressionsfunktion geschätzt, mit deren Hilfe sich die empirisch erhobene Punkteverteilung möglichst gut beschreiben lässt (Backhaus et al. 2011).

Die Regressionsfunktion soll angeben, wie sich die Variable Y in Abhängigkeit der unabhängigen Variablen X verändert. Für jeden beobachteten Wert Y gilt dabei, dass er sich aus einer systematischen Komponente b, die sich linear mit der zugehörigen unabhängigen Variablen X verändert, und einer unerklärten Residualgröße e zusammensetzt. Die Steigung b der Regressionsgeraden wird als Regressionskoeffizient bezeichnet, an der sich der Beitrag der Einflussvariablen X für die Erklärung der Zielgröße Y ablesen lässt (Schneider et al. 2010).

Die Aufgabe der Regressionsanalyse ist es, die Funktion zu finden, bei der die nicht erklärten Abweichungen möglichst klein sind. Dies geschieht nach der Methode der kleinsten Quadrate, an deren Ende die Regressionsgleichung steht, die aus einer Konstanten b_0 und den einzelnen Regressionskoeffizienten b_j für jede unabhängige Variable X_j besteht (Backhaus et al. 2011). Für den Fall mehrerer unabhängiger Variablen hat die Funktion folgendes Aussehen:

$$\hat{Y} = b_0 + b_1 X_1 + b_2 X_2 + \ldots + b_j X_j + \ldots + b_J X_J$$

Methode

Die Regressionskoeffizienten b_j geben den marginalen Effekt einer Änderung der unabhängigen Variablen X_j auf die abhängige Variable Y an, ohne dass dabei aus ihrer Größe Rückschlüsse auf ihre Bedeutung gezogen werden dürfen – sofern sie nicht in der gleichen Einheit gemessen oder standardisiert worden sind (Backhaus et al. 2011). Für die Interpretation ist es daher immer wichtig, dass der Regressionskoeffizient zusammen mit der Maßeinheit der betreffenden Variablen betrachtet wird (Schneider et al. 2010).

Nach der Schätzung der Regressionsfunktion muss dessen Güte überprüft werden, um zu wissen, wie gut das Modell geeignet ist, die Realität zu beschreiben. Um zu klären, wie gut die abhängige Variable Y durch das Regressionsmodel erklärt wird, erfolgt zunächst die Überprüfung der Regressionsfunktion als Ganzes. Anschließend werden die einzelnen Regressionskoeffizienten auf ihren jeweiligen Erklärungsbeitrag hin untersucht (Backhaus et al. 2011).

Die globalen Gütemaße zur Prüfung der Regressionsfunktion sind das Bestimmtheitsmaß (R^2), die F-Statistik und die Standardfehler. Das Bestimmtheitsmaß misst die Güte der Anpassung der Regressionsfunktion an die empirischen Daten auf Basis der Residualgrößen. Dabei ergibt sich das Bestimmtheitsmaß aus dem Verhältnis von erklärter Streuung zur Gesamtstreuung. Als normierte Größe schwankt der Wertebereich von R^2 zwischen null und eins. Je größer der Anteil der erklärten Streuung an der Gesamtstreuung ist, desto größer ist R^2, im Extremfall größter Güte ergibt sich $R^2 = 1$, und die gesamte Streuung wird durch die Funktion erklärt (Backhaus et al. 2011). Da jedoch die Höhe des Bestimmtheitsmaßes mit der Anzahl der Regressoren steigt, nicht aber abnehmen kann, ist seine Aussagekraft eingeschränkt. Deshalb wird das korrigierte Bestimmtheitsmaß R^2_{korr} genutzt, das eine Korrekturgröße nutzt, um auch bei Aufnahme weiterer Regressoren abnehmen zu können (Backhaus et al. 2011).

Neben R^2 gibt es noch ein weiteres Maß zur Bestimmung der Effektstärke f^2 genannt. Folgende, in Tabelle 10 dargestellten, Konventionen für R^2 bzw. f^2 zur Beurteilung der Effektstärke werden genutzt (Bühner und Ziegler 2009):

Tabelle 10: Multiple lineare Regression, Effektstärke von R^2 und f^2 nach Bühner 2009

$R^2 = 0,02$	- kleiner Effekt	-	$f^2 = 0,02$
$R^2 = 0,13$	- mittlerer Effekt	-	$f^2 = 0,15$
$R^2 = 0,26$	- starker Effekt	-	$f^2 = 0,35$

Die Effektstärke f^2 dient außerdem der Berechnung der Teststärke, die entweder aus Tabellen (Urban und Mayerl 2008) oder mithilfe der Software G*Power (Faul et al. 2007) berechnet werden kann. Die Teststärke gibt die Wahrscheinlichkeit an, mit der die Alternativhypothese bestätigt wird, wenn sie richtig ist. Wie in den meisten sozialwissenschaftlichen Studien wird auch hier eine Teststärke von 80% (Bortz und Döring 2009) verwendet, die sich an dem Vierfachen des α-Fehlers, der meist bei 5% liegt, orientiert.

Mit der F-Statistik lässt sich prüfen, ob das geschätzte Modell auch über die Stichprobe hinaus für die Grundgesamtheit Gültigkeit besitzt. Hierfür wird in die Berechnung, zusätzlich zur Streuungszerlegung innerhalb der Stichprobe, auch der Stichprobenumfang einbezogen und die Hypothese überprüft, dass kein Zusammenhang zwischen der abhängigen Variablen Y und den unabhängigen Variablen X_j besteht. Besteht kein Zusammenhang, ist der empirische F-Wert null. Hängt die abhängige Variable jedoch von den unabhängigen Variablen ab, dann kann, ab einer gewissen Größe des Effekts, davon ausgegangen werden, dass auch in der Grundgesamtheit ein Zusammenhang besteht (Backhaus et al. 2011). Zur Überprüfung der statistischen Signifikanz dient der F-Test.

Der Standardfehler der Schätzung gibt an, welcher mittlere Fehler bei Verwendung der Regressionsfunktion zur Schätzung der abhängigen Variablen Y gemacht wird (Backhaus et al. 2011).

Sofern die globale Prüfung der Regressionsfunktion ergeben hat, dass es mehr als einen Regressionskoeffizienten gibt und diese ungleich null sind, werden sie einzeln mit dem t-Test überprüft, um zu ermitteln, wie wahrscheinlich sich die Ergebnisse von der Stichprobe auf die Grundgesamtheit übertragen lassen (Backhaus et al. 2011).

5.3 Triangulation der Ergebnisse der qualitativen Studie und quantitativen Studie zu den Motiven hinter minimal-invasiven ästhetischen Eingriffen

Kommen verschiedene Methoden zur Untersuchung desselben Gegenstands zum Einsatz, können neue Erkenntnisse gewonnen werden. Sind die Ergebnisse dabei vergleichbar, können sie sich gegenseitig validieren (Hussy et al. 2010). Dieses Vorgehen wird als multimethodial (Eid et al. 2010) oder methodische Triangulation bezeichnet (Bortz und Döring 2009). Sofern dabei qualitative und quantitative Methoden angewendet werden, spricht man von Mixed Methodologies (Mayring 2005). Um ein Multimethod-Design handelt es sich, wenn die qualitative und die quantitative Studie relativ eigenständig sind (Hussy et al. 2010). Da die Begriffe in der Literatur jedoch nicht einheitlich verwendet werden, wird hier der älteste und weiteste Begriff der Triangulation verwendet.

„Qualitative research methods are often used to explore a phenomenon that has not been previously well described. The results are then used to develop survey instruments. The survey instruments yield results that can be analyzed statistically" (Risjord et al. 2001). In diesem Sinne soll, wie bereits in Kapitel 5.2 beschrieben, auf Basis der Ergebnisse der qualitativen Studie der Fragebogen für die quantitative Studie zur Erforschung der Motive entwickelt werden. Hierfür ist eine sequentielle Untersuchungsanordnung erforderlich, bei der zuerst die qualitative und anschließend die quantitative Datenerhebung durchgeführt und ausgewertet werden. Inhaltlich sind beide Studien gleichgewichtet. Anschließend sollen die Ergebnisse beider Studien zum Zweck der Validierung verglichen werden.

Zusätzlich können die Ergebnisse beider Studien zur Untersuchung der Motive zur Bestätigung der beiden Forschungshypothesen genutzt werden, bei der es darum geht, ob minimal-invasive ästhetische Eingriffe einen Einfluss auf die Lebensqualität und das Selbstwertgefühl der Patienten haben.

5.4 Die quantitative Längsschnittstudie

Das übergeordnete Ziel der quantitativen Längsschnittstudie ist die Überprüfung der Hypothesen, ob minimal-invasive ästhetische Eingriffe einen positiven Einfluss auf die Lebensqualität und auf das Selbstwertgefühl haben. Ergänzend soll festgestellt werden, ob von diesen Eingriffen auch die Befindlichkeit und die allgemeine Lebenszufriedenheit positiv beeinflusst werden. Zum besseren Verständnis der Zusammenhänge werden zudem die Zufriedenheit mit der Behandlung sowie einige Fragen zur Beurteilung des eigenen Aussehens erhoben.

Im Gegensatz zu den vorherigen Studien liegen zur Messung der Lebensqualität (SEL) und des Selbstwertgefühls (RSES) anerkannte Instrumente vor, die den Gütekriterien und zusätzlich gestellten Anforderungen, wie z.B. deutschsprachige Version, entsprechen. Gleiches gilt für die Erhebung der Befindlichkeit (BF-SR) und der allgemeinen Lebenszufriedenheit (SWLS). Die ausgewählten Fragebögen wurden in Kapitel 4.2 ausführlich dargestellt. Die Tabelle 11 gibt einen Überblick über den gesamten in der Studie eingesetzten Fragebogen, bestehend aus mehreren Inventaren und zusätzlichen Fragen zu den Bereichen: Art des minimal-invasiven ästhetischen Eingriffs, Sozio-Demografie, Ausschlusskriterien sowie zur Einstellung und Beurteilung des eigenen Aussehens.

Die erste Messung (t_0) wird unmittelbar vor dem minimal-invasiven ästhetischen Eingriff erfolgen, die weiteren Messungen 2 Wochen (2. Messung t_1) und 3 Monate (3. Messung t_2) danach. Die beiden Zeitpunkte für die Post-Messung wurden gewählt, weil das Wirkmaximum aller minimal-invasiven Interventionen nach ungefähr 10-14 Tagen (t_1) erreicht ist und der das Aussehen beeinflussende Effekt mindestens 3 Monate (t_2) anhält, bevor er sich, wie bei Injektionen mit Botulinumtoxin, langsam abbaut und verschwindet. Damit orientiert sich der Datenerhebungsplan an den internationalen Richtlinien für Längsschnittuntersuchungen, die eine Ausgangsmessung vor der Therapie, eine zum Zeitpunkt des Wirkmaximums und eine am Ende der Therapie, vorsehen (Haberman und Bush 2001).

Tabelle 11: Übersicht der in der Längsschnittstudie eingesetzten Messinstrumente und Fragen

Messinstrument	Autor(en)	Konstrukt	Items
Bf-SR	Zerrsen (2003 und 2011)	Befindlichkeit - Eindimensional	24
SEL	Averbeck et al., (1997)	Lebensqualität - Aktuelle Stimmung 4 - Grundstimmung 6 - Lebensorientierung / -einstellung 3 - Objektive körperliche Beschwerden 6 - Subjektive körperliche Verfassung 3 - Subjektives soziales Umfeld 4 - Körperqualität (Kontrollitem) 1 - Lebensqualität (Kontrollitem) 1	28
RSES	Rosenberg (1965)	Selbstwert - Eindimensional	10
SWLS	Diener et al. (1985)	Lebenszufriedenheit - eindimensional	5
SAS	Cole (2008)	Belastung durch das eigene Aussehen - eindimensional	3
ZUF-8	Kritz (2008)	Zufriedenheit mit der Behandlung - eindimensional	8

Fragen zur:
  Behandlung
  Sozio-demografie
  Ausschlusskriterien
  Einstellungen
  Aussehen
		Art des ästhetischen Eingriffs
		Alter, Bildung, Tätigkeit, etc.
		Medikamente, Kopfschmerz, etc.
		Einstellung zum Aussehen allgemein
		Zufriedenheit mit dem eigenen Aussehen
			1
			7
			5
			8
			15

		Summe aller Items:	114

Bf-SR = Befindlichkeitsskala, revidierte Fassung; SEL = Skalen zur Erfassung der Lebensqualität; RSES = Rosenberg Self-Esteem-Scale; SWLS = Satisfaction with Life Scale; SAS = Salisbury Appearance Scale; ZUF-8 = Fragebogen zur Messung der Patientenzufriedenheit

Der Umfang der Fragebögen ist dem jeweiligen Erhebungszeitpunkt angepasst. So ist nur zu Beginn der Befragung die Erfassung der sozio-demografischen Daten erforderlich. Die Zufriedenheit mit der Behandlung kann hingegen erst nach der ersten Behandlung erfragt werden. Die Zusammensetzung der Items aller drei Fragebögen (t_0, t_1 und t_2) ist in Tabelle 12 dargestellt. Zu späteren Befragungszeitpunkten ist der Umfang des Fragebogens reduziert, um die insgesamt sehr lange Bearbeitungszeit zu verkürzen und Abnutzungserscheinungen (Haberman und Bush 2001) vorzubeugen, die sich negativ auf die Teilnahmebereitschaft auswirken.

Tabelle 12: Übersicht der zu den 3 Messzeitpunkten der Längsschnittstudie enthaltenen Messinstrumente und Items.

Messzeitpunkte Messinstrumente	1. Messung Vor dem Eingriff	2. Messung 2 Wochen danach	3. Messung 3 Monate danach
Bf-SR	24	24	24
SEL	28	28	28
RSES	10	10	10
SWLS	5	5	5
SAS	3	3	-
ZUF-8	-	8	2
Behandlung	1	1	-
Sozio-demografie	7	1	-
Ausschlusskriterien	5	5	5
Einstellungen	8	-	-
Aussehen	15	15	3
Summe aller Items	**106**	**100**	**77**

BfS-R = Befindlichkeitsskala, revidierte Fassung; SEL = Skalen zur Erfassung der Lebensqualität; RSES = Rosenberg Self-Esteem-Scale; SWLS = Satisfaction with Life Scale; SAS = Salisbury Appearance Scale; ZUF-8 = Fragebogen zur Messung der Patientenzufriedenheit

Die Zuordnung der anonym auszufüllenden Bögen für die Längsschnittauswertung erfolgt über eine nur dem Probanden bekannte Kodierung, die aus dem Geburtstag und den Initialen des Geburtsnamens der Mutter besteht. Über die sich hieraus ergebende vierstellige Kombination können die einzelnen Bögen zu einem Datensatz zusammengeführt werden. Sollten zwei Bögen die gleiche Kodierung besitzen, können die Datensätze zusätzlich anhand des Alters und Art des Eingriffs unterschieden werden.

5.4.1 Stichprobenauswahl

Die Stichprobenauswahl muss nicht zufallsgesteuert, sondern kann auch theoriegeleitet erfolgen (Bühner und Ziegler 2009). Als Teilmenge der Grundgesamtheit ist darauf zu achten, dass sie deren charakteristische Eigenschaften, – abgesehen von zufallsbedingten Abweichungen – besitzt, um repräsentativ zu sein (Weiß 2005).

Zudem wird die Population über Ein- und Ausschlusskriterien definiert (Bortz et al. 2008).

Die **Einschlusskriterien** sind:

1. Das Alter des Patienten (Erwachsene; Alter ≥ 18 Jahre).
2. Das Geschlecht (Frauen), da 80 bis 90% der Patienten Frauen sind (Rohr 2004) und sich Frauen stärker über das Aussehen definieren (Borkenhagen 2003).

3. Die Behandlung (minimal-invasiver ästhetischer Eingriff mit Botulinumtoxin, Hyaluron oder Laser) an einer sichtbaren Stelle (Gesicht) der Patientin.
4. Die Sprache (deutsch), um die Fragebögen sicher ausfüllen zu können.
5. Freiwilligkeit der Teilnahme.

Die **Ausschlusskriterien** legen fest, welche Personen nicht zur Referenzpopulation zählen (Bortz et al. 2008), obwohl sie die Einschlusskriterien erfüllen. Die Ausschlusskriterien sind:

1. **Psychische Erkrankungen** in Bezug auf das Aussehen (Becker-Wegerich et al. 2001), wie z.B. körperdysmorphe Störungen (body dismorphic disorder) (Harth et al. 2002). Die Diagnose hierzu kann nur vom Arzt gestellt werden, dessen Aufgabe es auch ist, die Patienten aus der Studie auszusortieren und nicht ästhetisch zu behandeln (Cunningham 1999).
2. **Gravierende Lebensereignisse.** Personen, die innerhalb der letzten drei Monate vor einer der drei Befragungen eine gravierende Veränderung in ihrem persönlichen Umfeld, wie Geburt, Hochzeit oder Tod, erlebt haben, werden aus der Untersuchung ausgeschlossen. Solche Ereignisse zählen zu den stärksten Einflussfaktoren in Bezug auf den Endpunkt der Studie: Lebensqualität und Wohlbefinden (Ballas und Dorling 2007), sie können medizinische Eingriffe überlagern und so die Ergebnisse verzerren (Cunningham 1999).
3. **Stimmungsaufheller.** Personen, die regelmäßig Medikamente zur Verbesserung ihrer mentalen Stimmung nehmen werden ausgeschlossen, weil diese Stimmungsaufheller einen direkten Einfluss auf die Endpunkte der Studie wie die Lebensqualität haben.
4. **Kopfschmerzen.** Personen, die nach dem ästhetischen Eingriff mit Botulinumtoxin als Begleiteffekt einen deutlichen Rückgang ihrer zuvor verspürten Kopfschmerzen feststellen, werden ausgeschlossen. Die Verringerung objektiver Schmerzen kann einen großen Einfluss auf den Endpunkt der Studie, wie die Lebensqualität, haben und so die Ergebnisse überlagen oder verzerren.

5.4.2 Behandlung und Wirkstoffe

Alle eingeschlossenen Patienten erhalten nach vorheriger Aufklärung durch den Arzt eine medizinische Behandlung, die aus mindestens einem minimal-invasiven ästhetischen Eingriff

Methode

besteht. Zur Anwendung kommen Faltenunterspritzung mit Botulinumtoxin Typ A und injizierbare Volumen-Implantate mit Hyaluron (Filler), die miteinander kombiniert werden können. Eine ausführliche Erklärung der Eingriffe findet sich in Kapitel 2.2.4.

Für die Unterspritzung der Falten wird Botulinumtoxin Typ A verwendet. Der Wirkstoff wird unter den Markennamen Vistabel® von Allergan® und Boccuture® von Merz® vertrieben. Das Botulinumtoxin Typ A wird auf 50 Einheiten mit 1,25 ml NaCl 0,9% – Lösung verdünnt. Die Injektionsdosis hängt von der Gesichtspartie und dem jeweiligen individuellen Befund ab. Als Richtwerte gelten für: Glabella 25 – 35 Einheiten, Stirn 25 – 30 Einheiten, Lachfalten der Augen (engl. "crow-feet") 12 – 20 Einheiten.

Als injizierbare Volumen-Implantate (Filler) wird Hyaluronsäure verwendet. Der Wirkstoff wird unter den Markennamen Juvederm® von Allergan® und Belotero® von Merz® vertrieben Die Hyaluronsäure wird unverdünnt injiziert. Die Dosierung ist von der Gesichtspartie und dem individuellen Befund abhängig. Als Richtwerte gelten: für Wangen 0,5 – 1,0 ml, Mundwinkel 0,5 ml, Nasolabial 0,5 – 1,0 ml und für den Mund 0,5 ml. Die Präparate sind in Deutschland für ästhetische Eingriffe zugelassen. Für die Laserbehandlung sind keine Wirkstoffe erforderlich.

Um zu erkennen, ob es aufgrund dieser minimal-invasiven ästhetischen Eingriffe zu Veränderungen kommt, werden zunächst deskriptive Verfahren eingesetzt, die um statistische Verfahren zur Überprüfung von Hypothesen ergänzt werden.

5.4.3 Korrelationsanalyse

Die Suche nach Korrelationen und ihre Analyse sind ein Hauptanliegen aller empirischen Wissenschaften (Sedlmeier und Renkewitz 2008), wie auch dieser Studie. Dabei geht es um das Aufdecken von Zusammenhängen zwischen Variablen, etwa ob die Veränderung der empfunden Lebensqualität im Zusammenhang mit dem Aussehen steht. Die Stärke des Zusammenhangs wird mit dem Korrelationskoeffizienten gemessen, dessen statistische Bedeutsamkeit ein Signifikanztest überprüft (Bortz und Döring 2009). Dieser Kennwert schwankt zwischen -1 für einen maximal negativen Zusammenhang und +1 für einen maximal positiven Zusammenhang. Ein Wert von 0 bedeutet, dass kein Zusammenhang zwischen den Variablen vorliegt (Hussy et al. 2010). Korrelationen können zwar eine Auskunft über die Richtung und Enge eines Zusammenhangs geben, nicht aber über seine

Ursachen (Bortz und Döring 2009). Dementsprechend ist ein hoher Korrelationskoeffizient allein kein Beleg für einen kausalen Zusammenhang, sondern nur ein Hinweis darauf, dass ein solcher bestehen könnte (Weiß 2005).

Die Skalierung der Daten hat einen Einfluss auf die Auswahl des geeigneten Korrelationskoeffizienten. Für ordinal skalierte Variablen eignet sich Kendalls Tau (τ), das auf Basis einer Rangkorrelation berechnet wird (Sedlmeier und Renkewitz 2008). Ein weiterer Korrelationskoeffizient für ordinal skalierte Variable ist Spearmans Rho (r_s), das jedoch nur ergänzend eingesetzt werden soll (Bortz und Döring 2009).

5.4.4 Signifikanztests

Zur Absicherung der Untersuchungsergebnisse gegen Zufallsergebnisse werden inferenzstatistische Verfahren genutzt (Bortz et al. 2008). Die gebräuchlichsten dieser statistischen Verfahren zur Überprüfung von Hypothesen sind die Signifikanztests (Sedlmeier und Renkewitz 2008; Hussy et al. 2010). Nur ein signifikantes Ergebnis lässt einen Schluss von der Stichprobe auf die Grundgesamtheit zu (Holtmann 2009).

Gemäß der gängigen Konvention (Kuhn 2006; Bortz und Döring 2009) wird die Signifikanz der Ergebnisse in Abhängigkeit von der Wahrscheinlichkeit wie folgt klassifiziert:

Tabelle 13: Klassifikation statistischer Signifikanz in Anlehnung an Kuhn (2006), Bortz (2009)

Wahrscheinlichkeit	p < 10%	t	Tendenz, nicht signifikant
Wahrscheinlichkeit	p < 5%	*	statistisch signifikant
Wahrscheinlichkeit	p < 1%	**	statistisch sehr signifikant
Wahrscheinlichkeit	p < 0,1%	***	statistisch stark signifikant

Die Wahl des Signifikanztests erfolgt in Abhängigkeit von der Datenskalierung, der Anzahl der Variablen, ihrer Verteilung und der Art der Stichprobe. Bei Längsschnittstudien handelt es sich um verbundene Stichproben, da die Werte einer Person zu verschiedenen Zeitpunkten erhoben werden. Genau genommen gibt es zwar nur eine unabhängige Variable, jedoch hat diese mehrere Stufen.

Mit dem t-Test lassen sich Unterschiede zwischen Mittelwerten von verbundenen Stichproben berechnen, sofern diese normalverteilt sind (Weiß 2005). Liegt keine Normalverteilung vor, kommen Rangsummentests zum Einsatz. Diese verteilungsfreien oder nichtparametrischen Tests setzen keine bestimmte Verteilung voraus und lassen sich zudem für ordninal-skalierte Merkmale verwenden (Weiß 2005).

Bei zwei abhängigen Stichproben wird der Vorzeichen-Rang-Test von Wilcoxon eingesetzt (Weiß 2005). Anstelle des Mittelwerts nutzt der Wilcoxon-Test den Median (Eid et al. 2010) zur Prüfung von Unterschieden in den Rangsummen von Differenzen aus zwei abhängigen Messungen (Bühner und Ziegler 2009). Liegen mehr als zwei verbundene Stichproben vor, wird statt des Wilcoxon-Tests der ebenfalls non-parametrische Friedman-Test verwendet (Weiß 2005; Bühner und Ziegler 2009).

5.4.5 Berechnung der Effektstärke und Teststärke (Power)

Zur Beurteilung der Ergebnisse sind sowohl die Effektstärke als auch die Teststärke (Power) wichtige Kriterien. Die Effektstärke klassifiziert die relative Größe des Mittelwertunterschieds zwischen zwei Populationen (Faller und Lang 2010). Sie zeigt an, wie groß ein Effekt sein muss, damit er relevant ist und eine praktische Bedeutung hat. Liegen keine Vergleichsstudien vor oder kennt man diese Größe vor einem Test nicht, kann man sie höchstens schätzen (Eid et al. 2010). Die Beurteilung der Effektstärke ist von dem jeweils verwendeten Test abhängig (Tabelle 14).

Tabelle 14: Effektstärken; Klassifizierung für ausgewählte Signifikanztests

Effektstärken	kleiner Effekt	moderater Effekt	starker Effekt
Friedman-Test	w = 0,10	w = 0,30	w = 0,50
Wilcoxon-Test	w = 0,10	w = 0,30	w = 0,50

Da die Effektstärke und Teststärke a priori unbekannt sind, kann die Effektstärke als Korrelation φ approximiert (Bühner und Ziegler 2009) werden. Dieser Wert kann anschließend genutzt werden, um die Teststärke zu berechnen. Weil SPSS diese Option nicht anbietet, hat sich die Software G*Power etabliert (Rasch et al. 2006), für die sich bei Bühner und Ziegler (2009) umfangreiche Anleitungen zu den einzelnen statistischen Tests und Methoden finden.

Die Teststärke (Power) entspricht der Wahrscheinlichkeit, mit der ein Signifikanztest zugunsten der Alternativhypothese entschieden wird, wenn diese tatsächlich richtig ist. Sie ist abhängig von dem gewählten Signifikanzniveau, der Effektgröße und dem

Stichprobenumfang (Bortz und Döring 2009). Die Teststärke wird mit $1-\beta$ angegeben (Eid et al. 2010) und für die meisten sozialwissenschaftlichen Fragestellungen auf 80% (Bortz und Döring 2009) gesetzt. Das entspricht einem β-Fehlerrisiko von 20%, das viermal so hoch wie das α-Fehlerrisiko ist, das üblicherweise bei 5% liegt. Es besagt, dass die Chance, einen Effekt, der tatsächlich in der Population existiert, durch ein signifikantes Stichprobenergebnis zu entdecken, bei 80% liegt (Faller und Lang 2010).

6 Ergebnisse

Zur Beantwortung der Forschungsfragen und Hypothesen wurden drei verschiedene Studien mit unterschiedlichen Methoden durchgeführt. Ihre Ergebnisse werden nachfolgend getrennt nach Methode und Untersuchungsziel vorgestellt. Die Reihenfolge entspricht der chronologischen Abfolge, da die Studien zum Teil aufeinander aufbauten.

6.1 Die Ergebnisse der qualitativen Studie

Weil über die Motive hinter ästhetischen Eingriffen noch wenig bekannt ist, sollten mit dieser qualitativen Studie mögliche Motivationsfaktoren, die den Wunsch nach einem ästhetischen Eingriff auslösen oder verstärken können, erforscht und anschließend ihr Zusammenspiel aufgezeigt werden.

Ein weiteres Ziel der Studie war die Identifikation von Zusammenhängen zwischen ästhetischen Eingriffen sowie dem Wohlbefinden als möglichem Endpunkt des Bestrebens, sein Aussehen zu verändern.

6.1.1 Stichprobe

Die Studie erfolgte in Form einer qualitativen Befragung im Monat Juni 2011 anhand von 75 Personen. Alle Personen wurden in Deutschland, im Großraum Frankfurt am Main, rekrutiert. Zunächst wurden 61 Studenten und später, gegen Ende des Monats, 14 Patienten einer Arztpraxis mit ästhetischem Behandlungsspektrum befragt. Die Anzahl der Patienten wurde nach der theoretischen Sättigung kontrolliert.

Für die Teilnahme war es nicht erforderlich, Erfahrungen mit ästhetischen Eingriffen gemacht oder sich gar selbst einem solchen Eingriff unterzogen zu haben. Die Befragung der Studenten erfolgte an einem einzigen zufällig gewählten Tag und war freiwillig. Die Befragung der Patienten erfolgte innerhalb einer Woche, in der nach dem Zufallsprinzip und den personellen Kapazitäten der Praxis Patienten gebeten wurden, während der Wartezeit den Fragebogen auszufüllen. Die Patienten wurden darauf hingewiesen, dass die Teilnahme keinerlei Einfluss auf die Behandlung haben würde. Sechs angesprochene Patienten füllten den Bogen aus unterschiedlichen Gründen nicht aus, meist weil sie sich lieber anders beschäftigen wollten oder bereits einen Aufnahmebogen der Praxis auszufüllen hatten. Sie wurden nicht in die Auswertung einbezogen.

Von allen Befragten waren 42 Frauen (58,3%) und 30 Männer (41,7%); 3 Personen machten keine Angaben zum Geschlecht (missing = 3 Fälle). Die Altersspanne reichte von 20 bis 56 Jahren, der Mittelwert des Alters lag bei knapp 27 Jahren (Alter 26,9; SD ± 8,6 Jahre).

6.1.2 Überblick über das Datenmaterial und Vorgehensweise

Die Befragten gaben ihre Antworten handschriftlich auf einem sechs offene Fragen beinhaltenden Fragebogen ab. Anschließend wurde das verbale Material zur Auswertung in eine Textverarbeitung übertragen. Hierfür wurde die Spracherkennungssoftware DRAGON® NATURALLYSPEAKING Version 11.5 genutzt. Anschließend wurden diese Beiträge gemäß der im Handbuch von GABEK gegebenen Anweisungen (Zelger 2000b) in eigenständige Aussagen im Kontext der Fragestellung strukturiert und in die Software WinRelan übertragen. Dort erscheinen diese Satzbündel als elektronische Karteikarten. Insgesamt entstanden 440 dieser Karteikarten, die jeweils von der Auswertungssoftware mit einer individuellen Nummer versehen wurden, anhand derer es zu jedem späteren Zeitpunkt der Auswertung möglich war, jede einzelne Originalaussage nachzulesen. So ging trotz Komplexitätsreduktion keine Information verloren. Bei der Übertragung der Originalaussagen in elektronischen Karteikarten wurden die wichtigsten Begriffe in Form einer Verschlagwortung kodiert. Aus diesen Begriffen entstand eine Liste (Ausdrucksliste) mit allen Begriffen, die dann um Synonyme (z.B.: Menschen = Leute = Personen) bereinigt wurde. Für die weitere Auswertung blieben 550 unterschiedliche Begriffe übrig. Diese wurden anschließend, sofern in der Originalaussage eine Bewertung erfolgte, in positiv (z.B. durch Adjektive wie schön, gut, erstrebenswert), neutral oder negativ kodiert. Die Anzahl der Bewertungen wird immer quantifiziert, damit die Software neben der absoluten Nennung der Begriffe auch die Anzahl der Bewertungen verwenden konnte, um daraus eine Rangfolge zu berechnen. Hierzu wurden ergänzend die Kausalitäten zwischen den Begriffen einbezogen. Eine Kausalität lag vor, wenn die Veränderung eines Begriffs im Sinne eines Faktors einen Einfluss auf einen anderen hatte, der entweder gleichgerichtet, also verstärkend, oder gegenläufig, also abschwächend, war. Erst nach Abschluss dieser für jede Aussage einzeln durchzuführenden und damit sehr aufwändigen Arbeitsschritte war das Datenmaterial für eine Auswertung aufbereitet. Anhand der hier abgebildeten Statistik (Tabelle 15) wird angezeigt, welche Struktur und welchen Umfang das zur Auswertung vorliegende Datenmaterial hatte.

Tabelle 15: GABEK – Statistik der Struktur und des Umfangs der qualitativen Befragung

	Sätze	Ausdrücke	Verbindungen	Beziehungen
Anzahl	440	550	25.609	21.029
Dichte		4,7	0,27	0,22

Der Statistik ist zu entnehmen, dass die 75 Interviews 440 einzelne Kartensätze ergaben. So ein Kartensatz bestand aus drei bis neun grammatikalischen Sätzen, die inhaltlich zusammenhingen und daher eine Gesamtaussage bildeten. In ihnen waren 550 Begriffe enthalten, zwischen denen 25.609 Verbindungen bestanden, die 21.029 Beziehungen enthielten.

Um zu erfahren, welche der Begriffe mit anderen in Verbindung standen und welche relevanten Assoziationen zu einem bestimmen Thema existierten, wurden die wichtigsten Begriffe in das Zentrum der Analyse gestellt und ausgewertet. Von besonderem Interesse zur Erforschung der Motive hinter minimal-invasiven ästhetischen Behandlungen waren dies folgende Themen und Begriffe, in denen sich die Fragestellungen des Fragebogens widerspiegelten (Tabelle 16):

Tabelle 16: GABEK – Übersicht für die Auswertung der zentralen Themen und Begriffe

Interessierendes Thema und Frage	Schlüsselbegriffe für die Auswertung
Was bedeutet es, sich wohl zu fühlen?	„Wohlbefinden"
Wie ist das Gefühl, schön zu sein?	„Gefühl, schön zu sein"
Warum schminken sich Frauen?	„Schminken"
Welcher Wunsch steckt hinter minimal-invasiven Eingriffen?	„ästhetische Eingriffe"
Was sind Auslöser für ästhetische Eingriffe?	„Behandlungsursachen"
Für wen machen sich Frauen schön?	„Für wen Schönmachen"

Diese Schlüsselbegriffe bildeten, zusammen mit dem Ergebnis der Relevanzanalyse, den Ausgangspunkt für die Auswertung des Datenmaterials.

Die eigentliche Auswertung begann damit, aus den gesamten Aussagen jene Begriffe herauszufiltern, die für die Befragten besonders wichtig waren. Dadurch entstand ein erster strukturierter Überblick über die im Kontext der Erhebung relevanten und zu vertiefenden Themen.

6.1.3 Bewertungsliste

Mit der Bewertungsliste ließen sich jene Begriffe identifizieren, die von den Befragten besonders häufig bewertet wurden und die allein deshalb für die Auswertung eine übergeordnete Bedeutung besaßen.

Insgesamt wurden 1.643 Bewertungen identifiziert. Die meisten davon waren positiv 1.037 (63,1%). Negativ waren 363 (22,1%) und neutral 243 (14,8%). Neutral heißt, sie wurden zwar bewertet, jedoch ohne eindeutige Dominanz in eine der beiden vorgenannten Richtungen. Die Bewertungen erfolgten nicht über alle Begriffe gleichermaßen, einige wurden sehr oft, andere hingegen nicht bewertet. Die meisten positiven Bewertungen erhielt der Begriff „Wohlbefinden" (Saldo der positiven Bewertungen +96) gefolgt von „Gefühl, schön zu sein" (+65 Bewertungssaldo). Zudem wurde der Themenbereich der Folgen ästhetischer Eingriffe positiv bewertet, wie das „Aussehen" (+45 Bewertungssaldo), während sämtliche „Behandlungsursachen" (−45 Bewertungssaldo), wie „Komplexe" (−14 Bewertungssaldo), negativ bewertet wurden.

Ein Vergleich der Bewertungen zwischen den beiden Gruppen Männern und Frauen zeigte eine gleichgerichtete Bewertung aller Items . Dennoch gab es zwischen den Geschlechtern einige Unterschiede in der Bewertung. Die als wünschenswert beschriebenen Begriffe „Selbstwert", „Aufmerksamkeit" und „Anerkennung" erhielten deutlich mehr positive Bewertungen von Männern als von Frauen, während Frauen die unerwünschten Behandlungsursachen wie „Unzufriedenheit" oder „Komplexe" häufiger negativ bewerteten. Keine nennenswerten Unterschiede waren zwischen der Patientengruppe und den Nichtpatienten festzustellen. Gleiches galt für den Vergleich zwischen älteren und jüngeren Befragten.

Ergebnisse

6.1.4 Relevanzliste

Die Relevanz einzelner Begriffe ergab sich aus der Kombination, wie häufig die Begriffe in der Auswertung genannt wurden, der Anzahl ihrer Bewertungen und ihrer Kausalbeziehungen. Erfüllte ein Begriff alle drei Kriterien stärker als andere, so hatte er für die Befragten eine höhere Relevanz im Zusammenhang mit der Fragestellung und war für die Auswertung besonders wichtig. So entstand eine Hierarchie, die sog. Relevanzliste (Abbildung 2).

Ausdruck	Relev.	Bew.Liste 1			Bew.Liste 2			Bew.	Kausalbeziehungen		
	Zahl	+	−	o	+	−	o	Summe	→O	O→	Summe
Wohlbefinden	98	96		1				97	120	2	122
Behandlungsursache	88		54	20				74	127		127
Ästhetische_Eingriffe	79	36	2	34				72	4	102	106
Gefühl_schön_zu_sein	77	66	1	2				69	97	7	104
Schminken	66	52	1	14				67	1	80	81
Aussehen	36	51	5	5	1			62	7	4	11
Selbstwertgefühl	29	49	3					52	3	3	6
Unzufriedenheit	17		30					30	2	1	3
Gesundheit	15	25	1		1			27	1	3	4
Anerkennung	14	22	1					23	2	3	5
Zufriedenheit	14	21			1			22	3	5	8
jung_aussehen	12	12	1	6				19	3	2	5
Familie	9	16		1				17		1	1
Gefühl	9	12		3	1			16	2	1	3
Freunde	8	14		1				15		1	1
schön	10	13		2				15	2	3	5
Alter	8	1	11	2				14	1	1	2
Komplexe	8		14					14	1	1	2
verstecken	8	8		6				14	2		2
Andere_Menschen	8	4	3	6				13		3	3
besser	8	12		1				13	2	1	3
jünger	7	12		1				13	1		1
Unfall	7		13					13	1		1
Aufmerksamkeit	7	11		1				12	1	2	3
Schönheitsideal	7	1	3	7				11	2	1	3
Attraktivität	6	10						10	2	1	3
Ausgeglichenheit	7	9		1				10	2	2	4
Makel	7	1	9					10	2	2	4
Perfektionismus	6	5	2	3				10	2	1	3

Abbildung 2: GABEK – Relevanzliste der wichtigsten Begriffe

Dieser Relevanzliste ließ sich zusätzlich entnehmen, welche Begriffe über Kausalbeziehungen von anderen Faktoren beeinflusst wurden und sich zu diesen ähnlich wie abhängige Variable

113

verhielten. Welche Faktoren das waren, ist der Relevanzliste nicht zu entnehmen. Dafür eigneten sich Grafiken, die an späterer Stelle gezeigt werden.

Die Auslöser ästhetischer Eingriffe wurden im Begriff „Behandlungsursachen" zusammengefasst. Diese „Behandlungsursachen" wurden sehr stark von unterschiedlichen Faktoren beeinflusst (127 Kausalbeziehungen). Gleiches galt auch für das „Wohlbefinden", das dem Einfluss von verschiedenen Faktoren (120 Kausalbeziehungen) ausgesetzt war. Und auch das „Gefühl, schön zu sein", wurde stark von anderen Variablen beeinflusst (97 Kausalbeziehungen).

Umgekehrt verhielt es sich mit den „ästhetischen Eingriffen" selbst. Sie stellten eine Aktivität dar und übten einen starken Einfluss auf andere Variablen aus (102 Kausalbeziehungen). Ähnliches bewirkte auch das „Schminken", von dem 80 Kausalbeziehungen ausgingen. Alle anderen Begriffe unterhielten deutlich weniger Kausalbeziehungen, wie sich aus der Relevanzliste (Abbildung 2) erkennen lässt.

6.1.5 Netzwerkgrafiken zu den wichtigsten Assoziationen

Aus der Bewertungs- und der Relevanzliste ergaben sich die Themen, die für die Interviewten, im Vergleich zu anderen, eine größere Bedeutung hatten. Sie waren für die weitere, tiefere Analyse besonders wichtig. Es handelte sich hierbei um die ersten sieben Themen der Relevanzliste (Tabelle 17)

Tabelle 17: GABEK – Übersicht der Themen mit der höchsten Relevanz.

Themen der Relevanzliste	
- Wohlbefinden	- Schminken
- Behandlungsursache	- Aussehen
- Ästhetische Eingriffe	- Selbstwertgefühl
- Das Gefühl, schön zu sein	

Um den Zusammenhang, in dem diese Begriffe besonders oft genannt wurden, zu erfassen und um erste Rückschlüsse auf Motive und mögliche Wechselwirkungen ziehen zu können, wurden für diese Begriffe Assoziationsgrafen gebildet. Diese Netzwerkgrafik ließ sich für einzelne Begriffe, aber auch für mehrere miteinander verbundene Themen erstellen. Es dient dazu, übergreifende Strukturen zu erkennen. Die Netzwerkgrafik zeigt, welche Gedanken die befragten Personen hatten, wenn sie auf ein zentrales Thema angesprochen wurden, was immer im Zentrum der Grafik stand. Eine Assoziation zu einem anderen Begriff wird jeweils von einer Verbindungslinie angezeigt. Je dicker diese Linie ist, desto häufiger wurden beide Begriffe in Zusammenhang gebracht. Um die Grafiken optisch auswerten zu können, wurde zur Komplexitätsreduktion in der nachfolgenden Auswertung die Möglichkeit genutzt, nur Verbindungen anzuzeigen, die mehrfach mit Texten unterlegt waren.

6.1.5.1 Netzwerkgrafik zum Wohlbefinden

Zu dem Schwerpunktthema „Wohlbefinden" existierten insgesamt 183 Assoziationen. Um die wichtigsten unter ihnen zu erkennen, beschränkt sich die vorliegende grafische Darstellung auf Aussagen, die mit mindestens fünf verschiedenen Texten unterlegt waren. Diese Vorgabe erfüllten 17 Begriffe, wie Abbildung 3 zeigt.

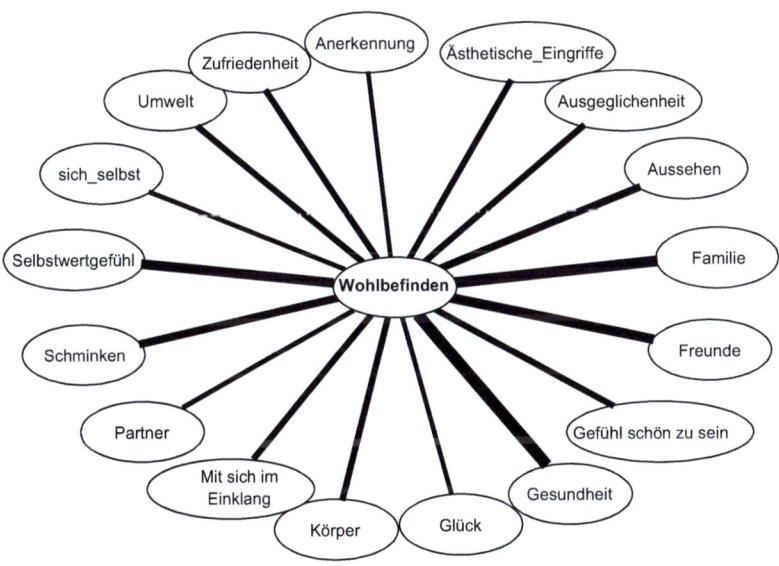

Abbildung 3: GABEK - Netzwerkgrafik zu Wohlbefinden

Die Befragten verbanden mit dem Stichwort „Wohlbefinden" soziale Kontakte zu Familie und Freunden und dem Partner. Auch Gesundheit und das Selbstwertgefühl spielten eine wichtige Rolle. Ebenfalls mit Wohlbefinden verbunden waren Anerkennung, das Aussehen und Maßnahmen, das Aussehen zu verändern, wie Schminken und ästhetische Eingriffe. Die

Netzwerkgrafik bestätigt einen Zusammenhang von Wohlbefinden, Selbstwertgefühl und Aussehen.

6.1.5.2 Netzwerkgrafik zu den Gründen für einen ästhetischen Eingriff

Die Befragten nannten unterschiedliche Gründe, die aus ihrer Sicht einen Auslöser oder ein Motiv für einen ästhetischen Eingriff darstellten (Abbildung 4). Die Voraussetzung, sich einem ästhetischen Eingriff zu unterziehen, vermuteten sie, ist meistens die Unzufriedenheit mit der aktuellen Situation. Dazu zählten medizinische Gründe einerseits in Form gravierender Ereignisse wie Unfälle oder andererseits als vergleichsweise harmlose Anlässe wie der Zustand der Haut. Auch das Alter wurde als Auslöser genannt. Außerdem wurde eine gesellschaftliche Beeinflussung deutlich, die von anderen Menschen über Hänseleien oder von den Medien z.b. in Form von Schönheitsidealen an die betreffende Person herangetragen werden. In der Summe entstehen Komplexe und eine Unzufriedenheit mit dem Aussehen.

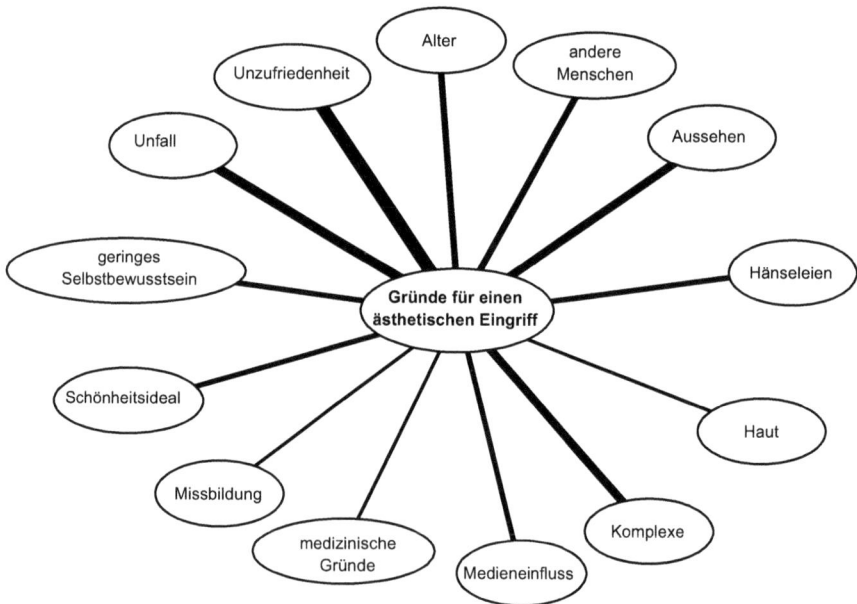

Abbildung 4: GABEK - Netzwerkgrafik der Gründe für einen ästhetischen Eingriff

6.1.5.3 Netzwerkgrafik zu den Zielen ästhetischer Eingriffe

Die Ziele ästhetischer Eingriffe waren für die meisten der Interviewten die Veränderung des Aussehens, vor allem das Alter spielte eine Rolle. Es wurde gesagt, man wünsche sich jung und jünger auszusehen. Damit verbunden war auch der Effekt, das Aussehen zu verbessern und zu verschönern. Ebenfalls genannt wurden Wohlbefinden und Selbstwertgefühl sowie die Beziehung zu anderen Menschen, die von einem ästhetischen Eingriff beeinflusst werden können (Abbildung 5).

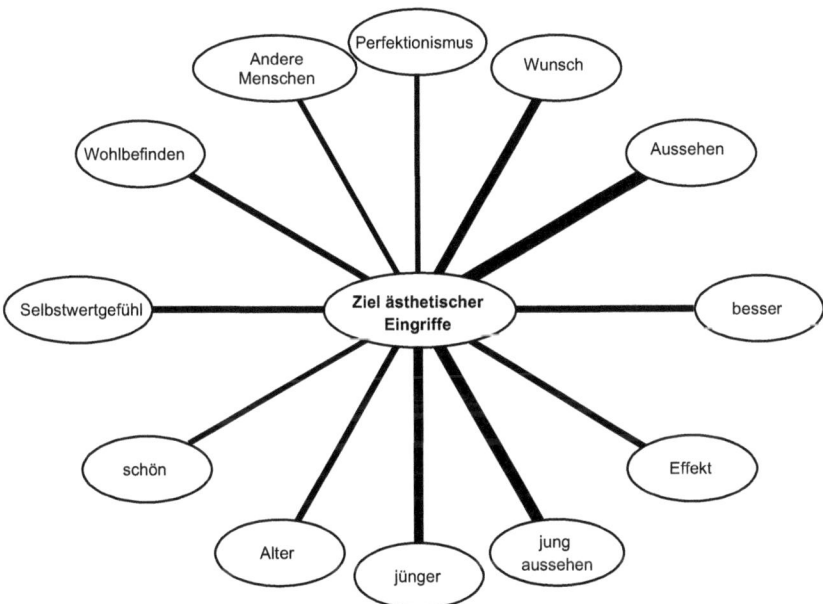

Abbildung 5: GABEK - Netzwerkgrafik der Ziele ästhetischer Eingriffe

6.1.6 Gestaltenbaum der Motive ästhetischer Eingriffe

Während der erste Auswertungsschritt dazu diente, die wichtigsten Begriffe und ihre Assoziationen zu strukturieren und einen Überblick über die Befragung zu erhalten, sollte nun für die Frage nach den Motiven hinter ästhetischen Eingriffen eine hierarchische Struktur entwickelt werden.

Hierzu wurde ein Gestaltenbaum mit Hilfe des Computerprograms WinRelan erzeugt, bei dem Sätze, die inhaltlich eng zusammenhängen, zu Gruppen zusammengefasst wurden. Der Gestaltenbaum (Abbildung 6) zeigt in einer einzigen Übersicht alle von den Befragten genannten Motive in hierarchischer Ordnung, gruppiert nach den Hauptmotivationsfaktoren, die den Wunsch nach einer ästhetischen Behandlung auslösen können.

Diese hierarchische Struktur ermöglichte es, auf Basis der einzelnen Originalaussagen Antwortgruppen mit ähnlichen Schwerpunkten zusammenzufassen und detailliert auszuwerten.

Der Gestaltenbaum (Abbildung 6) ist von links nach rechts zu lesen, beginnend mit der Zusammenfassung aller Motivationsfaktoren:

Zusammenfassung der Motive: Die Auslöser des Wunschs nach ästhetischen Eingriffen.

Der Wunsch, sich einem ästhetischen Eingriff zu unterziehen, hat mehrere Auslöser, die sich in fünf Hauptgruppen (Hypergestalten) einteilen lassen. Er wird von den gesundheitlichen Faktoren Wohlbefinden und Krankheit, dem sozialem Druck und der persönlichen Veranlagung bezüglich des Selbstwertgefühls und des individuellen Hangs zur Selbstdarstellung beeinflusst. Jede dieser fünf Hauptgruppen repräsentiert ein Handlungsmotiv, das von anderen Motiven gestützt wird.

1. Hauptmotiv: Wohlbefinden

Von einem ästhetischen Eingriff wird erwartet und erhofft, dass er sich positiv auf das Wohlbefinden auswirkt. Damit gemeint ist, über ein entsprechendes Aussehen eine positive vitale Ausstrahlung zu bekommen, mit der der Alltag besser bewältigt werden und eventuell eine glückliche Partnerschaft geführt werden kann – aber auch, dass psychische Beeinträchtigungen verschwinden, die aufgrund des unbefriedigenden Aussehens, z.B. aufgrund eines sichtbaren Makels, entstanden sind. Das Hauptmotiv „Wohlbefinden" beinhaltet die Motive: „psychische Belastung", „Partnerschaft", „Alltagsbewältigung".

Ergebnisse

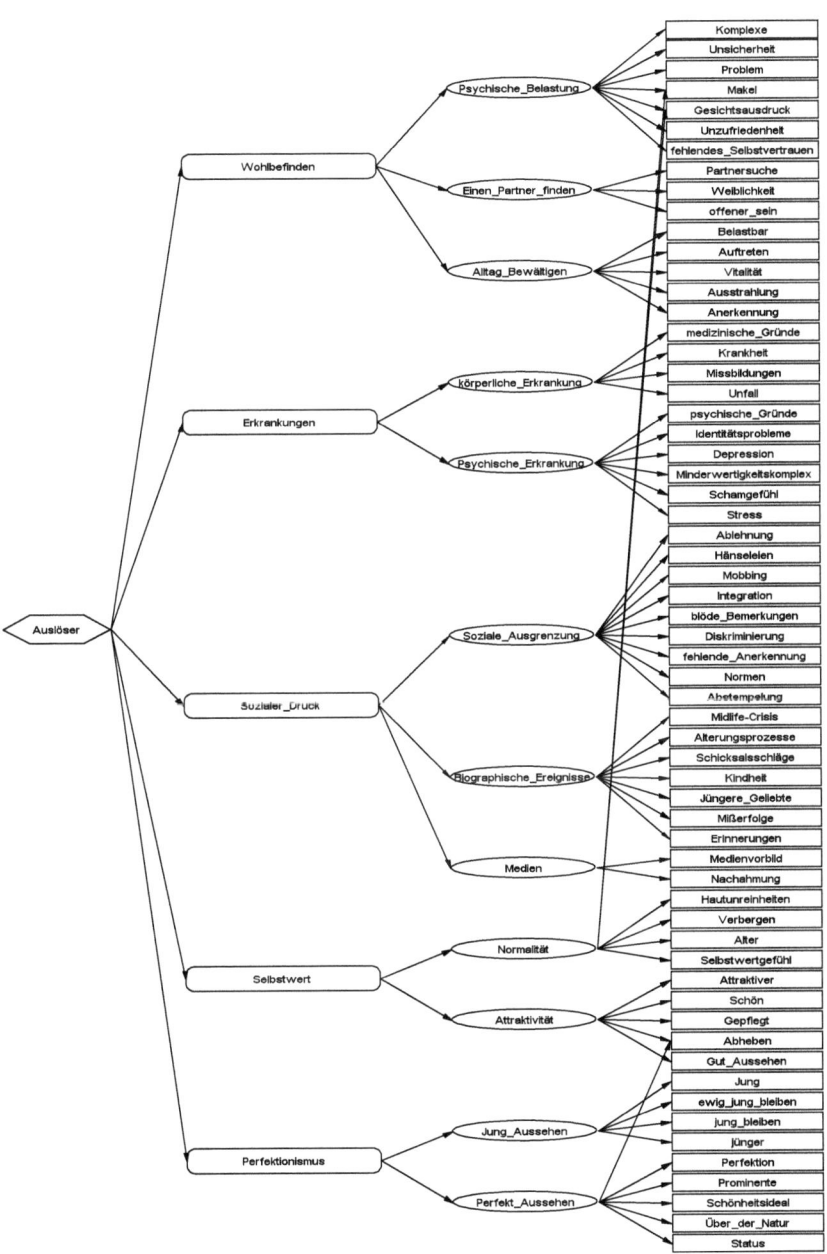

Abbildung 6: GABEK - Gestaltenbaum der Motive hinter minimal-invasiven ästhetischen Eingriffen

2. Hauptmotiv: Erkrankung

Physische und psychische Erkrankungen führen dazu, eine Abhilfe in einem ästhetischen Eingriff zu suchen. Physische Gründe stellen medizinische Indikationen wie Unfallfolgen oder Missbildungen dar. Psychische Erkrankungen sind eine Folge der Unzufriedenheit mit dem eigenen Aussehen und reichen von Minderwertigkeitskomplexen bis zu Depressionen. Das Hauptmotiv „Erkrankung" beinhaltet die Motive „psychische Erkrankung" und „physische Erkrankung".

3. Hauptmotiv: sozialer Druck

Soziale Ausgrenzung als Folge eines nicht den gesellschaftlichen Normen oder medialen Vorbildern entsprechenden Aussehens wird in Form mangelnder Anerkennung, Diskriminierung und Mobbing erlebt und löst den Wunsch aus, durch einen ästhetischen Eingriff soziale Akzeptanz zu erfahren. Die Medien mit ihren Idealbildern verstärken den sozialen Druck. Damit einher gehen negative Erlebnisse oder Prägungen innerhalb der eigenen Biografie, die sich oft als Misserfolge in der Erinnerung festgesetzt haben. Das Hauptmotiv „sozialer Druck" beinhaltet die Motive: „soziale Ausgrenzung", „biografische Ereignisse", „Mediendruck".

4. Hauptmotiv: Selbstwert

Von ästhetischen Eingriffen wird ein positiver Effekt auf das Selbstwertgefühl erwartet. Für einen Teil der Befragten bedeutet dies, dass man sich durch ein attraktiveres Aussehen abheben und auffallen kann. Von anderen Menschen wird der umgekehrte Effekt erwartet. Sie wollen in einer optischen Normalität untertauchen, indem ihr negativ empfundenes Aussehen nicht mehr auffällt und nicht länger die Aufmerksamkeit anderer auf sie zieht. Obwohl die gewünschten Effekte konträr sind, liefern beide ein Motiv für ästhetische Eingriffe, bei der über eine Verbesserung des Aussehens das Selbstwertgefühl gesteigert werden soll. Das Hauptmotiv „Selbstwert" beinhaltet die Motive: „Normalität" und „Attraktivität".

5. Hauptmotiv: Selbstdarstellung

Die Tendenz zur Selbstdarstellung drückt sich in dem Streben nach Perfektion und Verjüngung aus und betrifft Frauen, die ein besonders ausgeprägtes Verlangen haben, nicht alt oder möglichst lange jung bzw. besser als andere auszusehen, um zu beeindrucken. Gleiches gilt für Personen, die den meist prominenten Schönheitsidealen nacheifern und dabei versuchen, sich mit einem möglichst perfekten Aussehen über die Natur zu stellen, um sich von anderen abzuheben. Das Hauptmotiv „Selbstdarstellung" beinhaltet die Motive „Alter" und „Perfektionismus".

6.1.7 Übersicht der Motive hinter ästhetischen Eingriffen

Die Auswertung mit dem Gestaltenbaum (Abbildung 6) liefert eine Antwort auf die Frage nach den Motiven hinter ästhetischen Eingriffen. Die fünf wichtigsten Motive „Wohlbefinden", „Erkrankungen", „sozialer Druck", „Selbstwertgefühl" und „Selbstdarstellung" werden von zwölf weiteren Motiven ergänzt. Die Tabelle 18 zeigt das Ergebnis der Auswertung dieser qualitativen Studie.

Tabelle 18: Qualitative Studie; Hierarchie der Motive hinter ästhetischen Eingriffen

Hauptmotive	Zusätzliche Motive	Motivation
I. Wohlbefinden	i. Psychische Belastungen	"Einen Makel verbergen"
	ii. Partnerschaft	"Endlich weiblicher wirken"
	iii. Alltagsbewältigung	"Im Beruf vitaler Auftreten"
II. Erkrankungen	iv. Psychische Erkrankungen	"Identitätsprobleme beseitigen"
	v. Körperliche Erkrankungen	"Missbildungen wegmachen"
III. Sozialer Druck	vi. Soziale Ausgrenzung	"Hänseleien vermeiden"
	vii. Biografische Ereignisse	"Leitbildern folgen"
	viii. Mediendruck	"Idealbildern nacheifern"
IV. Selbstwertgefühl	ix. Normalität	"Normal Aussehen"
	x. Attraktivität	"Schöner Aussehen"
V. Selbstdarstellung	xi. Alter / Verjüngung	"Jünger Aussehen"
	xii. Perfektionismus	"Andere Beeindrucken"

Hinter ästhetischen Eingriffen stehen viele Motive und nicht ein einzelnes. Die mit dem Auswertungsschritt des Gestaltenbaums erzeugte Hierarchie und Gruppierung der Motive wird beibehalten. Sie identifiziert 17 Motive (Tabelle 18). Die obere hierarchische Ebene bilden die Hauptmotive, darunter und ihnen zugeordnet befinden sich zusätzliche Motive, die je nach Persönlichkeitsdisposition und Situation auch zu Hauptmotiven werden können, wenn es sich um den Wunsch nach einem ästhetischen Eingriff handelt. Die Motivation erklärt entsprechend ihrer prozessorientierten Definition die Situation, in der das in der Person verankerte Motiv zum Auslöser der Handlung werden kann. Die Motivation wurde hier zum besseren Verständnis der Motive eingebunden und orientiert sich an den Originalaussagen.

6.1.8 Kausalzusammenhänge

Nachdem die wichtigsten Motive herausgearbeitet wurden, sollte die Studie auch dahin gehend ausgewertet werden, ob und wie Wohlbefinden, Selbstwertgefühl und Aussehen mit ästhetischen Eingriffen zusammenhängen. Damit sollte unabhängig von den Ergebnissen der später durchgeführten Längsschnittstudie bereits auf qualitativer Basis erhoben werden, ob von ästhetischen Eingriffen ein Effekt auf das Wohlbefinden und das Selbstwertgefühl ausgehen kann.

Da Wohlbefinden und Selbstwertgefühl bereits als Motivationsfaktoren identifiziert wurden, wurde von den Ergebnissen nicht nur ein besseres Verständnis des Zusammenhangs der Motive erwartet, sondern auch ein Aufschluss darüber, wie sich einzelne Motivationsfaktoren gegenseitig beeinflussen. Zur Bestimmung dieser Einflüsse mussten die Kausalzusammenhänge untersucht werden. Solche Ursache-Wirkungs-Zusammenhänge ließen sich über einen weiteren Auswertungsschritt darstellen, der es ermöglichte, kausale Beziehungen zwischen den Faktoren grafisch sichtbar zu machen. Sofern Beziehungen bestanden, entstand eine Verbindungslinie, an deren Ende entweder ein Pfeil oder ein Kreis abgebildet war. Der Pfeil bedeutet einen verstärkenden Effekt von der dem Pfeil abgewandten Variable auf die unmittelbar vor dem Pfeil liegende Variable. Ein Kreis bedeutet dagegen einen gegenläufigen Effekt, also eine Abschwächung. Erwünschte Ereignisse sind grün, unerwünschte rot und neutrale schwarz markiert.

6.1.8.1 Kausalanalyse der ästhetischen Eingriffe

Als erstes wurden die Ursache-Wirkungs-Mechanismen ästhetischer Eingriffe untersucht. Von ästhetischen Eingriffen gingen durchweg positive Effekte (grün) auf verschiedene andere Themenfelder aus, die sie fast immer verstärkten (Pfeil). Diese Effekte sind als Zielzustände der Handlung zu verstehen. Von ihnen geht der Reiz aus, diese Handlung

Ergebnisse

durchzuführen; sie entsprechen den Motiven hinter ästhetischen Eingriffen. Wie die nachfolgende Grafik (Abbildung 7) zeigt, wurden die ästhetischen Eingriffe und die Erwartung an sie nicht von anderen Themenfeldern (Begriffen) beeinflusst.

Die positiven Effekte der ästhetischen Eingriffe umfassen die Verbesserung bzw. Verjüngung und Verschönerung des Aussehens. Und sie verstärken emotionale Zustände wie das Selbstbewusstsein und das Wohlbefinden. Das Alter wurde zwar nicht negativ gesehen, erhält aber durch die ästhetischen Eingriffe eine Reduktion und nimmt durch sie ab (Kreis). Das bedeutet, der Eingriff führt dazu, dass das Alter weniger deutlich sichtbar wird, was gleichbedeutend mit einer Verjüngung ist. Und das wurde positiv bewertet. Außerdem wirken sich ästhetische Eingriffe auch mittelbar über das Selbstwertgefühl und das Aussehen auf das Wohlbefinden aus.

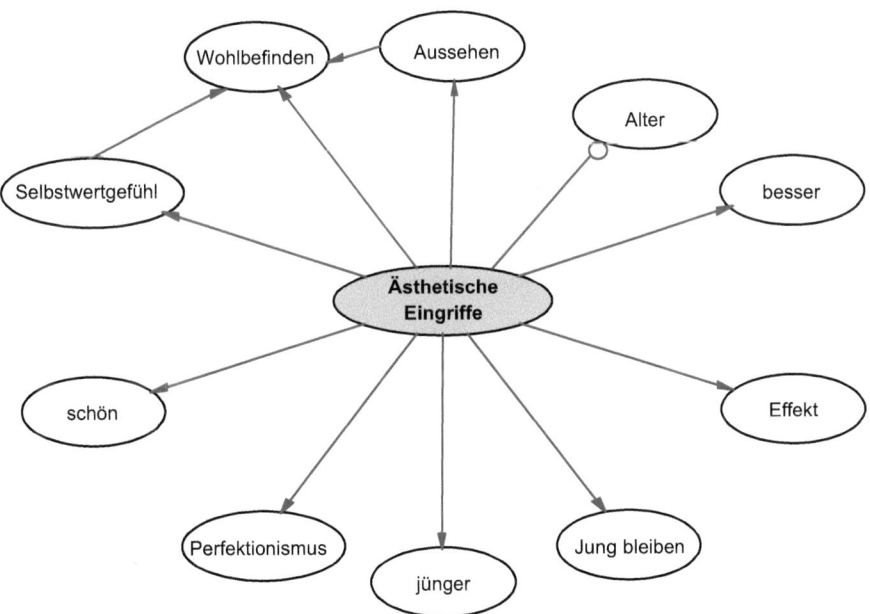

Abbildung 7: GABEK - Kausalnetzgrafik der von ästhetischen Eingriffen beeinflussten Faktoren

Erwartungen an ästhetische Eingriffe ausdrückten:

„Durch diese ästhetischen Eingriffe erfüllen sich viele den Wunsch, ‚perfekt' zu werden und dem Schönheitsideal ähnlicher zu werden bzw. ewig jung zu bleiben." B31[1], 8[2]

„Sie [andere Frauen] fühlen sich [durch ästhetische Eingriffe] besser, weil sie ihr Selbstwertgefühl steigern." A40, 7

„... um sich vielleicht wieder in ihrem Körper wohlzufühlen und [sie] suchen vielleicht auch die Bestätigung, z.B in einem höheren Alter, dass sie jung geblieben sind." D46, 22

„Nicht nur glattere Haut, sondern das Gefühl, mit sich zufrieden zu sein, frisch und gesund und belastbar auszusehen." A04, 1

Die Originalaussagen bestätigten das Ergebnis der Kausalanalyse: Von ästhetischen Eingriffen gehen eindeutig positive Wirkungen aus, die miteinander verbunden sind.

6.1.8.2 Kausalanalyse der Behandlungsursachen

Auf die Frage nach möglichen Gründen für einen ästhetischen Eingriff ergab sich ein ganz anderes Bild als zuvor (Abbildung 8). Die Behandlungsursache wird meist von negativ besetzten Zuständen (rot) und einigen neutralen (schwarz) beeinflusst, in deren Beseitigung die Handlungsmotive erkennbar sind.

Die wichtigsten Ursachen einer Behandlung sind ungünstig bewertete Themen wie medizinische Beeinträchtigungen, etwa als Folge von Unfälle und Missbildungen. Weitere Motive liegen in der Beseitigung unerwünschter Effekte, die gesellschaftliche Ursachen haben, wie Hänseleinen oder der Einfluss von Medien, aus denen zum Teil auch Komplexe entstehen können. Beide Bereiche können zu psychisch negativen Empfindungen, wie Unwohlsein und Unzufriedenheit, führen, deren Beseitigung für sich genommen bereits ein eigenes Motiv darstellt. Auch das Alter wurde in diesem Kontext negativ bewertet, und stellt ein Motiv für ästhetische Eingriffe dar. Je stärker diese Faktoren (Pfeil) sind, desto größer wird der Wunsch nach einem ästhetischen Eingriff. Einzig beim Aussehen und der Karriere verhält es sich gegenläufig. Dies ist so zu interpretieren, dass, je besser diese Merkmale ausgeprägt sind, desto geringer der Antrieb (Kreis) ist, sich einem ästhetischen Eingriff zu

---

[1] Das 1. Kürzel hinter den Aussagen bezeichnet die elektronische Karteikarte, unter der die jeweilige Originalaussage mit der Software WinRelan abgespeichert ist.

[2] Die 2. Ziffer gibt die Lfd.Nr. des Zitats im Datenmaterial an.

unterziehen. Oder anders ausgedrückt: Wer gut aussieht oder beruflich erfolgreich ist, hat kaum ein Motiv, sich ästhetisch behandeln zu lassen, und umgekehrt.

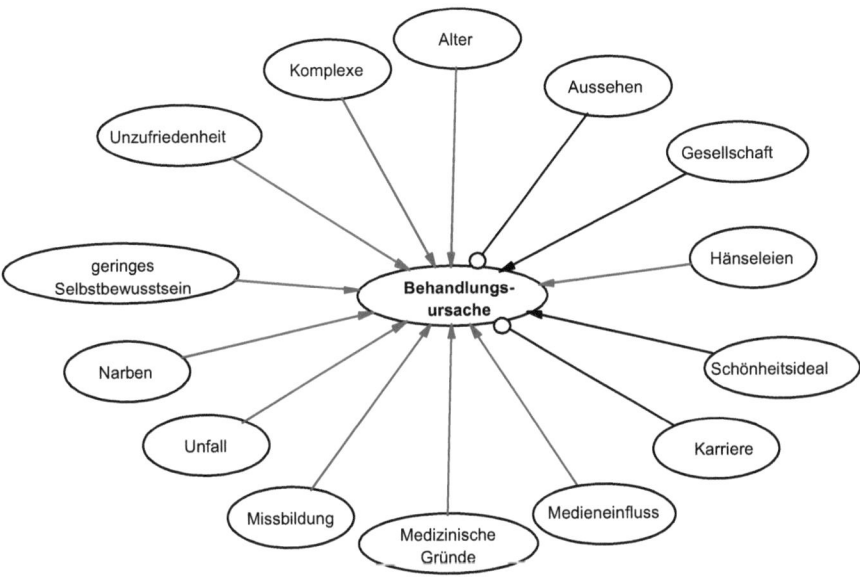

Abbildung 8: GABEK - Kausalnetzgrafik der Einflussfaktoren von Behandlungsursachen

Die nachfolgenden Zitate der Befragten ergänzen die Aussage der Grafik:

"[Gründe für einen ästhetischen Eingriff sind] Anpassung an ‚Normen', in die man zuvor nicht gepasst hat, wodurch das Selbstwertgefühl steigt. Oder dem Partner bzw. Umwelt attraktiver zu sein oder der Job ‚zwingt' sie zu diesem Schritt" E25, 35

"Ein zu geringes Selbstbewusstsein, eventuell auch negative Erfahrungen in der Vergangenheit gemacht. Oftmals werden auch Menschen von der Gesellschaft verspottet oder ausgegrenzt aufgrund ihres Aussehens." E 31, 36

"Niedriges Selbstbewusstsein, möglicherweise auch das durch die Medien gezeigte Schönheitsideal, welchem viele Frauen nicht entsprechen, könnten wohl der Auslöser sein." E49, 39

„Ein Grund dafür kann Unzufriedenheit oder Komplexe sein. Als Auslöser können viele Situationen dienen, z.B. Veränderungen im Leben, Alterungsprozesse, Probleme, Hänseleien in der Kindheit." F64, 58

Verglichen mit den positiven Erwartungen, die an einen ästhetischen Eingriff gestellt wurden, zeigt die Kausalanalyse der Behandlungsursachen eine vorwiegende negative Aufladung. Es zeichnete sich ab, dass die Motive zwar in die gleiche Richtung stoßen, dies jedoch von zwei unterschiedlichen Ebenen aus tun. Die eine Ebene liegt im negativen Bereich und will einen unerwünschten Zustand beseitigen, um das normale, durchschnittliche Niveau zu erreichen. Die anderen Motive starten bereits von diesem Niveau aus und versuchen auf eine höhere Ebene, die über diesem Durchschnitt liegt, zu gelangen.

6.1.8.3 Kausalanalyse des Schminkens

Weitere Aufschlüsse über mögliche Motive hinter ästhetischen Eingriffen und ihre Wechselbeziehungen mit dem Wohlbefinden und dem Selbstwertgefühl könnten sich aus der Kausalanalyse anderer Schönheitshandlungen wie dem Schminken ergeben (Freedman 1989). Sowohl Schminken als auch minimal-invasive ästhetische Eingriffe zielen darauf ab, das Aussehen positiv zu verändern. Beide zählen zu den Schönheitshandlungen. Auch wenn Aufwand und Wirkung unterschiedlich hoch sind, so ist denkbar, dass die beabsichtigte Wirkung in eine ähnliche Richtung zielt.

Durch das Schminken lassen sich zudem Anerkennung und Aufmerksamkeit erzielen, indem Unerwünschtes (rot) wie ein Makel versteckt wird oder – umgekehrt – Schönes betont wird. Aus den Aussagen der Befragten ließ sich zudem erkennen, dass es sich beim Schminken um einen sozialen Prozess handelt, bei dem nicht das attraktivere Aussehen allein im Vordergrund steht, sondern auch die damit verbundenen Reaktionen anderer auf diese Handlung. Die nachfolgenden Zitate von befragten Frauen veranschaulichen diesen Punkt.

„[Frauen wollen] ihre physischen Stärken unterstreichen und die Schwächen kaschieren. Sie wollen sich u. ihren Mitmenschen gefallen." A81, 14 (pat)

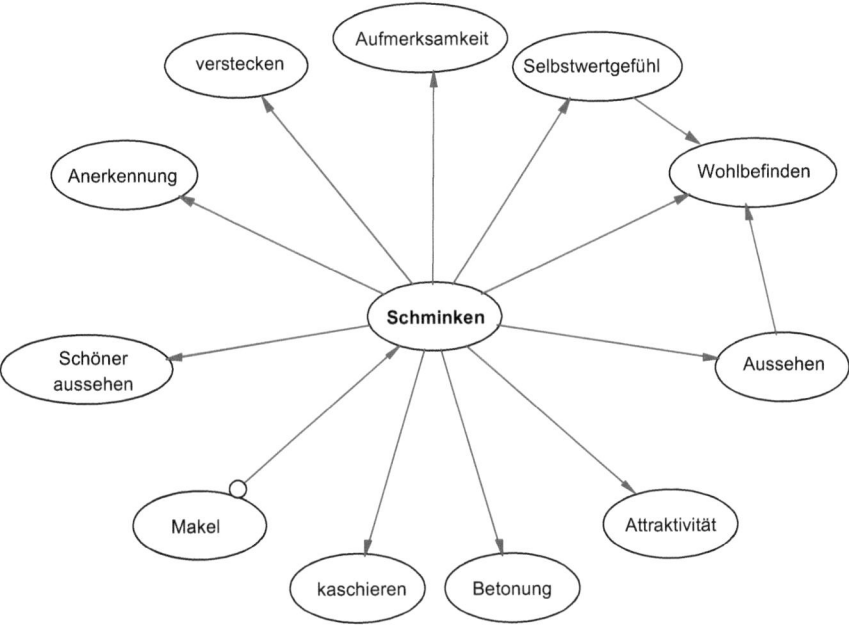

Abbildung 9: GABEK - Kausalnetzgrafik vom Schminken beeinflussten Faktoren

„Durch Schminken möchte man schöner aussehen; und wenn das Gesicht besser aussieht, fühlt man sich draußen wohler und gepflegter." D36, 21

„Absicht ist, das eigene Wohlbefinden zu stärken und Aufmerksamkeit zu erzielen. Eventuell soll das Selbstbewusstsein gestärkt werden." E23, 35

Die Wirkung des Schminkens zeigt in die gleiche positive Richtung wie die ästhetischen Eingriffe. Insbesondere der Zusammenhang zwischen ihnen, Wohlbefinden, Selbstwertgefühl und Aussehen ist gleichgerichtet. Allerdings bewirkt das Schminken keine Veränderung des Alters; die Interviewten sagten aus, damit bestimmte Stellen zu kaschieren oder zu betonen, nicht aber um jünger auszusehen.

6.1.8.4 Kausalanalyse des Wohlbefindens

Neben der Frage nach den Motiven hinter ästhetischen Eingriffen interessierte auch die Forschungsfrage, ob und – wenn ja – in welchem Zusammenhang Wohlbefinden und ästhetische Eingriffe stehen. Wie bereits ersichtlich wurde, wird Wohlbefinden immer wieder als Grund genannt, um das eigene Aussehen zu verändern. Das eigene Wohlbefinden hängt nach Angabe der Befragten sehr stark von der Existenz erwünschter (grün) sozialer Kontakte (Familie, Freunde, Partner) und Gesundheit ab (Abbildung 10). Wie zuvor deutlich wurde, haben ästhetische Eingriffe einen positiven Einfluss auf das Wohlbefinden: zum einen unmittelbar, zum anderen aber auch mittelbar über das Selbstwertgefühl und das Aussehen. Ebenfalls deutlich wurde die sich gegenseitig positiv verstärkende Beziehung, die zwischen dem „Gefühl, schön zu sein", und dem „Wohlbefinden" besteht. Je schöner man ist, desto besser ist auch das Wohlbefinden. Aber auch umgekehrt, geht von einem allgemeinen Wohlbefinden ein positiver Effekt dahin gehend aus, dass man sich automatisch schön fühlt.

Die Kausalgrafik (Abbildung 9) zeigt, ähnlich wie die zu dem Komplex „ästhetische Eingriffe" auch, dass vom Schminken, ausgenommen Makel, ausschließlich andere Faktoren beeinflusst werden. Neben einem positiven direkten und indirekten Effekt auf das Wohlbefinden wirkt sich das Schminken auch positiv auf das Selbstwertgefühl und das Aussehen aus. Und diese beeinflussen das Wohlbefinden ihrerseits positiv.

Diesen Zusammenhang zwischen Aussehen und Wohlbefinden verdeutlichen beispielhaft mehrere Antworten der Befragten:

„Schönheit ist Mühelosigkeit, [sie] kann enorm dazu helfen, das eigene Wohlbefinden und somit das Selbstbewusstsein zu steigern." B41, 10

„Die Gesundheit spielt selbstverständlich eine der Hauptrollen im Leben, um sich wohl zu fühlen. Zudem ein nettes und hübsches Aussehen." E15, 34

„[Kleinere ästhetische Eingriffe] dienen dem Wunsch nach jüngerem Aussehen, gleichbedeutend mit schönerem Aussehen in Verbindung mit gesteigertem Wohlbefinden." E90, 46

Die Grafik (Abbildung 10) bejaht die Forschungsfrage, ob von ästhetischen Eingriffen ein Einfluss auf das Wohlbefinden ausgeht, und zeigt darüber hinaus, dass die Eingriffe auch positive Effekte auf das Aussehen und das Selbstwertgefühl haben, die zusätzlich auf das Wohlbefinden einwirken.

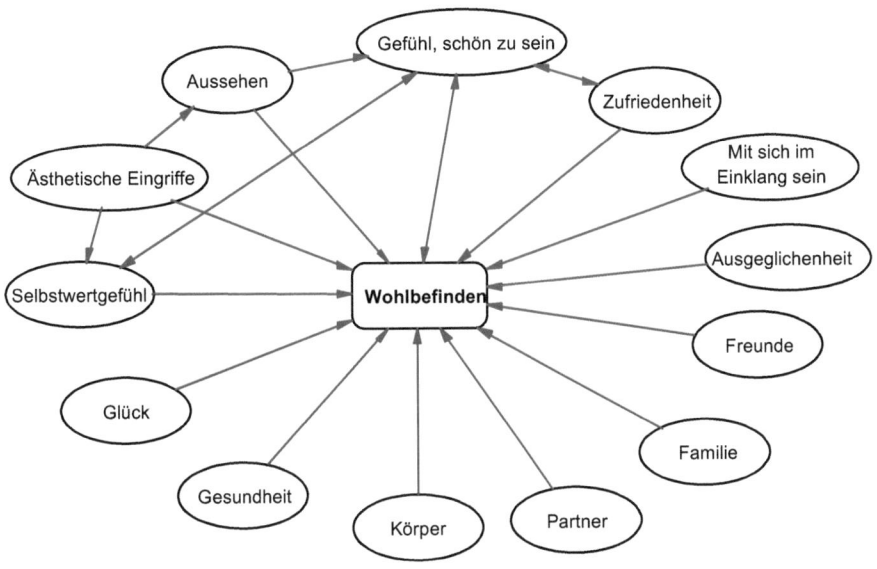

Abbildung 10: GABEK - Kausalnetzgrafik der Einflussfaktoren des Wohlbefindens

Außerdem wird deutlich, dass das Gefühl, schön zu sein, einen starken wechselseitigen Einfluss auf Zufriedenheit, Wohlbefinden und Selbstwertgefühl hat und zudem vom Aussehen positiv beeinflusst wird. Daher wurde im nächsten Schritt genauer untersucht, wie das Gefühl, „gut auszusehen", beschrieben wird.

6.1.8.5 Kausalanalyse des Gefühls, „schön zu sein"

Aus den bisherigen Aussagen lässt sich erkennen, dass die Veränderung des Aussehens eine starke emotionale Komponente hat, die mit etlichen Motiven in Verbindung steht. Um ein Modell zu entwerfen, das diese Zusammenhänge verdeutlicht, musste noch die Frage ausgewertet werden, was es für die Frauen bedeutet, „schön zu sein" bzw. „richtig gut auszusehen". Zunächst bewirkt ein ästhetischer Eingriff eine positive Veränderung des Aussehens, von dem es positiv beeinflusst wird, wie sich aus der Grafik (Abbildung 11) ablesen lässt.

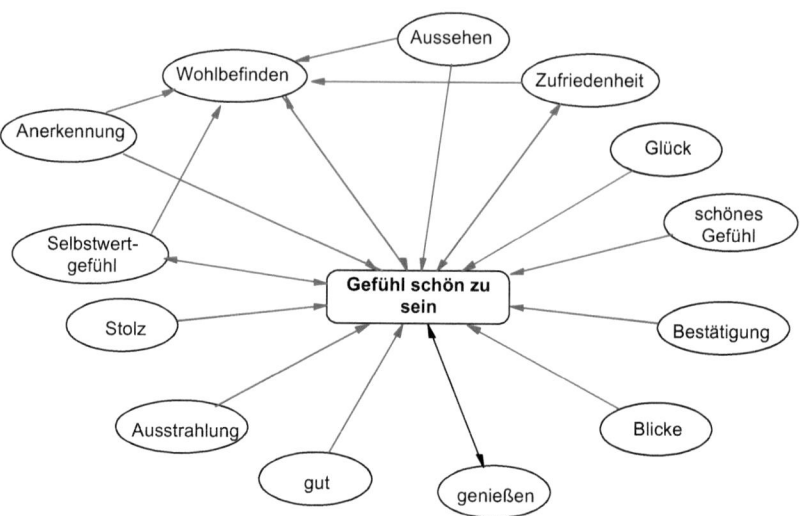

Abbildung 11: GABEK - Kausalnetzgrafik der Einflussfaktoren des Gefühls schön zu sein

Das „Gefühl, schön zu sein", stellt die eindeutig positive emotionale Ausprägung des eher neutralen Begriffs „Aussehen" dar und hat, wie bereits gezeigt, einen Einfluss auf das Wohlbefinden und umgekehrt. Weitere positive wechselseitige Beziehungen bestehen zwischen dem Gefühl, schön zu sein, dem Selbstwertgefühl und der Zufriedenheit, die sich wiederum positiv auf das Wohlbefinden auswirken. Außerdem werden sowohl das Gefühl, schön zu sein, und das Wohlbefinden von der Anerkennung durch andere und dem allgemein empfundenen Glück positiv beeinflusst. Keine Beziehung besteht zu ästhetischen Eingriffen. Offensichtlich spielen diese bei der neutralen Betrachtung dieses Gefühls keine Rolle. Denn wer sich schön fühlt, denkt nicht an einen ästhetischen Eingriff oder daran, sich zu schminken.

Nachfolgende Zitate veranschaulichen diese Ergebnisse:

„Man schaut einfach in den Spiegel und denkt: ‚Heute siehst du aber ganz gut aus'; man fühlt sich zufrieden, selbstsicher, und man denkt eher positiv darüber, wenn einem Leute hinterherschauen." D14, 17

„Man fühlt sich selbstsicher, dadurch kann man im Alltag leichter Dinge bewältigen." A98, 3

„Schön zu sein, fühlt sich toll an, gibt Selbstvertrauen und Ausstrahlkraft, Unerreichbarkeit und Exklusivität." D20, 18

Die Aussagen zum Gefühl, „schön auszusehen", zeigen, warum dieses Gefühl selbst so schön erscheint und wieso sich manche Menschen, nur um dieses Gefühl zu erhalten, auch ästhetischen Eingriffen unterziehen. Das Gefühl, schön zu sein, wirkt sich positiv auf das Wohlbefinden, die Zufriedenheit, das Glück und das Selbstwertgefühl aus. Diese Ebenen werden angesprochen, wenn jemand sagt, er fühle sich schön.

6.1.9 Der Zusammenhang von Wohlbefinden, Selbstwert und Aussehen

Zur Darstellung der bisher herausgearbeiteten Zusammenhänge wurden die Kausalgrafiken zu einem großen Modell zusammengeführt, in dem die Beziehungen zwischen den verschiedenen Hauptfeldern der Untersuchung ersichtlich sind. Es zeigte sich, dass die eigentliche Behandlungsursache bzw. ihre Beseitigung keinen direkten Einfluss auf das Wohlbefinden hat. Der Ursache-Wirkungs-Zusammenhang wird über Zwischenstufen herbeigeführt, deren zentrales Element das Selbstwertgefühl ist. Denn dieses wird mittelbar von der Unzufriedenheit mit dem Aussehen und den ästhetischen Eingriffen beeinflusst, wobei das Gefühl, „schön zu sein", eine treibende Kraft ist. Auch ist ersichtlich, dass die Behandlungsursachen nicht unmittelbar den Wunsch nach einem ästhetischen Eingriff hervorrufen, sondern dass zunächst an die Beseitigung von Unzufriedenheit, Komplexen und das Altern gedacht wird, bevor der ästhetische Eingriff quasi als Lösung hinzukommt.

Das als Kausalgrafik dargestellte Gesamtmodell (Abbildung 12) veranschaulicht die komplexen Zusammenhänge, die sich aus den Antworten der Befragten ergeben haben. Der Wunsch, sich einem ästhetischen Eingriff zu unterziehen, hängt von vielen Faktoren ab, die sowohl innerhalb der Person selbst (Alter) als auch von dessen Umfeld (Attraktivität, Erfolg) beeinflusst werden.

Diese Faktoren wirken nicht immer direkt und bewirken vermutlich erst in der Kombination den Wunsch, sich einem ästhetischen Eingriff zu unterziehen.

Ergebnisse

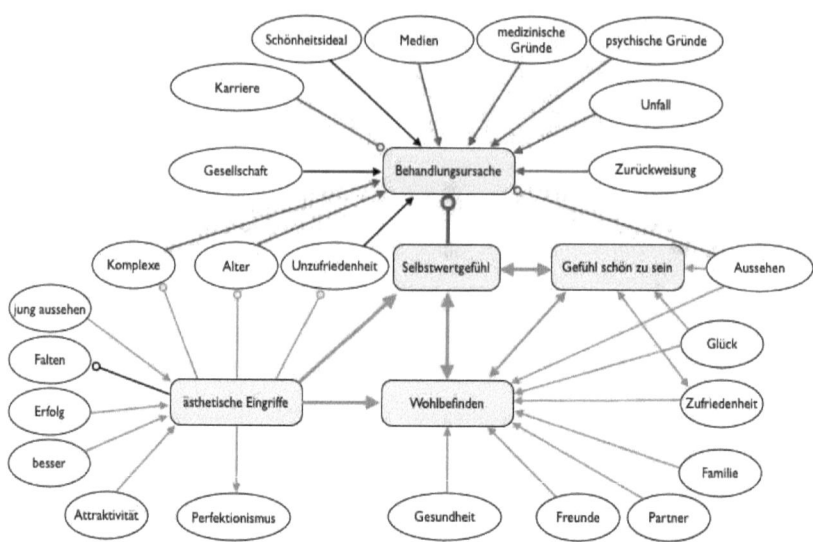

Abbildung 12: GABEK - Kausalnetzgrafik, Gesamtmodel der Motive ästhetischer Eingriffe
(*grün* = positv, *rot* = negativ, *schwarz* = neutral, Pfeil = wirkt verstärkend, Kreis = wirkt reduzierend)

Außerdem zeigt die die Kausalgrafik, dass Wohlbefinden und Selbstwertgefühl von ästhetischen Eingriffen positiv beeinflusst werden. Zudem zeigt sie, dass Glück und Zufriedenheit dem Konstrukt Wohlbefinden zugeordnet werden.

6.1.10 Adressaten der Schönheitshandlung

Eine zusätzliche am Rande immer wieder auftauchende Frage wurde ergänzend ausgewertet. Sie lautete: „Für wen machen sich Frauen schön?" Ohne zu wissen, wer der Adressat der Schönheitshandlung ist, sind einige Fragen zur Wirkungsweise der Motive hinter ästhetischen Eingriffen nur schwer einzuordnen. Zunächst zeigt der Gestaltenbaum eine Struktur von drei Personengruppen auf, für die sich Frauen schön machen (Abbildung 13).

Frauen machen sich sowohl direkt für sich selbst als auch für das soziale Umfeld und insbesondere den männlichen Partner schön, bei dem sie Begehrlichkeiten wecken wollen. Das soziale Umfeld und die soziale Akzeptanz innerhalb des allgemeinen gesellschaftlichen

Umfelds, wie etwa der Arbeitskollegen, wirken sich indirekt wiederum positiv auf das eigene Selbst, gerade in Form von mehr Selbstsicherheit und Wohlbefinden, aus

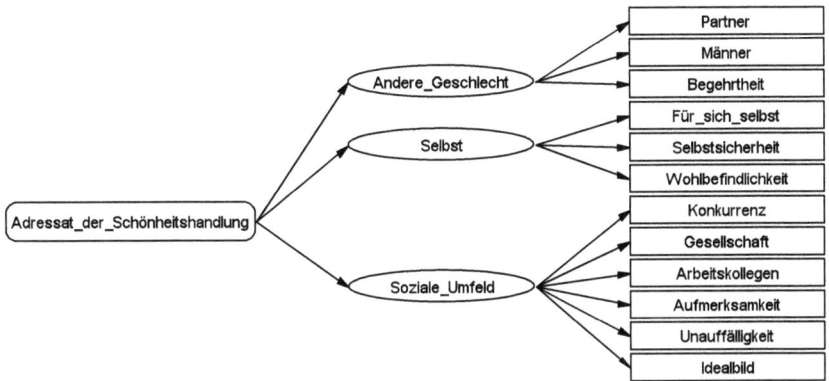

Abbildung 13: GABEK -Hypergestalt: Für wen machen sich Frauen schön?

Um zu erkennen, welches die stärksten Bezugsgruppen in Form der am häufigsten genannten Adressaten der Schönheitshandlung sind, wurde für diese Analyse eine Netzwerkgrafik der Assoziationen erstellt, die nicht die kausalen Zusammenhänge, sondern nur die Beziehungsstärke anhand der Dicke der Linien anzeigt (Abbildung 14).

Die Befragten waren der Meinung, Frauen machen sich in erster Linie für sich selbst schön. Aber für auch für das andere Geschlecht, also die Männer bzw. den Partner, wollen sie schön sein. Dabei schließen sich die Aussagen nicht gegenseitig aus. Vielmehr geht von diesen Bezugspersonen wiederum ein Effekt auf das eigene Selbst aus.

Dem Umfeld wird eine große Bedeutung über Feedback-Prozesse beigemessen, was auch die Zitate belegen:

„Für sich selbst oder Männer durch welche sie Bestätigung erhalten." A90, 1

„Für sich selber, aber auch um anderen zu gefallen und durch die Schönheit Ansehen zu bekommen." B33, 8

„Frauen werden sich wohl oft für Männer schön machen, aber mit Sicherheit auch für sich selbst, da es einfach ein gutes Gefühl gibt." D12, 16

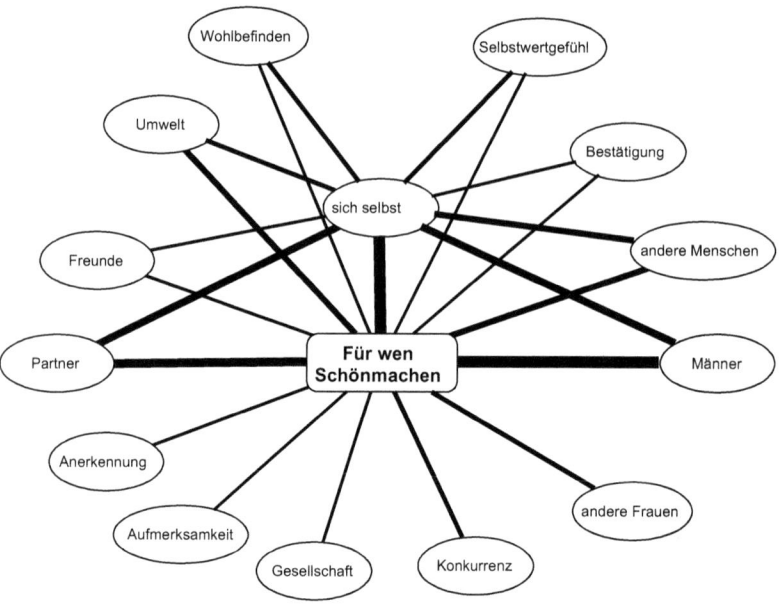

Abbildung 14: GABEK - Netzwerkgrafik der Assoziationen für wen sich Frauen schön machen.

Aus dieser ergänzenden Auswertung ergibt sich: Frauen machen sich zwar auch für andere schön, doch erwarten sie davon auch eine positive Rückkopplung auf sich selbst. Die Schönheitshandlung wird als sozialer Prozess gesehen, in dem sowohl die eigene, wie auch die fremde Betrachtung eine Rolle spielt.

6.1.11 Zusammenfassung der Ergebnisse

Die Auswertung dieser qualitativen Studie diente dem Ziel, die Motive, die speziell Frauen veranlassen, einen ästhetischen Eingriff vorzunehmen, zu identifizieren und Erkenntnisse darüber zu liefern, ob ästhetische Eingriffe in einem Zusammenhang mit dem Wohlbefinden und darüber hinaus auch mit dem Selbstwertgefühl stehen. Beide Fragen konnten beantwortet werden.

Mit der auf sprachlichen Konstruktionen basierenden Methode GABEK wurden die Texte strukturiert, 17 Motive identifiziert und die komplexen Zusammenhänge, in denen sich das

Aussehen und ästhetische Eingriffe, Wohlbefinden und Selbstwertgefühl bewegen, übersichtlich dargestellt und in einem kausalen Modell zusammengefasst.

Es konnte eine Anzahl verschiedener Motive herausgearbeitet und in einer Hierarchie dargestellt werden (Tabelle 18). Die Hauptmotive sind: (I) Wohlbefinden, (II) Erkrankungen, (III) sozialer Druck, (IV) Selbstwertgefühl und (V) Selbstdarstellungstendenz. Sie werden von weiteren Motivationsfaktoren unterstützt, die je nach persönlicher Disposition und Situation auch ihrerseits als Hauptmotiv in Frage kommen. Diese zusätzlichen Motivationsfaktoren sind: (i) Verringerung psychischer Belastungen, (ii) Förderung einer Partnerschaft, (iii) Bewältigung des Alltags, (iv) Beseitigung psychischer und (v) körperlicher Erkrankungen, (vi) Vermeidung sozialer Ausgrenzung, (vii) biografische Ereignisse, (viii) Mediendruck, (ix) Normal aussehen, (x) Steigerung der Attraktivität, (xi) Begrenzung des Alterns sowie (xii) Perfektionismus.

Hinter diesen Motivationsfaktoren verbergen sich zwei unterschiedliche Gruppen von Motiven. Personen, die zur ersten Gruppe zählen, empfinden den gegenwärtigen Zustand als unangenehm und versprechen sich von dem ästhetischen Eingriff eine Beendigung dieser Beeinträchtigung. Zu nennen sind hier körperliche und psychische Erkrankungen bzw. Belastungen, sozialer Druck und ein geringes Selbstwertgefühl. Die zweite Gruppe empfindet ihre derzeitige Situation nicht als negativ, wünscht aber eine Verbesserung, weil der Zielzustand für sie persönlich erstrebenswert ist, um z.B. dem eigenen Anspruch an Perfektion zu genügen oder (noch) mehr Aufmerksamkeit zu bekommen, wozu vor allem die des anderen Geschlechts zählt.

Auch wurde deutlich, dass vermutlich keines der Motive allein, sondern nur in Kombination mit anderen den Wunsch nach einem ästhetischen Eingriff auslöst.

Als zweites Ergebnis zeigt die Auswertung der qualitativen Studie den komplexen Zusammenhang von ästhetischen Eingriffen und Wohlbefinden sowie Zufriedenheit, Glück und Selbstwertgefühl. Ästhetische Eingriffe haben einen positiven Einfluss auf das Wohlbefinden und auf das Selbstwertgefühl. Zusätzlich verstärken sich Wohlbefinden und Selbstwertgefühl gegenseitig. Und beide stehen in einem wechselseitigen Zusammenhang mit dem Gefühl, schön zu sein, das positiv vom Aussehen beeinflusst wird.

Und schließlich wurde deutlich, dass sich Frauen in erster Linie für sich selbst schön machen. Zwar geben sie auch an, sich für andere schön zu machen. Doch weil es sich hierbei um einen sozialen Prozess mit positiver Rückkoppelung handelt, sind sie letztlich immer der Adressat ihrer Schönheitshandlung und damit vermutlich auch ihre Selbstwertgefühl und ihr Wohlbefinden.

Die qualitative Studie belegt, dass von minimal-invasiven ästhetischen Eingriffen positive Effekte auf das Selbstwertgefühl und das Wohlbefinden von den Befragten erwartet werden. Ob diese Verbesserung eintritt, soll die Längsschnittstudie zeigen. Zuvor soll jedoch der Einfluss der einzelnen Motive anhand einer quantitativen Querschnittstudie überprüft werden.

6.2 Die Ergebnisse der quantitativen Querschnittstudie

Die quantitative Querschnittstudie dient dazu, die Forschungsfrage zu beantworten, welche Motivationsfaktoren einen Einfluss auf den Wunsch nach einen minimal-invasiven ästhetischen Eingriff haben und wie stark diese sind. Zudem soll sie über eine zusätzliche Triangulation der Daten die Ergebnisse der qualitativen Studie überprüfen und zu ihrer Validierung beitragen.

Der für die quantitative Querschnittstudie zur Erforschung der Motive selbst entwickelte Fragebogen MFFS wurde in Kapitel 4.2.1.2 vorgestellt und findet sich zudem im Anhang. Seine Items repräsentieren die in den Studien anderer Autoren und der eigenen qualitativen Studie gefundenen Motive, die zusammen mit den theoretischen Konstrukten die Basis dieser quantitativen Querschnittstudie sind. Ihr Ziel es ist, den Einfluss dieser Motive (Tabelle 19) auf den Wunsch nach einem ästhetischen Eingriff zu messen. Zu ihrer Erfassung wurden 26 Items in den MFFS aufgenommen, die Einflussfaktoren „Alter" und „Partnerschaft" konnten direkt erhoben werden.

Tabelle 19: Übersicht der aus der qualitativen Studien übernommenen Motive

Übergeordnete Motive	Nachrangige Motive
- Wohlbefinden	- Partnerschaft
- Sozialer Druck	- Biografische Ereignisse
- Selbstdarstellung	- Medien
	- Alter
	- Attraktivität

6.2.1 Realibilität

Die Realibilität des gesamten Fragebogens MFFS lag, bezogen auf die 32 Items, bei Cronbach's $\alpha = 0{,}795$ (Gesamtwert), die der 26 Items bei Cronbach's $\alpha = 0{,}800$. Die Konsistenz der verschiedenen die einzelnen Motive beschreibenden Sub-Skalen lagen zwischen Cronbach's $\alpha = 0{,}680$ (sozialer Druck) und Cronbach's $\alpha = 0{,}795$ (Lebensqualität), so dass von einer mittleren bis guten Homogenität der Items ausgegangen werden kann.

6.2.2 Teststärke und Stichprobengröße

Die Fallzahlplanung erfolgte über die Bestimmung der erwarteten Teststärke (Power) der Regressionsanalyse. Hierzu lagen keine Vergleichswerte aus anderen Studien vor, daher wurde eine „mittlere Effektgröße" angenommen, die bei multiplen Korrelationen einen ungefähren Wert von $K^2 = R^2/(1-R^2) = 0{,}15$ erreichen sollte (Bortz und Döring 2009). Dieser Wert entspricht f^2 in der Software G*Power, mit der die Stichprobengröße berechnet wurde. Hierzu wurden die Parameter der Irrtumswahrscheinlichkeit für den α-Fehler auf 0,05 und für den (1-β)-Fehler auf 0,95 gesetzt. Hieraus ergab sich ein Stichprobenumfang von 138 Fragebögen, die mindestens erreicht werden müssen, um die gewünschte mittlere Effektgröße zu erreichen. Zur Abfederung eventuell auftretender „missing values" wurde ein Puffer von 20% zusätzlicher Antworten angestrebt.

6.2.3 Stichprobe

Insgesamt wurden 168 ausschließlich weibliche Besucherinnen einer dermatologischen Facharztpraxis im Rhein-Main-Gebiet im Zeitraum September 2011 bis Januar 2012 in die Studie aufgenommen. Voraussetzung für die Teilnahme war, weiblich und erwachsen zu sein sowie die deutsche Sprache gut zu beherrschen. Die angesprochenen Patientinnen wurden darüber informiert, dass die Nichtteilnahme keinen Einfluss auf die Behandlung habe. Eine Genehmigung der Studie bei der Ethik-Kommission war aufgrund des Studiendesigns, das keine krankheitsbezogenen Daten erhob, nicht erforderlich. Zudem war die Teilnahme freiwillig und richtete sich nach der Bereitschaft der Patientinnen, während ihres Aufenthalts im Wartezimmer den anonymen Fragebogen auszufüllen. Etwa 15% der angesprochenen Personen hatten kein Interesse, an der Studie teilzunehmen, meistens, weil sie lieber einer anderen Beschäftigung wie etwa Lesen nachgehen oder einfach nichts tun wollten. Es konnten keine systematischen Unterschiede zwischen Teilnehmern und Nichtteilnehmern erkannt werden.

Der Fragebogen MFFS bestand neben einigen sozio-demografischen Fragen und der Frage zum Behandlungsgrund vor allem aus 26 Items, mit deren Hilfe die Motive für einen minimal-invasiven ästhetischen Eingriff über eine fünfstufige Likert-Skala, von 1 = „trifft stark zu" bis 5 = „trifft gar nicht zu" erfasst werden sollten. Die abhängige Variable wurde über die

Bereitschaft, für einen minimal-invasiven ästhetischen Eingriff Geld zu sparen, abgefragt, um wie beschrieben Verzerrungseffekte (Bias) zu reduzieren.

Die weibliche Stichprobe (Tabelle 20) hatte einen sehr hohen Ausbildungsstand. Keine der Frauen war ohne Schulabschluss, 41,7% verfügten über ein abgeschlossenes Studium. Die meisten Frauen waren berufstätig, die Hälfte in einem Angestelltenverhältnis, zum Teil mit Leitungsfunktion. Die Tätigkeit Hausfrau gaben 20,8% an. Das Einkommen der Haushalte war ebenfalls sehr hoch, 36,5% verfügten über mehr als 5.000 Euro netto im Monat. Die meisten Frauen (79,2%) lebten in einer Partnerschaft.

Tabelle 20: Quantitative Querschnittstudie, soziodemografische Merkmale der Stichprobe

		N	[%]
Ausbildung	Ohne Abschluss	0	0
	Hauptschulabschluss	5	3
	Realschulabschluss	18	10,7
	Abitur	30	17,9
	Abgeschlossene Ausbildung	43	25,6
	Abgeschlossenes Studium	70	41,7
Tätigkeit	Selbständig	23	13,7
	Ehrenamtlich	4	2,4
	Hausfrau	35	20,8
	Beamtin	11	6,5
	Angestellte	75	44,6
	Leitende Angestellte	10	6,0
Einkommen	unter 2.499 €	34	20,2
	2.500-4.999 €	53	31,5
	5.000-7.499 €	32	19,9
	7.500-9.999 €	13	7,7
	über 10.000 €	15	8,9
Partner	In Partnerschaft lebend	133	79,2
	Ohne Partner lebend	26	15,5

Gesamtstichprobe n = 168, nur Frauen, absolute und relative Häufigkeiten (bezogen auf n=168)
Einkommen in Euro Haushaltsnetto pro Monat

Die Befragung schloss Frauen aller Altersgruppen ein (Tabelle 21). Die Spanne reichte von 19 bis 79 Jahren, das Durchschnittsalter lag bei knapp 43 Jahren. Die meisten Frauen, insgesamt 107, fühlten sich jünger, als sie waren, und zwar zwischen einem Jahr bis zu 18 Jahren. Im Durchschnitt fühlten sie sich über sieben Jahre jünger (7,3 Jahre), als ihr tatsächliches Alter war. Bezogen auf die gesamte Stichprobe lag das gefühlte Alter über vier Jahre (4,6 Jahre) unter dem tatsächlichen Alter.

Tabelle 21: Quantitative Querschnittstudie, tatsächliches und gefühltes Alter der Frauen

	Tatsächliches Alter	Gefühltes Alter
Mittelwert	42,7 *(SD ± 12,6)*	38,1 *(SD ± 11,2)*
Spanne	19 – 79	18 – 69
Gesamtstichprobe n = 168, nur Frauen, Altersangaben in Jahren		

Die befragten Frauen kamen aus verschiedenen Gründen in die Praxis (Tabelle 22): die meisten zur Behandlung einer Hauterkrankung (32,9%) oder einer Vorsorgeuntersuchung (42,2%), wobei es sich in der Regel um eine Hautkrebsvorsorgeuntersuchung handelte. Etwa jede sechste Patientin ließ einen ästhetischen Eingriff vornehmen, die meisten davon mit Hilfe eines Lasers (11,3%), mit dem unerwünschte Pigmentmale, Altersflecken, aber auch übermäßiger Haarwuchs entfernt wurde. Die restlichen ästhetischen Eingriffe erfolgten in Form einer Faltenbehandlung (4,8%), z.B. mit Botulinumtoxin und Hyaluronsäure.

Tabelle 22: Quantitative Studie: Behandlungsgründe der befragten Frauen

Grund des Arztbesuchs	Häufigkeit	Prozent
Behandlung einer Hautkrankheit	53	32,9
Vorsorgeuntersuchung	68	42,2
Behandlung einer Allergie	13	8,1
Ästhetische Behandlung	27	16,8
Gesamt *(ohne fehlende Werte = 7)*	161	100,0
Häufigkeiten absolut, Gesamtwert ohne missing values, Prozentwerte absolut		

Die Frauen fühlten sich für ihr Aussehen selbst verantwortlich (94,0%) und waren mir ihrem Aussehen sehr zufrieden (9,0%) oder zufrieden (58,7%). Nur 12 Frauen (7,2%) waren mit ihrem Aussehen unzufrieden.

6.2.4 Ergebnisse der explorativen Faktorenanalyse

Um mehr über die Beziehungen zwischen den Variablen in diesem bislang wenig erforschten Gebiet zu erfahren und latente Variablen zu identifizieren, die im Einklang mit den zur Erklärung der Motive hinter ästhetischen Eingriffen herangezogenen Theorien stehen könnten, wurde zunächst eine explorative Faktorenanalyse (EFA) durchgeführt.

Hierfür wurde als Extraktionsmethode die Hauptachsenmethode unter Verwendung des Kaiser-Kriteriums eingesetzt. Sie eignet sich gut zur Identifikation latenter Variablen und trägt der Tatsache Rechnung, dass Fragebögen immer auch Messfehler beinhalten können. Rotiert wurde mit der Promax-Roation, um Korrelationen zwischen den Faktoren, wie sie in psychologischen Fragebögen häufig vorkommen, zu berücksichtigen.

Die Voraussetzung für die Durchführung der EFA wurde mit dem Barlett-Test auf Sphäriziät und anhand des Kaiser-Meyer-Olkin-Kriteriums (MSA-Wert) überprüft. Mit einem MSA-Wert = 0,735 eignen sich die in der Korrelationsmatrix enthaltenen Ausgangsdaten „ziemlich gut" (Backhaus et al. 2003) zur Durchführung einer Faktorenanalyse. Der signifikante Bartlett-Test (Chi^2 = 1265,740; df = 276; p = 0,000) bestätigt die erforderliche Korrelation der Variablen in der Grundgesamtheit. Mit einem Verhältnis Items zu Fällen von über 1:6 ist die Stichprobe ausreichend groß (Backhaus et al. 2003 und Watson 2002).

Sowohl Scree-Test als auch das Kaiser-Kriterium ergaben als Ergebnis des Iterationsprozesses, in dem einige Variablen ausgelassen wurden, die keinen nennenswerten Erklärungsbeitrag lieferten, ein Modell mit fünf Faktoren.

Der Scree-Plot (Abbildung 15) zeigt einen deutlichen Knick nach dem fünften Faktor, ab dem sich der Graph asymptotisch der Abszisse nähert. Auch lässt sich gut erkennen, dass die ersten fünf Faktoren einen Eigenwert größer eins aufweisen. Es werden fünf Faktoren extrahiert.

Einer Faustregel folgend wurden nur Faktorladungen, die einen Wert größer als 0,55 aufweisen, in das Modell aufgenommen, weil dieser den Grenzwert für „gut" im Sinne eines hohen Erklärungsbeitrags darstellt (Rost 2007).

Ergebnisse

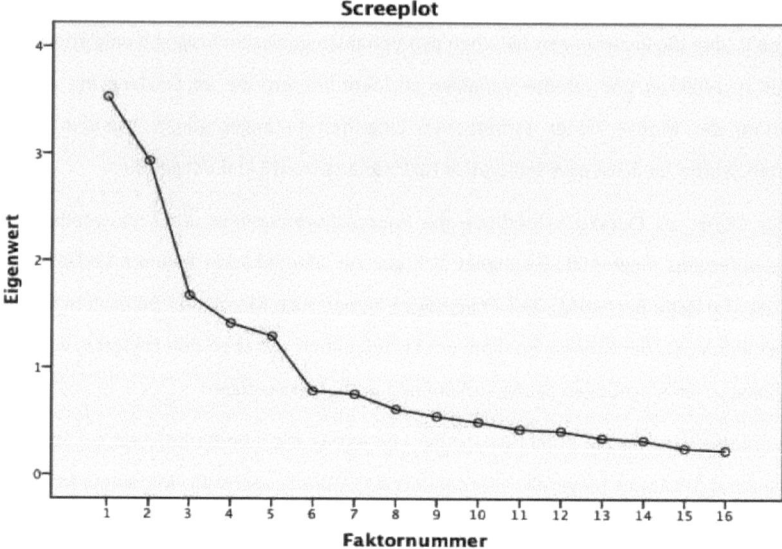

Abbildung 15: Explorative Faktorenanalyse, Screeplot

Diese relativ hohe Schwelle wurde eingezogen, da aufgrund der Fragebogenkonstruktion des MFFS nicht alle Theorien mit mehr als zwei Fragen erfasst werden konnten. Mit der hohen Korrelation von 0,55 wird die Aussagekraft in solchen Fällen zusätzlich gestützt. Zudem wurde von diesen Faktoren eine theoretische Untermauerung gefordert.

Die absteigend sortierten Eigenwerte zeigen fünf Werte, die größer als eins sind und das Kaiser-Kriterium erfüllen (Tabelle 23). Entsprechend werden diese fünf als Faktoren extrahiert. Zusammen erklären sie 67,7% der gesamten Varianz.

Auf diese fünf Faktoren laden die jeweiligen Variablen (Items) mit unterschiedlicher Stärke. Alle liegen über dem an die Faktorladung gestellten Schwellenwert von 0,55. Zur besseren Übersicht werden in nachfolgender Tabelle 24 alle geringeren Faktorladungen ausgespart und die Werte nach Faktoren gruppiert dargestellt. Die Kommunalität h^2 gibt für jede Variable zusätzlich an, wie viel ihrer Varianz mit den extrahierten Faktoren erklärt werden kann.

Mit Hilfe der beiden Tabellen (Tabelle 23 und Tabelle 24) lassen sich die Faktoren anhand der hinter der Fragebogenkonstruktion stehenden Items und der theoretischen Konstrukte inhaltlich interpretieren und mit einem übergeordneten Begriff, der sich an dem jeweiligen theoretischen Erkenntnismodell orientiert, bezeichnen.

Tabelle 23: Explorative Faktorenanalyse: Faktoren, Eigenwerte und erklärte Varianz

Faktor	Eigenwert	erklärte Varianz	kumulierte erklärte Varianz
1	3,529	22,057%	22,057%
2	2,928	18,302%	40,359%
3	1,673	10.454%	50,813%
4	1,413	8,833%	59,645%
5	1,293	8,083%	67,729%
6	,781	4,883%	72,611%
7	,751	4,694%	77,305%
8	,611	3,817%	81,122%
9	,545	3,404%	84,526%
10	,491	3,071%	87,590%
11	,425	2,653%	90,250%
12	,409	2,557%	92,807%
13	,345	2,157%	94,963%
14	,323	2,018%	96,982%
15	,251	1,569%	98,551%
16	,232	1,449%	100,000%

Tabelle 24: Explorative Faktorenanalyse, Faktoren, Faktorladung und Kommunalität

Variable	Faktoren					
	1	2	3	4	5	h^2
Seelische Zufriedenheit	0,852					48,7%
Lebensqualität	0,821					61,9%
Zukunftsbeurteilung	0,707					42,0%
Zufriedenheit mit Aussehen	0,630					46,6%
Körperliche Zufriedenheit	0,598					43,5%
Medieneinfluss		0,736				40,4%
Freundinnen		0,589				69,9%
Umfeld des Lebenspartners		0,586				53,1%
Eigenes soziales Umfeld		0,566				49,6%
Sich mit anderen vergleichen		0,551				80,4%
Bewunderung als junge Frau			0,788			45,4%
Lob als Kind			0,714			37,0%
Reaktionen anderer				0,896		71,3%
Beeinflussen von anderen				0,683		62,0%
Schön Auszusehen					0,740	49,8%
Gesund Auszusehen					0,624	65,0%
Varianzaufklärung	19,24%	15,56%	7,78%	6,21%	5,37%	
Gesamte Varianzaufklärung	67,7%					

Mustermatrix; Hauptachsenmethode; Promax-Rotation; Kaiser-Normalisierung; Kommunalität nach Rotation

Die Zuordnung der Faktoren zu den einzelnen Fragen (Items) im Fragebogen MFFS kann nachfolgender Tabelle 25 entnommen werden.

Tabelle 25: Explorative Faktorenanalyse: Zuordnung der Items zu den Faktoren

Faktor	Variable	Item
1	LQ Seelische Zufriedenheit	Mit meiner seelischen Gesundheit bin ich sehr zufrieden.
	LQ Lebensqualität	Meine allgemeine Lebensqualität schätze ich als sehr gut ein.
	LQ Zukunftsbeurteilung	Meine persönliche Zukunft beurteile ich durchaus positiv.
	LQ Zufriedenheit mit Aussehen	Mit meinem Aussehen bin ich sehr zufrieden.
	LQ Körperliche Zufriedenheit	Mit meiner körperlichen Gesundheit bin ich sehr zufrieden.
2	SD Medieneinfluss	Für mein Aussehen bekomme ich Anregungen aus den Medien, wie Fernsehen und Zeitschriften.
	SD Freundinnen	Viele meiner Freundinnen verbessern ihr Aussehen auch durch kleinere ästhetische Eingriffe, wie z.b. Botox o. Peelings.
	SD Umfeld des Lebenspartners	Durch den Beruf meines Lebenspartners muss auch ich sehr auf mein gutes und gepflegtes Äußeres achten.
	SD Eigenes soziales Umfeld	In meinem sozialen Umfeld wird sehr auf ein gutes Aussehen geachtet.
	SD Sich mit Vergleichen	Verglichen mit Frauen meines Alters sehe ich besser aus.
3	BIO Als junge Frau bewundert	Als junge Frau sah ich sehr gut aus und wurde oft dafür bewundert.
	BIO Lob als Kind	Als Kind bekam ich viel Lob für mein Aussehen.
4	IM Reaktionen anderer	Wenn ich gut aussehe, reagieren andere Menschen besser auf mich.
	IM Beeinflussen von anderen	Indem ich mein Aussehen verändere, kann ich auch beeinflussen, wie andere Menschen über mich denken.
5	AU Schön Auszusehen	Mir ist es wichtig, schön (hübsch) auszusehen.
	AU Gesund Auszusehen	Mir ist es wichtig, gesund und vital (kraftvoll) auszusehen.

Faktor: Lebensqualität

Um den ersten Faktor zu verstehen, wurden die einzelnen Items, die auf diesen Faktor laden dahin gehend untersucht, was sie inhaltlich verbindet. Korreliert sind die Items der Fragen nach der seelischen Zufriedenheit (Frage 28), der Lebensqualität (Frage 32), der Beurteilung der eigenen Zukunft (Frage 19), der Zufriedenheit mit dem Aussehen (Frage 26) und der Zufriedenheit mit der körperlichen Gesundheit (Frage 27). Diese Fragen lassen sich sehr gut dem Oberbegriff „Lebensqualität" (LQ) zuordnen, da die Items sowohl physische als auch psychische Aspekte des Konstrukts abbilden und auch zu diesem Zweck in den Bogen aufgenommen worden sind. Der Faktor entspricht dem Hauptmotiv „Wohlbefinden" der qualitativen Studie und hätte auch diese Bezeichnung verwenden können, was nicht erfolgte, weil ein Item explizit nach Lebensqualität gefragt hat.

Faktor: Sozialer Druck

Der zweite Faktor besteht aus den Fragen zum empfundenen Einfluss der Medien (Frage 11), ob Freundinnen ästhetische Eingriffe machen lassen (Frage 9), ob das Umfeld des Lebenspartners hohe Ansprüche an das eigene Aussehen stellt (Frage 8), ob man sein Aussehen mit dem anderer vergleicht (Frage 10) und wie man dabei abschneidet (Frage 16). Bei allen diesen Fragen spielen das soziale Umfeld und dessen subjektiv empfundene Erwartung an die eigene Person eine große Rolle, wie in Kapitel 2.5.7 beschrieben. Deshalb wird der zweite Faktor als „sozialer Druck" (SD) bezeichnet. Er entspricht dem gleichnamigen Motiv der qualitativen Studie

Faktor: Biografie

Auf den dritten Faktor laden nur zwei Items: die Fragen, ob man als Kind bereits wegen des Aussehens gelobt wurde (Frage 5) und ob sich das auch als junge Frau fortsetzte (Frage 6). Allerdings wurden auch nur diese beiden Fragen zur Erhebung des Einflusses der „Biografie" (Bio) gestellt, insofern gilt der Faktor damit auch theoretisch als passend. Der Faktor entspricht dem Zusatzmotiv „Biografische Ereignisse" der qualitativen Studie.

Faktor: Selbstdarstellung nach der Impression-Management-Theorie

Zur Bestimmung des vierten Faktors wurden zwei Fragen gestellt, die die Tendenz zur Selbstdarstellung nach der Impression-Management-Theorie (IM) wiedergeben. Die erste Frage bezieht sich darauf, wie andere auf das eigene Aussehen reagieren (Frage 24), und die zweite, wie sich andere durch das eigene Aussehen beeinflussen lassen (Frage 23). Die weiteren Fragen zur Erfassung der Selbstdarstellungstendenz luden nicht ausreichend stark auf diesen Faktor und blieben daher unberücksichtigt. Dieser Faktor entspricht dem Hauptmotiv „Selbstdarstellung" der qualitativen Studie.

Faktor: Attraktiv Aussehen

Der fünfte Faktor setzt sich aus zwei Items zum gewünschten Aussehen zusammen. Die befragten Frauen wollen schön (Frage 30) und gesund aussehen (Frage 31). Nicht auf diesen Faktor lud die Frage nach einem natürlichen Aussehen. Der Faktor „Attraktiv

Aussehen" (AUS) ist bei der Interpretation nicht unproblematisch. Einerseits verbirgt sich darin das aus der qualitativen Studie bekannte Motiv nach Attraktivität. Andererseits ist in ihm auch das schöne Aussehen als erwartetes Ergebnis des minimal-invasiven ästhetischen Eingriffs enthalten. Es wird angenommen, dass sich dieser Faktor ähnlich wie eine Mediatorvariable verhält, die einen eigenen Effekt auf die Zielgröße hat, der zusätzlich von den anderen Faktoren gesteuert wird (Urban und Mayerl 2008). Damit dient der Faktor „Attraktiv Aussehen" auch der Kontrolle der Auswertung. Er validiert, dass es den befragten Frauen auch tatsächlich darum geht, ihr Aussehen zu verbessern, und bestätigt damit die wichtige Rolle des Aussehens für diese Personen.

Die deskriptive Statistik zeigt (Tabelle 26), dass sämtliche Antwortmöglichkeiten der fünfstufigen Likert-Skala genutzt wurden. Die Werte sind normalverteilt, wie die Überprüfung mit dem Kolmogorow-Smirnow-Test (KS-Test) ergibt, der für alle Faktoren mindestens auf den Niveau $p < 0{,}01$ signifikant ist. Die Korrelation der einzelnen Faktoren ist gering, wie bei psychologischen Erhebungen üblich. Deshalb wurde die Promax-Rotation gewählt. Der Faktor „Attraktiv Aussehen (AUS)" korreliert mit allen anderen Faktoren, was die Annahme unterstützt, dass das attraktivere Aussehen die Eigenschaften eines Mediators hat. Zusätzlich zu „Attraktiv Aussehen" (AUS) korrelieren der Faktor „sozialer Druck (SD)" mit den Faktoren „Biografie (BIO)" und „Selbstdarstellung (IM)". Dies könnte ein Hinweis darauf sein, dass sowohl biografische Erlebnisse als auch die Tendenz zur Selbstdarstellung eng mit sozialem Druck zusammenhängen.

Tabelle 26: EFA; Deskriptive Statistiken, Normalverteilungstests und Korrelationen der Faktoren

Faktor	M	SD	Min	Max	KS-Test	1 LQ	2 SD	3 BIO	4 IM	5 AUS
1 LQ	3,90	0,65	1,00	5,00	0,166***	-				
2 SD	2,86	0,85	1,00	5,00	0,114***	0,131	-			
3 BIO	3,53	0,94	1,00	5,00	0,149***	0,052	0,309***	-		
4 IM	3,66	0,88	1,00	5,00	0,143***	-0,010	0,268***	0,086	-	
5 AUS	4,20	0,72	1,00	5,00	0,211***	0,342***	0,163**	0,206***	0,302***	-

Normalverteilung: KS-Test; Signifikanz: t-test, * $p < 0{,}05$, ** $p < 0{,}01$, *** $p < 0{,}001$

Nicht von der Faktorenanalyse bestätigt wurde das vermutete Motiv „Mediendruck". Dafür zog eines der zu dessen Messung vorgesehen Items in den Faktor „sozialer Druck" ein, was inhaltlich richtig ist, da Medien zur sozialen Umwelt in westlichen Gesellschaften zählen.

6.2.5 Ergebnisse der konfirmatorischen Faktorenanalyse

Die zur Berechnung der konfirmatorischen Faktorenanalyse (KFA) nötige Anzahl der Faktoren und die Zuordnung der Items zu diesen Faktoren konnten direkt aus der EFA übernommen werden. Damit wurden auch die Modellanforderungen zur Berechnung der KFA erfüllt. Die Zuordnung der Items zu den jeweiligen Faktoren wird nachfolgend als Pfaddiagramm dargestellt, bei dem die latenten Variablen (Faktoren) durch Kreise und die manifesten Variablen (Items) durch Rechtecke symbolisiert sind. Die Abkürzungen der manifesten Variablen und ihre Zuordnung zu der Bezeichnung der Items ergeben sich aus der weiter oben gezeigten Tabelle 25 und nachfolgender Tabelle 27 gut zu entnehmen.

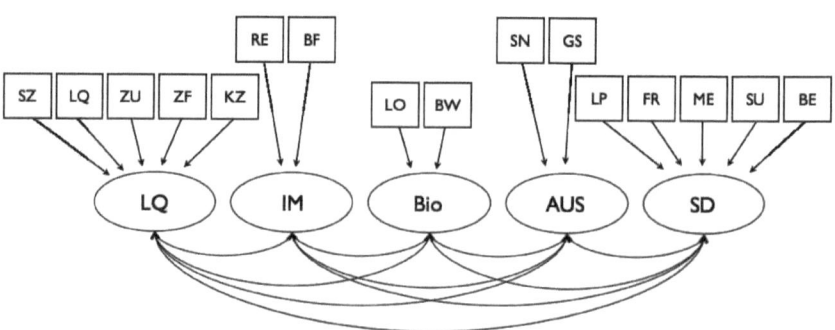

Abbildung 16: KFA -Pfaddiagramm der latenten und manifesten Variablen

Im Gegensatz zur EFA liegen die Variablen hier nicht standardisiert, sondern in ihrer Originalmetrik vor, weshalb nicht die Korrelationsmatrix, sondern die empirische Kovarianzmatrix Grundlage der Parameterschätzung ist (Moosbrugger und Schermelleh-Engel 2012). Diese ungerichteten Beziehungen sind im Pfaddiagramm als geschwungene Doppelpfeile dargestellt.

148

Die ermittelte 5-Faktor-Struktur zeigt eine gute Anpassung an die Daten (Tabelle 27). Die betrachteten Gütekriterien des Modells sind erfüllt. Sie liegen im akzeptablen bis guten Bereich.

Der X^2-Wert = 137,981 ist kleiner als die doppelte Anzahl der Freiheitsgrade = 184 (df =92), bzw. $X^2/df \leq 1,50$, was auf einen guten Modellfit hinweist. Der RMSEA = 0,057 liegt leicht oberhalb der Grenze für einen guten Fit von 0,05 im Bereich akzeptabler Werte. Der SRMR = 0,0732 liegt im Bereich guter Wert. Der CFI = 0,0939 liegt knapp unterhalb des Bereichs akzeptabler Werte, der bei 0,095 endet. In der Summe sind die Gütekriterien erfüllt.

Das Modell mit durchweg statistisch signifikanten Faktorladungen zeigt, dass die erhobenen Items tatsächlich auf die vorbestimmten Faktoren laden, auf die sie anhand der empirisch gewonnenen Daten und der theoretischen Vorüberlegungen erwartungsgemäß hätten laden sollen. Die KFA bestätigt die Ergebnisse der EFA. Damit kann die ermittelte Faktorenstruktur als valide bezeichnet werden und ist zur weiteren Verwendung gut geeignet, bei der es darum geht, den Einfluss einzelner Faktoren mitzubestimmen.

Tabelle 27: Ergebnisse der konfirmatorischen Faktorenanalyse

Faktor	Kürzel	Item	Ladung	Std. Ladung	SE	T	p-Wert
Lebensqualität	⇨ SZ	Seelisch Zufrieden	0,889	0,890	0,071	12,589	0,000***
Lebensqualität	⇨ LQ	Lebensqualität	0,534	0,711	0,057	9,392	0,000***
Lebensqualität	⇨ ZU	Zukunft	0,481	0,613	0,062	7,747	0,000***
Lebensqualität	⇨ ZF	Zufrieden	0,486	0,663	0,056	8,625	0,000***
Lebensqualität	⇨ KZ	Körperlich Zufrieden	0,593	0,632	0,073	8,129	0,000***
Sozialer Druck	⇨ LP	Lebenspartner	0,839	0,638	0,111	7,565	0,000***
Sozialer Druck	⇨ FR	Freundinnen	0,861	0,695	0,104	8,318	0,000***
Sozialer Druck	⇨ ME	Medien	0,541	0,443	0,108	5,012	0,000***
Sozialer Druck	⇨ SU	Soziales Umfeld	0,652	0,700	0,078	8,380	0,000***
Sozialer Druck	⇨ BE	Bekannte	0,341	0,272	0,115	2,965	0,003**
Biografie	⇨ LO	Lob	0,734	0,658	0,116	6,336	0,000***
Biografie	⇨ BW	Bewundert	0,850	0,857	0,116	6,336	0,000***
Impression Mmgt.	⇨ RE	Reagieren	0,794	0,919	0,102	7,760	0,000***
Impression Mmgt.	⇨ BF	Beeinflussen	0,673	0,694	0,101	6,679	0,000***
Attraktiv Aussehen	⇨ SN	Schön	0,656	0,768	0,090	7,320	0,000***
Attraktiv Aussehen	⇨ GS	Gesund	0,502	0,689	0,073	6,848	0,000***

Chi2 = 137,981; df = 92; p = 0,001; Chi2/df = 1,500; CFI = 0,939; RMSEA = 0,057; SRMR = 0,0723
Signifikanz: t-test, * p < 0,05, ** p < 0,01, *** p < 0,001

6.2.6 Ergebnisse der Regressionsanalyse

Mit Hilfe der multiplen linearen Regression soll im nächsten Schritt berechnet werden, welche der zuvor mit der Faktorenanalyse bestätigten Motivationsfaktoren einen Einfluss auf den Wunsch nach einem minimal-invasiven ästhetischen Eingriff haben. Die Auswertung erfolgte mit der Software SPSS, Version 19 nach der schrittweisen Methode.

Die abhängige Variable des Modells ist der Wunsch, nach einem minimal-invasiven ästhetischen Eingriff, gemessen über die Bereitschaft, dafür zu sparen. Die unabhängigen Variablen stellen die Faktoren „Lebensqualität" (LQ), „Sozialer Druck" (SD), „Biografie" (BIO), „Selbstdarstellung" (IM) und der Wunsch „Attraktiver Aussehen" (AUS) dar.

Diese Variablen wurden für ein zweites Modell um jene Motivationsfaktoren ergänzt, die ebenfalls Ergebnisse der qualitativen Studie waren, sich jedoch anstelle einer Itemkombination direkt mit nur einer Frage ermitteln ließen. Hierbei handelt es sich um die Motive: „Alter" und „Partnerschaft". Beide wurden in der qualitativen Studie als Zusatzmotive klassifiziert. Alter wurde dem „Selbstwert" und „Partnerschaft" dem Hauptmotiv „Wohlbefinden" zugeordnet. Diese beiden Motivationsfaktoren wurden um ein weiteres Merkmal ergänzt, bei dem nach der täglich für die Körperpflege aufgewendeten Zeit gefragt wurde, dass die Selbstaufmerksamkeit andeutet.

6.2.7 Prüfung der Regressionsfunktion

Im ersten Schritt besteht das Modell nur aus den im Rahmen der Faktorenanalyse bestätigten unabhängigen fünf Variablen (Tabelle 28). Es ist zum 1%-Niveau stark signifikant (F = 10,340, p < 0,001). Sowohl das korrigierte Bestimmtheitsmaß (R^2_{korr} = 0,233) als auch die Effektstärke (f^2 = 0,348) weisen einen starken Effekt aus.

Das Modell zeigt im ersten Schritt einen stark signifikant negativen Effekt des Faktors „Lebensqualität" (LQ) auf die abhängige Variable und stark signifikant positive Effekte sämtlicher Variablen (SD, IM, AUS) bis auf „Biografische Ereignisse" (Bio), von der kein signifikanter Einfluss ausgeht.

Tabelle 28: Regressionsanalyse mit in zwei Schritten

Schritt	Schritt 1		Schritt 2	
	b	sig.	b	sig.
Konstante	0,461		0,864	
LQ	-0,501	***	-0,452	***
SD	0,336	***	0,414	***
BIO	-0,097		-0,107	
IM	0,415	***	0,374	***
AUS	0,416	***	0,346	*
Alter	-		-0,010	
Partnerschaft	-		-0,564	*
Körperpflege	-		0,314	*
F	10,340	***	5,405	***
R^2	0,258		0,332	
Korr. R^2	0,233		0,295	
f^2 (Effektstärke)	0,347		0,474	
(Teststärke)	0,999		1,000	

Regressionkoeffizient = b; Signifikanzen * p < 0,05, ** p < 0,01, *** p < 0,001

Im zweiten Schritt wurde das Modell um die beiden Variablen Partnerschaft und Alter ergänzt. Es ist zum 1%-Niveau ebenfalls stark signifikant (F = 5,405; p = 0,001). Das korrigierte Bestimmtheitsmaß (R^2_{korr} = 0,295) und die Effektstärke (f^2 = 0,474) weisen einen starken Effekt aus, der über dem des ersten Schritts liegt.

Die unabhängige Variable „Lebensqualität" (LQ) hat einen stark signifikant negativen Effekt auf die anhängige Variable, ebenfalls negativ signifikant ist der Einfluss der Variablen "Partnerschaft". Bei allen anderen ist er positiv. Sehr signifikant ist er bei (SD), (IM) und signifikant positiv bei (AUS) und „Körperpflege". Nicht signifikant sind „Alter" und (BIO).

Die Ergebnisse beider Schritte liefern inhaltlich gleichgerichtete Ergebnisse mit sehr hoher Teststärke (Power). Im zweiten Schritt erhält das Modell einen höheren Vorhersagegehalt und der Effekt ist stärker als der des ersten. Daher wird ihm im Weiteren der Vorzug gegeben.

Betrachtet man die Koeffizienten des mit mehr Variablen gerechneten zweiten Schritts der Regressionsanalyse (Tabelle 29), so ergibt sich folgendes Bild:

Tabelle 29: lineare Regressionsanalyse, Koeffizienten des 2. Schritts

	Nicht Standardisiert		Standarisiert			95% Konfidenzintervall für B	
	Regressions-koeffizient B	Standard-Fehler	Beta	T	Sig.	Untergrenze	Obergrenze
(Konstante)	0,864	0,819		-,994	0,322	-0,854	2,583
LQ	-0,452	0,138	-0,237	-3,263	0,001	-0,725	-0,178
SD	0,414	0,142	0,305	3,816	0,000	0,200	0,629
BIO	-0,107	0,097	-0,081	-1,104	0,271	-0,299	0,085
IM	0,374	0,142	0,201	2,639	0,009	0,094	0,654
AUS	0,346	0,135	0,198	2,554	0,012	0,078	0,613
Alter	-0,010	0,008	-0,094	-1,242	0,216	-0,025	0,006
Partnerschaft	-0,564	0,240	-0,166	-2,351	0,020	-1,038	-0,090
Körperpflege	0,314	0,121	0,179	2,588	0,011	0,074	0,554

Im Ergebnis zeigt die lineare Regression von welchen Variablen (Prädiktoren) der Wunsch nach einem mininmal-invasiven ästhetischen Eingriff abhängt (Kriterium). Der Wunsch verhält sich gegenläufig zur Lebensqualität und Partnerschaft. Sinken die Lebensqualität oder fehlt ein Partner, steigt der Wunsch nach einem Eingriff an. Geleichgerichtet ist der Einfluss von sozialem Druck, der Neigung zur Selbstdarstellung und dem Bemühen um ein attraktives Aussehen, wozu auch ein hoher täglicher Zeitaufwand für die Köperpflege zählt. Kein Effekt auf den Wunsch nach einem minimal-invasiven ästhetischen Eingriff haben das Alter und biografische Ereignisse.

6.2.8 Zusammenfassung der Ergebnisse

Die Ergebnisse der quantitativen Querschnittstudie bestätigen im ersten Schritt, der über eine EFA gerechnet und von einer KFA bestätigt wurde, einen Großteil der über die qualitative Studie gefundenen Motive. Hierbei handelt es sich um die Motive: „Lebensqualität", „Sozialer Druck", „Selbstdarstellung", „Biografische Ereignisse" und „Attraktivität". Ergänzt wurde diese Liste um die Ergebnisse der Regressionsanalyse, in die auch die Faktoren „Alter" und „Partnerschaft" aufgenommen wurden.

Die Regressionsanalyse weist einen signifikanten Einfluss auf den Wunsch nach einer minimal-invasiven ästhetischen Eingriff folgender Motive nach: „Lebensqualität", „Sozialer Druck", „Selbstdarstellung", „Attraktivität" und „Partnerschaft" sowie das Ausmaß täglicher „Körperpflege". Alter spielt dagegen als Motiv bei den häufig als „Anti-Aging-Medizin" bezeichneten minimal-invasiven ästhetischen Eingriffen keine Rolle.

6.3 Triangulation der Ergebnisse der qualitativen Studie und der quantitativen Querschnittstudie

Die Ergebnisse der qualitativen und der quantitativen Querschnittstudie zeigen, wie sich aus den beiden vorherigen Kapiteln erkennen ließ, in die gleiche Richtung. Mit Hilfe der Triangulation, also dem Einsatz mehrerer gleichgewichteter Methoden zur Untersuchung desselben Forschungsgegenstands, lassen sich die Ergebnisse validieren und zur Beantwortung der Forschungsfrage nutzen (Hussy et al. 2010). Dies ist insbesondere dann von großem Wert, wenn auf einem Forschungsgebiet kaum Vergleichsstudien vorliegen.

Der Forschungsgegenstand beider Studien sind die Motive hinter minimal-invasiven ästhetischen Eingriffen. Die qualitative Studie lieferte fünf Haupt- und zwölf Zusatzmotive, die aus Gründen der Test-Ökonomie nicht alle in den MFFS und die quantitative Studie aufgenommen werden konnten. Insgesamt bestätigte die quantitative Studie die meisten der aus der qualitativen Studie aufgenommenen Motive.

In Rahmen der quantitativen Studie wurden nacheinander drei Auswertungsmethoden, die EFA und die KFA sowie eine Regressionsanalyse, durchgeführt. Je häufiger ein Motiv bestätigt wurde, desto valider ist das Ergebnis anzusehen. Sowohl qualitativ als auch dreifach quantitativ bestätigt wurden die Hauptmotive: „Wohlbefinden", „Sozialer Druck" und „Selbstdarstellung" sowie das Zusatzmotiv „Attraktivität". Zweifach bestätigt wurde das Zusatzmotiv „Biografische Ereignisse". Einfach bestätigt wurde das auch in nur einer quantitativen Auswertung geprüfte Zusatzmotiv „Partnerschaft". Nicht bestätigt wurden die Motive „psychische Belastung", „Alter" und „Mediendruck". Alle anderen von der qualitativen Auswertung zu Tage gebrachten Motive konnten nicht überprüft werden.

Nachfolgende Tabelle 30 gibt eine Übersicht, der in den Studien gefundenen und bestätigten Motive.

Tabelle 30: Triangulation der Ergebnisse der qualitativen und quantitativen Studie

Qualitative Studie		Quantitative Querschnittstudie		
Hauptmotiv Zusatzmotiv	GABEK	Faktorenanalyse EFA	KFA	Regressions- Analyse
Wohlbefinden	Bestätigt	Bestätigt	Bestätigt	Bestätigt
Psychische Belastung	Bestätigt	nicht bestätigt	-	-
Partnerschaft	Bestätigt	-	-	Bestätigt
Alltagsbewältigung	Bestätigt	-	-	-
Erkrankung	Bestätigt	-	-	-
Psychische Erkrankungen	Bestätigt	-	-	-
Körperliche Erkrankungen	Bestätigt	-	-	-
Sozialer Druck	Bestätigt	Bestätigt	Bestätigt	bestätigt
Soziale Ausgrenzung	Bestätigt	-	-	-
Biografische Ereignisse	Bestätigt	Bestätigt	Bestätigt	nicht bestätigt
Mediendruck	Bestätigt	nicht bestätigt	-	-
Selbstwert	Bestätigt	-	-	-
Normalität	Bestätigt	-	-	-
Attraktivität	Bestätigt	bestätigt	Bestätigt	Bestätigt
Selbstdarstellung	Bestätigt	bestätigt	Bestätigt	Bestätigt
Alter	Bestätigt	-	-	nicht bestätigt
Perfektionismus	Bestätigt	-	-	-

Qualitative Auswertungsmethode GABEK; EFA = Explorative Faktorenanalyse; KFA = konfirmatorische Faktorenanalyse
- Motiv wurde nicht überprüft

6.4 Ergebnisse der quantitativen Längsschnittstudie

Mit der quantitativen Längsschnittstudie sollte der mögliche Einfluss, der von minimal-invasiven ästhetischen Eingriffen auf die Endpunkte Lebensqualität und Selbstwertgefühl ausgeht, untersucht und die beiden zentralen Hypothesen überprüft werden:

> H_1: Minimal-invasive ästhetische Eingriffe haben einen positiven Einfluss auf die Lebensqualität. H1: $\mu 1 > \mu 2$; H0: $\mu 1 \leq \mu 2$
>
> H_2: Minimal-invasive ästhetische Eingriffe haben einen positiven Einfluss auf das Selbstwertgefühl. H2: $\mu 1 > \mu 2$; H0: $\mu 1 \leq \mu 2$

Die Auswertung der Daten erfolgte mit Hilfe des Statistikprogramms SPSS®, Version 19 und G*Power®, Version 3.1.3. Zunächst werden die Stichprobe vorgestellt und anschließend die Ergebnisse, geordnet nach den Endpunkten Hypothesen und Inventare, dargestellt.

6.4.1 Stichprobe

Zur Durchführung der quantitativen Längsschnittstudie wurden Patienten in einer Hautarztpraxis mit ästhetischem Schwerpunkt im Rhein-Main-Gebiet in Deutschland rekrutiert. Die Teilnahme war freiwillig und konzentrierte sich ausschließlich auf Frauen, die für einen minimal-invasiven ästhetischen Eingriff im Gesicht erstmals in die Praxis kamen. Die Ansprache der Teilnehmerinnen erfolgte vor der Behandlung durch das Praxispersonal, das die Fragebögen aushändigte und kurz erklärte, dass es sich um eine wissenschaftliche Studie im Zusammenhang mit ästhetischen Eingriffen handle. Der genaue Zweck der Untersuchung wurde den Teilnehmern nicht bekannt gegeben, um Verzerrungseffekte im Sinne sozial erwünschten Verhaltens möglichst gering zu halten. Mit der Teilnahme gingen die Patienten keine Verpflichtung ein und erhielten keine weitere Vergünstigung, außer einer Tube Handcreme als Dankeschön. Außerdem wurden die Teilnehmerinnen darüber informiert, dass die Teilnahme oder Nichtteilnahme keinerlei Auswirkungen auf die weitere Behandlung habe. Die Fragebögen der ersten (1. Messung) und zweiten Erhebung

(2. Messung) wurden in der Praxis, vor der Behandlung, ausgefüllt, der Fragebogen der dritten Erhebung (3. Messung) wurde den Teilnehmerinnen per Post zugeschickt.

Insgesamt wurden 60 Personen in die Studie aufgenommen. Die Bereitschaft, an der Studie teilzunehmen, lag bei ca. 80% aller angesprochenen Patientinnen. Die Gründe für die Nichtteilnahme lagen primär in der mangelnden Bereitwilligkeit einen längeren Fragebogen auszufüllen, aber auch darin, dass man keine persönlichen Daten für Studienzwecke veröffentlichen wollte. Es gibt keine Anhaltspunkte, dass hiervon die Struktur der Stichprobe beeinflusst wurde.

Drei Personen wurden nach ärztlicher Untersuchung aus der Untersuchung ausgeschlossen, zwei davon, weil sie Merkmale einer psychischer Erkrankung (body dismorphic disorder) aufwiesen, und eine, bei der es sich nicht um eine Frau handelte. Die Entscheidung über den Ausschluss wurde allein durch die behandelnde Ärztin vorgenommen.

An der zweiten Befragung, für die die Patientinnen zu einem Kontrolltermin zwei Wochen nach dem ästhetischen Eingriff erneut in die Praxis einbestellt wurden, nahmen insgesamt 37 Personen teil. Die Differenz zur Gesamtstichprobe von 23 Personen setzt sich aus sechs Personen zusammen, für die zum Zeitpunkt dieser Auswertung der zweite Termin noch nicht anstand. Die restlichen 17 Personen erklärten sich mit dem Behandlungsergebnis zufrieden und kamen deshalb kurzfristig nicht zu der vereinbarten Kontrollbehandlung (No-Show-Rate 30%), da sie sich hiervon keinen Nutzen versprachen. Medizinisch war der Termin nicht erforderlich. Tendenziell kann vermutet werden, dass zu dem Kontrolltermin eher Patienten kamen, die unsicherer oder unzufriedener waren, als diejenigen, die ihm fernblieben.

Die dritte Befragung erfolgte drei Monate nach dem ästhetischen Eingriff durch eine postalische Aussendung der Fragebögen. Aufgrund der Zusage, alle Daten anonym zu behandeln, konnte nicht festgestellt werden, von welcher Probandin der Fragebogen zurückgesendet wurde oder nicht. Nach einem anfänglich eher geringen Rücklauf (50%) wurden alle Teilnehmerinnen zwei Wochen nach dem ersten Anschreiben erneut schriftlich um die Rücksendung des ausgefüllten Fragebogens gebeten. Von insgesamt 27 angeschriebenen Frauen schickten 19 den ausgefüllten Fragebogen zurück. Zehn wurden nicht angeschrieben, weil diese nicht wollten, dass ihnen Arztrechnungen über ästhetische Behandlungen oder andere Hinweise auf eine solche Behandlung nach Hause geschickt werden. Diese Information ergab sich aus einem von einer Praxismitarbeiterin durchgeführten Abgleich mit der Patientendatei, der dazu diente, solche Fälle zur Wahrung des Vertrauensverhältnisses zwischen Arzt und Patientin zu identifizieren. Dies hatte die Konsequenz, dass zehn Personen nicht angeschrieben werden durften. Deshalb wurden nur 27 Teilnehmer angeschrieben, von denen 70,3% den ausgefüllten Bogen zurückschickten.

Um Überlagerungen des Effekts durch andere Ereignisse zu reduzieren, wurden, wie in Kapitel 5.4.1 dargelegt, nicht alle ausgefüllten Fragebögen in die Auswertung einbezogen. So reduzierten sich in drei Fällen bereits zwei Wochen nach der Injektion mit Botulinumtoxin Typ A bestehende stärkere Kopfschmerzen, sowie in einem Fall nach drei Monaten. In allen Fällen ist es wahrscheinlich, dass sich aus dieser Schmerzreduktion eine Verbesserung der subjektiven Lebensqualität ergibt, für die Botulinumtoxin deshalb auch als Medikament zugelassen ist. Diese Fälle wurden aus der Auswertung ausgeschlossen. Gleiches gilt für Personen, die regelmäßig stimmungsaufhellende Medikamente einnahmen (insgesamt zwei Befragte), Personen bei denen ein bedeutendes persönliches Ereignis (Tod, Hochzeit, etc.) während des Befragungszeitraums eingetreten ist (insgesamt drei Befragte) und solche die bereits zuvor einen ästhetischen Eingriff im Gesicht haben vornehmen lassen (zwei Befragte).

Tabelle 31: Qualitative Längsschnittstudie; Ausschlüsse

Ausschlüsse (n) Kriterien	Eintritt des Ausschlusskriteriums zwischen t_0 und t_1	zwischen t_1 und t_2
Deutlicher Rückgang von bestehenden Kopfschmerzen	3	1
Einnahme von die Stimmung aufhellenden Medikamenten	1	1
Eintreten eines bedeutenden persönlichen Ereignisses	1	2
Hatte bereits zuvor einen ästhetischen Eingriff im Gesicht	2	-

Die Gesamtstichprobe bestand aus 60 Frauen. 45 von Ihnen lebten in einer Partnerschaft (78,9%). Genauso viele Frauen hatten Kinder. Die Spanne reichte von einem bis sieben Kindern, Modus zwei Kinder. Das Bildungsniveau war sehr hoch, 33 Frauen (55,0%) gaben an, über ein abgeschlossenes Studium zu verfügen, 13 (21,7%) hatten Abitur, elf (18,3%) eine abgeschlossene Berufsausbildung und drei (5,0%) einen Realschulabschluss. Die meisten Frauen (75,2%) gingen einer Erwerbstätigkeit nach, bei der Teilzeittätigkeiten (54,5%) leicht überwogen. Das Haushaltseinkommen war ebenfalls sehr hoch, 66,6% verfügten über mehr als 5.000 Euro im Monat (Tabelle 32).

Tabelle 32: Quantitative Längsschnittstudie, soziodemografische Merkmale der Stichprobe

		N	[%]
Ausbildung	Ohne Abschluss	0	0
	Hauptschulabschluss	0	0
	Realschulabschluss	3	5,0
	Abitur	13	21,7
	Abgeschlossene Ausbildung	11	18,3
	Abgeschlossenes Studium	33	55,0
Tätigkeit	Selbständig	16	27,6
	Ehrenamtlich	2	3,4
	Hausfrau	12	20,7
	Beamtin	5	8,6
	Angestellte	11	19,0
	Leitende Angestellte	12	20,0
Einkommen	unter 2.499 €	4	7,0
	2.500-4.999 €	15	26,3
	5.000-7.499 €	17	29,8
	7.500-9.999 €	10	17,5
	über 10.000 €	11	19,3
Partner	In Partnerschaft lebend	45	78,9
	Ohne Partner lebend	12	21,1

Gesamtstichprobe n = 60, nur Frauen, absolute und relative Häufigkeiten (gültige Prozent)
Einkommen = Haushaltsnettoeinkommen in Euro pro Monat

Die Befragung schloss Frauen im Alter von 28 bis 72 Jahren ein. Ihr Durchschnittsalter lag bei etwas über 46 Jahren. Die meisten Frauen fühlten sich jünger. Das gefühlte Alter lag im Durchschnitt bei etwas über 40 Jahren, also etwa sechs Jahre unter dem tatsächlichen Alter, wie der Tabelle 33 zu entnehmen ist.

Tabelle 33: Quantitative Längsschnittstudie, tatsächliches und gefühltes Alter der Frauen

	Tatsächliches Alter	Gefühltes Alter
Mittelwert	46,6 *(SD ± 8,0)*	40,4 *(SD ± 8,3)*
Modus	43	40
Spanne	28 – 72	20 – 65

Gesamtstichprobe n = 60, nur Frauen, Altersangaben in Jahren

Die meisten der 60 Patientinnen kamen zu einer Faltenunterspritzung mit Botulinumtoxin (71,7%), die in der oberen Hälfte des Gesichts (Stirn und Augenpartie) erfolgte. In 13 Fällen (21,7%) wurde dieser Eingriff mit einer Hyaluron-Unterspritzung kombiniert. Mit diesen Fillern ließen sich insgesamt 26 Frauen (43,3%) meist in der unteren und mittleren Gesichtshälfte behandeln (Tabelle 34).

Tabelle 34: Längsschnittstudie, Arten durchgeführter minimal-invasiver ästhetischer Eingriffe

Art der Behandlung	Botulinum-toxin	Hyaluron-säure	Botulinumtoxin u. Hyaluronsäure	Laser	sonstige Eingriffe
Mehrfachnennungen	43 (71,7%)	30 (50,8%)		9 (15,3%)	3 (5,1%)
Einfachnennungen	26 (43,3%)	15 (25,0%)	13 (21,7%)		

Hinzu kamen neun Laserbehandlungen und drei sonstige Eingriffe, die nur ergänzend mit einer anderen Behandlung Eingang in die Auswertung fanden.

6.4.2 Ergebnisse des SEL (Skalen zur Erfassung der Lebensqualität)

Die Skalen zur Erfassung der Lebensqualität (SEL) sind ein mehrdimensionaler Fragebogen, der sich zur Verlaufs- und Erfolgskontrolle bei medizinischer und psychologischer Behandlung eignet (Averbeck 2003). Mit ihm soll die erste Hypothese geprüft werden:

H_1: Minimal-invasive ästhetische Eingriffe haben einen positiven Einfluss auf die Lebensqualität.

6.4.2.1 Realibilität und Normstichprobe des SEL

Die gezogene Stichprobe entspricht in ihrer Struktur und Ausprägung den Werten der Normpopulation des SEL (Tabelle 35). Die Mittelwerte der Stichprobe liegen nicht außerhalb ± einer Standardabweichung der Normpopulation. Der SEL-Gesamtwert Lebensqualität der Stichprobe weicht nur 0,06 Einheiten vom Mittelwert der Normpopulation ab. Stichprobe und Normpopulation empfinden ihre Lebensqualität gleich hoch. Der Wert von 3,87 spricht tendenziell für eine positiv empfundene Lebensqualität.

Ergebnisse

Tabelle 35: SEL; Kennwerte, Vergleich Normpopulation mit Stichprobe in t_0

SEL Skalenkenn-, u. Bereichswerte	Normwerte[a]			Stichprobe in t_0			Diff- erenz
	M	SD	α	M	SD	α	
Aktuelle Stimmung (STIMM)	3,66	0,70	0,66	3,96	0,39	0,59	0,30
Grundstimmung (GRUSTI)	3,76	0,70	0,76	3,82	0,30	0,84	0,06
Lebensorientierung/-einstellung (LEBOR)	3,24	0,90	0,67	3,51	0,34	0,73	0,27
Bereichswert kognitiv-emotionale Befindlichkeit	3,61	0,61	0.85	3,81	0,35	0,85	0,20
Objektive körperliche Beschwerden (OBKOER)	4,11	0,65	0,69	3,99	0,29	0,69	-0,12
Subjektive körperliche Verfassung (SUKOER)	3,82	0,80	0,60	3,44	0,59	0,71	-0,38
Bereichswert körperliche Verfassung	4,01	0,62	0,77	3,80	0,47	0,80	-0,21
Subjektives soziales Umfeld (SUSOZ)[a]	4,10	0,76	0,52	4,14	0,26	0,61	0,04
Bereichswert Soziale Integration[b]	4,10	0,76	0,52	4,14	0,26	0,61	0,04
SEL-Gesamtwert Lebensqualität	3,81	0,53	0,88	3,87	0,43	0,90	0,06

[a] Normpopulation n = 2.305 (Averbeck 2003) Stichprobe n = 60; Differenz der Mittelwerte zwischen Stichprobe und Normpopulation; [b] Skalenkennwert subjektives soziales Umfeld und Bereichswert soziale Integration sind immer identisch.

6.4.2.2 Ergebnisse des SEL über 2 Zeitpunkte

Die Längsschnittmessung über zwei Perioden zeigt Veränderungen in den einzelnen Summenwerten des SEL beim Vergleich der Messung vor dem minimal-invasiven ästhetischen Eingriff mit der Messung zwei Wochen nach dem Eingriff (Tabelle 36). Die Größenordnungen der Veränderungen entsprechen ungefähr denen anderer im Manual des SEL aufgeführten medizinischen Interventionen.

Am deutlichsten verbessern sich die Skalenwerte für objektive Beschwerden (+ 0,333), subjektive Beschwerden (+ 0,246), Grundstimmung (+ 0,168) und körperliche Verfassung (+ 0,338). Die Überprüfung der Mittelwertunterschiede mit dem Wilcoxon-Test bestätigt stark signifikante Veränderungen für den Skalenwert objektive Beschwerden ($p < 0,001$), subjektive Beschwerden ($p < 0,010$) und körperliche Verfassung ($p < 0,001$).

Tabelle 36: SEL; Vergleich der Summenmittelwerte über 2 Zeitpunkte

SEL Skalenkenn- und Gesamtwert (GW) Lebensqualität	N	1. Messung t_0		2. Messung t_1		Differenz		
		M	SD	M	SD	D	x^2	p
Stimmung	33	3,917	0,483	3,879	0,729	-0,038	-0,149	0,882
Objektive Beschwerden	33	3,500	0,641	3,833	0,623	0,333	-3,800***	0,000
Subjektive Beschwerden	33	3,354	0,982	3,600	0,920	0,246	-2,825**	0,005
Grundstimmung	34	3,915	0,688	4,083	0,605	0,168	-1,816	0,069
Soziale Integration und Unterstützung	34	4,245	0,637	4,206	0,672	-0,039	-0,354	0,724
Lebensorientierung	34	3,422	0,814	3,510	0,599	0,088	-0,820	0,412
kognitiv-emotionale Befindlichkeit	34	3,806	0,539	3,893	0,469	0,087	-1,259	0,174
Körperliche Verfassung	33	3,753	0,690	4,091	0,675	0,338	-3,899***	0,000
GW Lebensqualität	34	3,850	0,534	4,001	0,479	0,151	-2,892**	0,004

Höhere Werte deuten auf eine höhere Lebensqualität hin.
Signifikanztest: Wilcoxon-Test; Signifikanzen * p < 0,05, ** p < 0,01, *** p < 0,001

In der Summe führen alle Veränderungen zu einem stark signifikanten Anstieg der subjektiv empfundenen Lebensqualität (Gesamtwert Lebensqualität + 0,151; p < 0,010, Effektstärke p = 0,496). Die Gültigkeit dieser Messung wird von der gleichgerichteten Verbesserung des zur Kontrolle erhobenen Global-Items Lebensqualität bestätigt. Die Patientinnen verspüren zwei Wochen nach ihrem minimal-invasiven ästhetischen Eingriff eine stark signifikant höhere Lebensqualität als zuvor.

6.4.2.3 Ergebnisse des SEL über 3 Zeitpunkte

Der Vergleich der Summenwerte des SEL über drei Zeitpunkte (Tabelle 37) zeigt tendenziell den stärksten Anstieg der Werte zwischen der Pre- und der ersten Post-Testung. Bis auf die körperliche Verfassung und die subjektiven Beschwerden, die auch noch zur zweiten Post-Testung ansteigen, fallen alle übrigen Summenwerte nach der ersten Post-Testung wieder leicht ab. Sie bleiben jedoch, mit Ausnahme der sozialen Integration und Unterstützung, über ihrem jeweiligen Ausgangswert. Die Verbesserung der objektiven Beschwerden (p < 0,010) und der körperlichen Verfassung (p < 0,010) sind auch drei Monate nach dem Eingriff stark signifikant.

Tabelle 37: SEL; Vergleich der Summenmittelwerte über 3 Zeitpunkte

SEL Skalen- und Gesamtwert (GW)	1. Messung t_0 M	SD	2. Messung t_1 M	SD	(t_1-t_0) Diff	3. Messung t_2 M	SD	(t_2-t_0) Diff	χ^2
Stimmung	3,875	0,498	3,964	0,489	0,089	3,893	3,893	0,018	0,130
Objektive Beschwerden	3,786	0,594	4,191	0,736	0,405	4,167	4,167	0,381	9,435**
Subjektive Beschwerden	3,381	0,866	3,571	0,938	0,190	3,786	3,786	0,405	2,837
Grundstimmung	3,833	0,577	4,107	0,474	0,274	3,845	3,845	0,012	2,440
Soziale Integration und Unterstützung	4,191	0,748	4,238	0,619	0,047	4,167	4,167	-0,024	0,649
Lebensorientierung	3,286	0,951	3,423	0,646	0,137	3,381	3,381	0,095	0,047
kognitiv-emotionale Befindlichkeit	3,720	0,508	3,901	0,408	0,181	3,753	3,753	0,033	2,235
Körperliche Verfassung	3,651	0,642	3,982	0,789	0,331	4,040	4,040	0,389	9,882**
GW Lebensqualität	3,751	0,510	3,975	0,499	0,224	3,906	3,906	0,155	3,057

n = 14; Höhere Werte deuten auf eine höhere Lebensqualität hin.
Signifikanztest: Friedman-Test; Signifikanzen * $p < 0,05$, ** $p < 0,01$, *** $p < 0,001$;

Der Gesamtwert „Lebensqualität", der sämtliche Sub-Skalen einschließt, verändert sich positiv, um insgesamt 0,155 Einheiten, zwischen der ersten und letzten Messung. Der Unterschied ist nicht signifikant. Signifikant hingegen ist das Prüf-Item „Lebensqualität" ($p = 0,022$), was um 0,357 Einheiten ansteigt und eine Verbesserung der subjektiv empfundenen Lebensqualität anzeigt.

6.4.3 Ergebnisse des RSES (Rosenbergs Self-Esteem Scale)

Zur Messung des globalen Selbstwertgefühls wurde der international verbreitete RSES (Collani und Herzberg 2003b) in der deutschen Version eingesetzt. Mit seiner Hilfe soll die zweite Hypothese geprüft werden:

H_2: Minimal-invasive ästhetische Eingriffe haben einen positiven Einfluss auf das Selbstwertgefühl.

6.4.3.1 Reliabilität und Normwerte des RSES

Die weibliche Stichprobe weist ein höheres Selbstwertgefühl als die Normpopulation auf (Tabelle 38) die allerdings aus einer jüngeren Population (Durchschnittsalter = 33,7 Jahren) mit 42% Männern besteht. Die Normpopulation weicht in ihrer Struktur von der Stichprobe ab.

Tabelle 38: RSES; Kennwerte, Vergleich Normpopulation mit Stichprobe in t_0

RSES Kennwerte	Normwerte[a]			Stichprobe in t_0			Differenz
	M	SD	α	M	SD	α	
RSES-Gesamtwert Selbstwert	22,29	4,81	0,84	19,09	5,40	0,88	-3,20

[a] Normwerte (Collani und Herzberg 2003a, S. 5) n = 285; Stichprobe n = 57 (missing = 3); Differenz der Mittelwerte zwischen Stichprobe und Normpopulation; Niedrigere Werte weisen auf ein höheres Selbstwertgefühl hin.

Hinsichtlich der Reliabilität weisen beide Populationen vergleichbar hohe Werte, gemessen mit Cronbach's α, auf. Es kann von einer guten internen Konsistenz ausgegangen werden.

6.4.3.2 Ergebnisse des RSES über 2 Zeitpunkte

Tabelle 39: RSES; Vergleich der Gesamtwerte über 2 Zeitpunkte

	N	M	SD	$Q_{.25}$	$Q_{.75}$	z-Wert	p
RSES Gesamtwert t_0	34	19,431	5,522	16,0	19,0		
RSES Gesamtwert t_1	34	18,559	5,764	14,0	19,0	-1,923	0,054

Niedrige Messwerte weisen auf ein hohes Selbstwertgefühl hin, hohe Messwerte deuten ein niedriges Selbstwertgefühl an. Messungen: t_0 = vor dem Eingriff, t_1 = 2 Wochen nach dem Eingriff.
Signifikanztest: Wilcoxon-Test; Signifikanzen * $p < 0,05$, ** $p < 0,01$, *** $p < 0,001$;

Die Messung des Gesamtwerts des RSES über zwei Zeitpunkte zeigt eine Tendenz (p = 0,054) zur Verbesserung des Selbstwertgefühls (- 1,923, Effektstärke = 0,330) der Patienten zwei

Wochen nach dem minimal-invasiven ästhetischen Eingriff. Das geforderte Signifikanzniveau von p < 5% wurde jedoch verfehlt (Tabelle 39).

6.4.3.3 Ergebnisse des RSES über 3 Zeitpunkte

Über alle drei Messungen verbessert sich das Selbstwertgefühl der Patienten signifikant (p = 0,015) um zwei Einheiten (Tabelle 40). Die Verbesserung erfolgt zwischen allen drei Messungen. Auch im Zeitraum von zwei Wochen nach dem minimal-invasiven ästhetischen Eingriff bis zur letzten Messung, drei Monate danach, verändert sich das Selbstwertgefühl positiv.

Tabelle 40: RSES; Vergleich der Gesamtwerte über 3 Zeitpunkte

RSES 3-Perioden	N	M	SD	$Q_{.25}$	$Q_{.75}$	z-Wert	p
RSES Gesamtwert t_0	14	20,214	6,693	15,00	12,50		
RSES Gesamtwert t_1	14	19,643	6,428	14,75	19,50		
RSES Gesamtwert t_2	14	18,214	5,794	12,75	18,00	8,400	0,015*

Niedrige Messwerte weisen auf ein hohes Selbstwertgefühl hin, hohe Messwerte deuten ein niedriges Selbstwertgefühl an. Messungen: t_0 = vor dem Eingriff, t_1 = 2 Wochen nach, t_2 = 3 Monate nach dem Eingriff. Signifikanztest: Friedman-Test; Signifikanzen * p < 0,05, ** p < 0,01, *** p < 0,001;

6.4.4 Ergebnisse des Bf-SR (Befindlichkeitsskala)

Die Befindlichkeitsskala (Bf-SR) misst ein Konstrukt, das zwischen maximalem Missbefinden und maximalem Wohlbefinden schwankt (Zerrsen und Petermann 2011). Es fällt in den Bereich des Wohlbefindens und wurde ergänzend zur Lebensqualität erhoben, um sich diesem Endpunkt über ein weiteres Inventar zu nähern.

6.4.4.1 Reliabilität und Normwerte des Bf-SR

Verglichen mit der 2010 gezogenen und 1.233 Personen, davon 640 Frauen, einschließenden Normpopulation des Bf-SR, zeigt die Stichprobe sehr ähnliche Werte. Es kann davon ausgegangen werden, dass die befragten Frauen hinsichtlich ihrer subjektiven Befindlichkeit der bevölkerungsrepräsentativen Stichprobe entsprechen. Die interne Konsistenz beider Befragungen ist hoch und spricht für die Reliabilität des Testinstruments.

Tabelle 41: Bf-SR; Kennwerte, Vergleich Normpopulation mit Stichprobe in t_0

Bf-SR Kennwerte	Normwerte[a]			Stichprobe in t_0			Differenz
	M	SD	α	M	SD	α	
BF-SR Gesamtwert (weiblich)	12,01	10,53	0,93	12,19	9,04	0,86	0,18

[a] Normwerte (Collani und Herzberg 2003a) n = 1.233; Stichprobe n = 60; Differenz der Mittelwerte zwischen Stichprobe und Normpopulation; Niedrigere Werte weisen auf ein höheres Selbstwertgefühl hin. Hohe Messwerte deuten ein niedriges Selbstwertgefühl an.

6.4.4.2 Ergebnisse des Bf-SR über 2 Zeitpunkte

Die Längsschnittmessung der Mittelwerte der Summenwerte des Bf-SR über zwei Zeitpunkte zeigt eine Verbesserung der subjektiven Befindlichkeit zwischen der ersten und zweiten Messung. Zwei Wochen nach dem minimal-invasiven ästhetischen Eingriff stieg die subjektive Befindlichkeit um 1,41 Einheiten. Der Unterschied ist, gemessen mit dem Wilcoxon-Test, nicht signifikant (Tabelle 41).

Tabelle 42: Bf-SR; Vergleich der Summenmittelwerte über 2 Zeitpunkte

Bf-SR 2-Perioden	N	M	SD	$Q_{.25}$	$Q_{.75}$	z-Wert	p
Bf-SR Summenwert t_0	34	11,934	8,905	4,00	18,00		
Bf-SR Summenwert t_1	34	10,525	8,491	4,00	15,00	-1,221	0,222

Hohe Messwerte weisen auf ein niedriges subjektives Wohlbefinden hin, niedrige Messwerte deuten ein hohes subjektives Wohlbefinden an. Messungen: t_0 = vor dem Eingriff, t_1 = 2 Wochen nach dem Eingriff. Signifikanztest: Wilcoxon-Test; Signifikanzen * p < 0,05, ** p < 0,01, *** p < 0,001;

6.4.4.3 Ergebnisse des Bf-SR über 3 Zeitpunkte

Gemessen über drei Zeitpunkte zeigen die Summenwerte des Bf-SR nach einer anfänglichen Verbesserung der subjektiven Befindlichkeit ein späteres Einpendeln in Richtung des ursprünglichen Niveaus. Der Friedman-Test klassifiziert die Unterschiede als nicht signifikant.

Tabelle 43: Bf-SR; Vergleich der Summenmittelwerte über 3 Zeitpunkte

Bf-SR 3-Perioden	N	M	SD	$Q_{.25}$	$Q_{.75}$	X^2	p
Bf-SR Summenwert t_0	14	12,439	10,295	4,00	17,25		
Bf-SR Summenwert t_1	14	10,074	10,190	4,00	15,00		
Bf-SR Summenwert t_2	14	12,156	9,426	4,64	18,50	1,451	0,484

Hohe Messwerte weisen auf ein niedriges subjektives Wohlbefinden hin, niedrige Messwerte deuten ein hohes subjektives Wohlbefinden an. Messungen: t_0 = vor dem Eingriff, t_1 = 2 Wochen nach, t_2 = 3 Monate nach dem Eingriff. Signifikanztest: Friedman-Test; Signifikanzen * p < 0,05, ** p < 0,01, *** p < 0,001;

Insgesamt ergibt die Messung mit der Befindlichkeitsskala Bf-SR zu keinem Zeitpunkt signifikanten Unterschiede (Tabelle 42 und Tabelle 43).

6.4.5 Die Ergebnisse des SWLS (Satisfaction with Life Scale)

Das Inventar SWLS (Satisfaction with Life Scale) ist eines der am weitesten verbreiteten Instrumente zur Messung der allgemeinen Lebenszufriedenheit (Glaesmer et al. 2011). Mit ihm sollen, wie mit dem Bf-SR, ergänzend zum SEL Veränderungen der dem Wohlbefinden zuzuordnenden Zufriedenheit erhoben werden.

6.4.5.1 Reliabilität und Normstichprobe des SWLS

Die große Normpopulation weist deutlich niedrigere Werte der allgemeinen Zufriedenheit auf als die Stichprobe (Tabelle 44). Normpopulation und Stichprobe stimmen in Bezug auf ihre allgemeine Lebenszufriedenheit nicht überein. Die Stichprobe hat eine deutlich höhere Lebenszufriedenheit. Die interne Konsistenz der Stichprobe ist geringer als die der Normpopulation, mit einem Cronbach's α von 0,84 weist sie jedoch auf eine gute Reliabilität hin.

Tabelle 44: SWLS; Kennwerte, Vergleich Normpopulation mit Stichprobe in t_0

SWLS Kennwerte	Normwerte[a]			Stichprobe in t_0			Diff-erenz
	M	SD	α	M	SD	α	
SWLS Gesamtwert	24,88	6,26	0,92	13,16	4,66	0,84	11,72

[a] Normwerte (Glaesmer et al. 2011) n = 2.519; Stichprobe n = 60; Differenz der Mittelwerte zwischen Stichprobe und Normpopulation. Hohe Messwerte weisen auf eine niedrige Lebenszufriedenheit hin, niedrige Messwerte deuten eine hohe Lebenszufriedenheit an.

6.4.5.2 Ergebnisse des SWLS über 2 Zeitpunkte

Die allgemeine Lebenszufriedenheit verändert sich nach dem minimal-invasiven ästhetischen Eingriff positiv, um 0,931 Einheiten. Die Veränderung ist jedoch nicht signifikant (p = 0,138).

Tabelle 45: SWLS; Vergleich der Summenmittelwerte über 2 Zeitpunkte

SWLS 2-Perioden	N	M	SD	$Q_{.25}$	$Q_{.75}$	X^2	p
SWLS Gesamtwert t_0	32	13,000	4,530	10,00	16,00		
SWLS Gesamtwert t_1	32	12,069	4,720	10,00	14,00	-1,485	0,138

Hohe Messwerte weisen auf eine niedrige Lebenszufriedenheit hin, niedrige Messwerte deuten eine hohe Lebenszufriedenheit an. Messungen: t_0 = vor dem Eingriff, t_1 = 2 Wochen nach dem Eingriff. Signifikanztest: Wilcoxon-Test; Signifikanzen * p < 0,05, ** p < 0,01, *** p < 0,001;

6.4.5.3 Ergebnisse des SWLS über 3 Zeitpunkte

Die allgemeine Lebenszufriedenheit steigt zwei Wochen nach dem minimal-invasiven ästhetischen Eingriff und gleicht sich jedoch drei Monate später wieder weitgehend dem Ursprungsniveau an, wie die Messung über drei Zeitpunkte zeigt (Tabelle 46). Die Unterschiede sind nicht signifikant (p = 0,311).

Tabelle 46: SWLS; Vergleich der Summenmittelwerte über 2 Zeitpunkte

SWLS 3-Perioden	N	M	SD	$Q_{.25}$	$Q_{.75}$	x^2	p
SWLS Gesamtwert t_0	11	12,786	3,845	11,00	16,00		
SWLS Gesamtwert t_1	11	11,857	3,820	10,00	14,00		
SWLS Gesamtwert t_2	11	12,857	4,074	10,00	16,00	2,333	0,311

Hohe Messwerte weisen auf eine niedrige Lebenszufriedenheit hin, niedrige Messwerte deuten eine hohe Lebenszufriedenheit an. Messungen: t_0 = vor dem Eingriff, t_1 = 2 Wochen nach, t_2 = 3 Monate nach dem Eingriff. Signifikanztest: Friedman-Test; Signifikanzen * p < 0,05, ** p < 0,01, *** p < 0,001;

6.4.6 Ergebnisse des SAS (Salisbury Appearance Scale)

Der kurze intervall-skalierte SAS misst das Zutrauen (Zufriedenheit) in die eigene äußere Erscheinung und wurde zur Beurteilung des Behandlungserfolgs minimal-invasiver ästhetischer Eingriffe entwickelt (Cole et al. 2008).

6.4.6.1 Reliabilität und Normstichprobe des SAS

Die relativ kleine englische Normpopulation weist deutlich höhere Messwerte (geringes Zutrauen) auf als die Stichprobe (Tabelle 47). Allerdings entsprechen die Stichprobenwerte der parallel zur Normpopulation gezogenen Kontrollgruppe (M = 13,19, SD ± 4,21). Die interne Konsistenz der nur drei Items umfassenden Skala ist für die Stichprobe gering, ein α-Wert für die Normpopulation ist nicht angegeben, sowie weitere Werte fehlen.

Tabelle 47: SAS; Kennwerte, Vergleich Normpopulation mit Stichprobe in t_0

SAS Kennwerte	Normwerte [a]			Stichprobe in t_0			Diff-erenz
	M	SD	α	M	SD	α	
SAS Gesamtwert	21,22	6,36		13,50	3,82	0,56	11,72

[a] Normwerte; (Cole et al. 2008, S. 432) n = 22; Stichprobe n = 58; Differenz der Mittelwerte zwischen Stichprobe und Normpopulation. Hohe Messwerte weisen auf ein niedriges Zutrauen (Zufriedenheit) in das eigene Aussehen hin, niedrige Messwerte deuten ein hohes Zutrauen (Zufriedenheit) an.

6.4.6.2 Ergebnisse des SAS über 2 Zeitpunkte

Zwei Wochen nach dem minimal-invasiven ästhetischen Eingriff konnte eine geringe Verbesserung des Zutrauens in die eigene äußere Erscheinung gemessen werden (0,550 Einheiten), die jedoch nicht signifikant (p = 0,315) ist (Tabelle 48). Die Erhebung wurde in t_2 nicht durchgeführt.

Tabelle 48: SAS; Vergleich der Summenmittelwerte über 2 Zeitpunkte

SAS 2-Perioden	N	M	SD	$Q_{.25}$	$Q_{.75}$	x^2	p
SAS Gesamtwert t_0	32	13,541	4,113	10,55	16,75		
SAS Gesamtwert t_1	32	12,991	3,641	10,00	16,23	-1,005	0,315

Hohe Messwerte weisen auf ein niedriges subjektives Wohlbefinden hin, niedrige Messwerte deuten ein hohes subjektives Wohlbefinden an. Messungen: t_0 = vor dem Eingriff, t_1 = 2 Wochen nach dem Eingriff. Signifikanztest: Wilcoxon-Test; Signifikanzen * p < 0,05, ** p < 0,01, *** p < 0,001;

6.4.7 Ergebnisse des ZUF-8 (Fragebogen zur Patientenzufriedenheit)

Der ZUF-8 dient in erster Linie dem Screening der Patientenzufriedenheit während und nach der Behandlung in Kliniken (Kriz et al. 2008). Diesem Ziel folgend kann der Bogen erst nach erfolgter Behandlung eingesetzt werden und soll dazu genutzt werden zu klären, ob die Patienten überhaupt mit der Behandlung und dem Behandlungsergebnis zufrieden sind.

Für den ZUF-8 liegt eine große Stichprobe mit 53.177 Personen vor, die überwiegend in Reha-Einrichtungen gezogen wurde. Die Werte der Stichprobe weichen vom Summenwert des ZUF-8 der Normstichprobe um weniger als ± eine Standardabweichung ab und sind somit als vergleichbar anzusehen (Tabelle 49). Die Personen der Stichprobe sind eindeutig zufriedener. Die interne Konsistenz ist gut Cronbach's α = 0,86.

Tabelle 49: ZUF-8; Kennwerte, Vergleich Normpopulation mit Stichprobe in t_0

ZUF-8 Kennwerte	Normwerte[a]			Stichprobe in t_1			Diff-erenz
	M	SD	A	M	SD	A	
ZUF-8 Skalenmittelwert	27,00	4,01	0,90	30,07	2,54	0,86	3,07

[a] Normwerte; (Kriz et al. 2008) n = 22; Stichprobe n = 58; Differenz der Mittelwerte zwischen Stichprobe und Normpopulation. Hohe Messwerte weisen auf eine hohe Patientenzufriedenheit hin, niedrige Messwerte deuten eine geringe Patientenzufriedenheit an.

Ergebnisse

Die allgemein sehr hohe Zufriedenheit ergibt sich aus den Werten zur Behandlungsqualität (3,7 von maximal 4,0 Punkten; Spanne 3-4), zum Ausmaß, in dem die Behandlung geholfen hat (3,7 von maximal 4,0 Punkten; Spanne 3-4), und der Wahrscheinlichkeit, wieder in die Praxis zu kommen (3,9 von maximal 4,0 Punkten; Spanne 3-4). Insgesamt ist die Patientenzufriedenheit (30 von maximal 32 Punkten) mit einem Durchschnittswert von 3,8 von maximal 4 Punkten sehr hoch.

6.4.8 Ergebnisse der sonstigen Fragen

Um besser zu verstehen, wie die zuvor beschriebene Veränderungen der Endpunkte der Studie mit dem Aussehen zusammenhängen, wurden zusätzliche Fragen zur Beurteilung des eigenen Aussehens gestellt. Sie dienten dazu zu erkennen, welche Beurteilungen in Bezug auf das Aussehen sich ebenfalls in Abhängigkeit vom minimal-invasiven ästhetischen Eingriff verändert haben. Für diese Fragen gibt es keine Normpopulation, da sie selbst entwickelt wurden.

6.4.8.1 Längsschnittvergleich der sonstigen Fragen

Insgesamt zeigt sich eine Veränderung etlicher Items, die belegen, dass die Personen zwei Wochen nach dem minimal-invasiven ästhetischen Eingriff mit ihrem Aussehen zufriedener sind als zuvor (Tabelle 50). So stieg die direkt abgefragte Zufriedenheit mit dem eigenen Aussehen (Item A1) nach dem Eingriff signifikant (p = 0,013) an.

Tabelle 50: Fragen zum Aussehen; Vergleich der Mittelwerte über 2 Zeitpunkte

Fragen zum Aussehen Items	N	1. Messung t_0		2. Messung t_1		d	p
		M	SD	M	SD		
A1 Mit Aussehen zufrieden[a]	29	2,69	0,761	2,38	0,494	-0,31 *	0,013
A2 Wünsche weniger Falten[a]	29	1,90	0,817	2,07	0,651	0,17	0,059
A6 Aussehen nicht ändern[a]	28	3,29	0,937	2,86	0,848	-0,43 **	0,007
A 10 Aussehen unangenehm[a]	29	3,83	0,848	3,62	0,989	-0,21	0,083
A14 Sehe jetzt besser aus[a]	29	3,14	0,693	2,31	0,660	-0,83 ***	0,000
A15 Für Eingriff sparen[a]	29	2,86	0,953	2,59	1,053	-0,27	0,059

[a] Niedrigere Werte bedeuten eine stärkere Zustimmung; [b] Höhere Werte bedeuten eine stärkere Zustimmung; d = Mittelwertdifferenz; Messungen: t_0 = vor dem Eingriff, t_1 = 2 Wochen nach dem Eingriff. Signifikanztest: Wilcoxon-Test; Signifikanzen * p < 0,05, ** p < 0,01, *** p < 0,001;

Entsprechend nahm der Wunsch, es könnten weniger Falten sein (Item A2), tendenziell ab, allerdings nicht signifikant (p = 0,059). Auch der Wunsch, am Aussehen etwas zu ändern (Item A6), ließ nach dem Eingriff sehr signifikant (p = 0,007) nach. Die Beurteilung, das eigene Aussehen sei unangenehm (Item A10), nahm ebenfalls tendenziell ab (p = 0,083). Stark signifikant (p < 0,001) verbesserte sich die Auffassung, jetzt eindeutig besser auszusehen als vor vier Wochen (Item A14). Auch die Bereitschaft, zukünftig für einen ästhetischen Eingriff zu sparen (Item A15), stieg tendenziell an, allerdings nicht signifikant (p = 0,059).

Von diesen Items wurde lediglich Item A14 in der dritten Messung drei Monate nach dem minimal-invasiven ästhetischen Eingriff erhoben (Tabelle 51). Es zeigt sich ein über alle drei Messungen sehr signifikanter (p = 0,005) Anstieg der Zufriedenheit mit dem eigenen Aussehen, verglichen zum Zeitpunkt vor dem Eingriff um über eine Einheit (1,09).

Tabelle 51: Item A14, Vergleich der Mittelwerte über 3 Zeitpunkte

Item 14	1. Messung t_0		2. Messung t_1		(t_1-t_0)	3. Messung t_2		(t_2-t_0)	
	M	SD	M	SD	D	M	SD	D	χ^2
Sehe jetzt besser aus	2,82	0,874	1,91	0,701	0,91	1,73	0,786	0,18	10,606**

d = Mittelwertdifferenz; Messungen: t_0 = vor dem Eingriff, t_1 = 2 Wochen nach, t_2 = 3 Monate nach dem Eingriff.
Signifikanztest: Friedman-Test; Signifikanzen * p < 0,05, ** p < 0,01, *** p < 0,001;

6.4.8.2 Korrelationen der sonstigen Fragen

Neben der Frage, wie sich die Einstellung zum Aussehen verändert hat, war auch von Interesse, ob ein Zusammenhang zwischen diesen Veränderungen und Veränderungen der Endpunkte besteht Ein signifikanter Zusammenhang besteht zwischen der verbesserten Lebensqualität und den beiden Items A5 (sich in der eigenen Haut wohlfühlen, p = 0,014) und A13 (sein Aussehen als zu sich passend bezeichnen, p = 0,020). Der Zusammenhang ist moderat negativ, weil ein geringerer Summenwert des SEL eine höhere Lebensqualität ausdrückt. Die hohen Ausprägungen in den Items A5 und A13 werden von einer hohen Lebensqualität begleitet. Das Item A13 korreliert zudem stark signifikant mit dem gestiegenen Selbstwertgefühl (p = 0,002). Außerdem besteht ein stark signifikanter Zusammenhang zwischen dem gestiegenen Selbstwertgefühl (p < 0,001) und Item A12 (Ich habe eine positive Einstellung zu meinem Aussehen). Mit der Verbesserung der Lebensqualität und des Selbstwertgefühl einher geht die gestiegene Einschätzung, dass das eigene Aussehen nach dem minimal-invasiven ästhetischen Eingriff besser zu einem passe als vor dem Eingriff (Tabelle 52).

Tabelle 52: Korrelationen Gesamtwerte SEL und RSES mit ausgewählten Items

Korrelationen Item	Frage / Aussage	SEL-Gesamtwert R	p	RSES-Gesamtwert r	P
A5	In meiner Haut fühle ich mich sehr wohl	-0,330*	0,014	0,173	0,212
A13	Ich würde mein Aussehen als zu mir passend bezeichnen	-0,314*	0,020	0,423**	0,002
A12	Ich habe eine positive Einstellung zu meinem Aussehen	-0,249	0,065	0,539**	0,000

Korrelationskoeffizient r = Kenalls Tau; Signifikanzen * p < 0,05, ** p < 0,01, *** p < 0,001;

7 Diskussion

Die drei Hauptziele der Untersuchung waren, die Motive hinter minimal-invasiven ästhetischen Eingriffen zu identifizieren (qualitative Studie), ihre Zusammenhänge aufzudecken (quantitative Querschnittstudie) und die Wirkung der Eingriffe auf die Lebensqualität und das Selbstwertgefühl zu bestimmen (quantitative Längsschnittstudie). Anhand der drei Studien konnten alle Aufgabenbereiche beantwortet werden. In der folgenden Diskussion werden die Ergebnisse mit anderen Forschungsarbeiten verglichen und auf Übereinstimmung oder Abweichungen untersucht sowie ihre Übertragbarkeit analysiert. Danach werden jeweils die Limitationen der einzelnen Studie dargelegt. Abschließend werden die Ergebnisse der drei Studien zusammengenommen aus Sicht der Gesundheitswissenschaften diskutiert.

7.1 Diskussion der Ergebnisse der qualitativen Studie

Die qualitative Studie konnte ihr vorrangiges Ziel, die Beantwortung der Forschungsfrage, welche Motive hinter dem Wunsch nach einem ästhetischen Eingriff stehen, mit einer umfangreichen Liste von 17 unterschiedlichen Motiven (Tabelle 18) beantworten. Damit leistet sie nicht nur einen Beitrag, die auf diesem Gebiet bestehende Forschungslücke (Haas et al. 2008) ein Stück weit zu schließen, sondern sie konnte auch die Inputfaktoren für die auf dieser Untersuchung aufbauende quantitative Querschnittstudie liefern. Außerdem zeigen die Ergebnisse, unabhängig von den Resultaten der Längsschnittstudie, dass ein Zusammenhang zwischen ästhetischen Eingriffen und Wohlbefinden im Sinne der gesundheitsbezogenen Lebensqualität und dem Selbstwertgefühl besteht – und vor allem, wie dieser funktioniert.

Zudem wurde aus der projektiven Fragestellung ersichtlich, dass die befragten Personen von ästhetischen Eingriffen eine Verbesserung des Wohlbefindens und des Selbstwertgefühls erwarten, bzw. annehmen, und hierin einen Behandlungsgrund sehen.

Zunächst werden die Ergebnisse der qualitativen Studie mit ihrem theoretischen Hintergrund sowie den Resultaten anderer Studien vergleichend diskutiert, bevor auf die Limitationen der qualitativen Studie eingegangen wird.

7.1.1 Diskussion der identifizierten Motive

Die Studie konnte 17 Motive für den Wunsch nach einem ästhetischen Eingriff identifizieren. Diese Motive stimmen mit den vorgestellten theoretischen Ansätzen überein und werden von den vier zu diesem Thema bekannten qualitativen Untersuchungen (Tabelle 3) empirisch bestätigt. Zu beachten ist, dass die hier vorgestellte Studie die einzige ist, die explizit nach den Auslösern von „*kleineren ästhetischen Eingriffen, z.B. Botox zur Faltenbeseitigung*" fragt und sich dadurch deutlich von jenen drei anderen Untersuchungen (Adams 2010; Rountree und Davis 2011; Thorpe et al. 2004) abgrenzt, deren Datenpool aus Patienten mit größeren ästhetischen Operationen bestand.

Allerdings kann die vorliegende qualitative Studie letztlich nicht nachweisen, dass die von ihr identifizierten Motive auch tatsächlich zu einem ästhetischen Eingriff geführt haben oder je führen werden. Hierzu wäre es erforderlich gewesen, für die Untersuchung nur Personen zu befragen, die sich einem ästhetischen Eingriff unterziehen wollen oder ihn bereits hinter sich hatten, wie es die drei vorbenannten Untersuchungen taten. Anhand der Übereinstimmung fast aller Motive ist jedoch eher davon auszugehen, dass sich die für ästhetische Operationen geltenden Motive auch auf minimal-invasive ästhetische Eingriffe übertragen lassen und umgekehrt. Indem die Studie einen großen Teil der in anderen Untersuchungen bislang nur einmal publizierten Motive erstmals bestätigt, trägt sie zudem dazu bei, deren Aussagekraft zu erhärten und zu validieren.

Das einzige Motiv, das nicht von anderen Studien belegt wird, ist die Tendenz zur Selbstdarstellung, wie sie die Impression-Management-Theorie erklärt. Nachfolgende Übersicht (Tabelle 53) ordnet die verschiedenen von dieser Studie identifizierten Motive den anderen Untersuchungen zu und zeigt, wie umfangreich die zu Tage geförderten Erkenntnisse der qualitativen Auswertung mit der Methode GABEK sind.

Insgesamt liefert die qualitative Studie eine umfassende Aufstellung verschiedener theoretisch und empirisch abgesicherter Motive für den Wunsch nach ästhetischen Behandlungen, wie sie in dieser Art bislang von keiner anderen Studie hervorgebracht werden konnten.

Tabelle 53: Vergleich der Motive hinter ästhetischen Eingriffen in verschiedenen Studien

Motiv	eigene Studie	Adams	Rountree	Penz	Thorpe
Umfang	n = 75	n = 13	n = 6	n = 85	n = 7
Veröffentlichungsjahr		2010	2011	2010	2004
1) Wohlbefinden	X			X	
2) Erkrankungen*	X	X			X
3) Sozialer Druck	X	X	X		
4) Selbstwertgefühl	X			X	
5) Selbstdarstellung	X				
6) Psychische Belastung	X				X
7) Partnerschaft	X		X		
8) Alltagsbewältigung	X		X		
9) Soziale Ausgrenzung	X	X			X
10) Biografie	X	X			
11) Medien	X	X	X		
12) Normalität	X				X
13) Attraktivität	X			X	
14) Alter	X	X			X
15) Perfektionismus	X	X			

Quellen der Studien: (Adams 2010); (Rountree und Davis 2011), (Penz und Dachs 2010), (Thorpe et al. 2004), Alle Studien sind qualitativ erhoben.
*Zur besseren Übersicht wurden psychische u. physische Erkrankungen zu einem Motiv zusammengefasst.

Dabei unternimmt die vorliegende Studie nicht den Versuch, ein oder das Hauptmotiv zu finden, wie es beispielsweise Rountree und Davis (2011) in der Unzufriedenheit mit dem Aussehen getan haben. Stattdessen werden fünf übergeordnete Motive vorgeschlagen, die von zwölf weiteren Motiven unterstützt werden, die je nach persönlicher Disposition und Situation selbst zu Hauptmotiven werden können. Für eine vertiefende Bestimmung ihrer Bedeutung eigenen sich quantitative Verfahren besser als qualitative, die hier der Identifikation eines Sachverhalts und zur Unterstützung der Forschungshypothesen eingesetzt worden sind, was eine der Hauptaufgaben qualitativer Forschung ist (Mayring 2010).

Es wäre wünschenswert, wenn diese Motive auch anhand einer Population von sich minimalinvasiven ästhetischen Eingriffen unterziehenden Personen überprüft werden könnten, um ihren Erklärungsbeitrag abzusichern und zu einem tieferen Verständnis zu gelangen.

7.1.2 Diskussion der Zusammenhänge

Die qualitative Studie konnte den Zusammenhang zwischen ästhetischen Eingriffen und dem Wohlbefinden in einem Kausalmodell (Abbildung 12) erkennen und wiedergeben, wie er sich bisher in der Literatur noch nicht findet. Das Modell bildet Wohlbefinden im Sinne der gesundheitsbezogenen Lebensqualität als ein von vielen Faktoren (Gesundheit, soziales Umfeld etc.) abhängiges mehrdimensionales Konstrukt ab, wie es der vorherrschenden Meinung (Bullinger et al. 2000) entspricht. Auch zeigte das Kausalmodell einen eindeutig positiven Einfluss von Aussehen und ästhetischen Eingriffen auf das Wohlbefinden und das Selbstwertgefühl, der bislang nur theoretisch (Siegrist 2005) hergeleitet, aber nicht empirisch erhoben worden ist.

Interessant ist die strikte Trennung von Behandlungsursachen mit ihrer negativen Bewertung durch die Befragten und den ästhetischen Eingriffen, von denen positive Effekte ausgehen. Beide wirken auf das Selbstwertgefühl: Die eine Behandlung auslösenden Ereignisse wirken negativ, die von einem ästhetischen Eingriff erhoffte Wirkung ist positiv. Dieses Bild ist auch so zu interpretieren, dass das Selbstwertgefühl stärker von dem eigenen Aussehen beeinflusst wird als die Lebensqualität, die von den Auslösern einer ästhetischen Behandlung nicht bzw. nur mittelbar über das Selbstwertgefühl beeinflusst wird.

Ergänzend zeigt das Modell, dass das Konstrukt Wohlbefinden mit Zufriedenheit und Glück in enger direkter Verbindung steht. Es verdeutlicht damit die Problematik der Abgrenzung dieser drei Begriffe zueinander, die sich in der theoretischen Diskussion (Schumacher et al. 2003a) als schwer gestaltet.

7.1.3 Diskussion des Erkenntnisgewinns

Mit Hilfe der Motivliste (Tabelle 18) wird deutlich, welche Motive hinter ästhetischen Eingriffen stehen, ohne dass sie den Anspruch auf Vollständigkeit erheben kann. Diese im Vergleich zu anderen Studien sehr viel umfangreichere Übersicht möglicher Motive zeigt, dass hinter dem Behandlungswunsch mitunter auch sehr gravierende Empfindungen stecken, wie mangelndes Wohlbefinden im Sinne verminderter Lebensqualität, sozialer Druck, soziale Ausgrenzung und psychische Belastungen. In Anbetracht dieser Motive lässt sich die von einigen Studie und Theoretikern erhobene Behauptung, ästhetische Medizin sei nur oberflächlich, nicht aufrechterhalten.

Dieses Wissen kann medizinisch genutzt werden, um zu vermeiden, dass der Arzt, wie kritisch behauptet wird, bei medizinisch nicht indizierten ästhetischen Eingriffen nur ausfüllender Dienstleister eines konkreten Patientenwunsches sei (Wiesing 2011). Mit Kenntnis der verschiedenen Motive und ihrer Zusammenhänge ist der Arzt durchaus in der Lage, eine exakte Diagnose zu stellen, die weit mehr Handlungsoptionen beinhaltet als ästhetische Eingriffe, beispielsweise psychotherapeutische Maßnahmen. Dies ist vor allem vor dem Hintergrund wichtig, dass für die Patienten bei einem ästhetischen Eingriff ein erhebliches psychisches Risiko besteht, wenn der Eingriff nicht das gewünschte Resultat, oder sogar ein negatives hervorbringt (Rountree 2011). Doch um diese Risiken abzuwägen und den Patienten hierüber aufzuklären, müssen die psychischen Zusammenhänge, ihre Motive und Wirkungsweise bekannt und verstanden sein. Zudem ist dies die Basis einer vertrauensvollen Arzt-Patienten-Kommunikation.

Außerdem können die Ergebnisse der Studie von den im Interesse der Gesundheitspolitik handelnden Körperschaften dazu genutzt werden, um Einfluss auf jene Bereiche, wie Medien, auszuüben, von denen ein überzogenes Schönheitsideal verbreitet wird (Grammer 1996; Agliata 2004). Dies sollte insbesondere dann zur Prävention getan werden, wenn abzusehen ist, dass dafür anfällige Personen an ihrem Selbstwertgefühl leiden, weil sie den werblichen Bemühungen (Freedman 1989) der Wirtschaft keine entsprechenden Maßnahmen entgegenzusetzen haben, wie etwa ein gutes Verständnis der Wirkungszusammenhänge.

Auch sind die vielen Motive ein Indiz dafür, warum sich immer mehr Menschen für ästhetische Eingriffe interessieren. Insbesondere über das Wechselspiel mit Wohlbefinden und Selbstwertgefühl, kann über soziale Vergleiche ein zusätzlich verstärkender Effekt in Form von sozialem Druck zu einem weiteren Ansteigen der Behandlungszahlen führen.

7.1.4 Limitationen der qualitativen Studie

Auch wenn sich die Ergebnisse der Studie mit denen anderer qualitativer Studien decken, was als ein Zeichen der Güte gewertet werden kann, konnten trotz aller Mühen nicht alle Limitationen ausgeräumt werden. Ein Teil davon liegt in der Natur qualitativer Verfahren.

So die erste Limitation, die das Erhebungsinstrument betrifft. In Ermangelung standardisierter Instrumente musste ein eigener Fragebogen konzipiert werden. Durch die

Vorgabe der Fragen ließ es sich nicht vermeiden, thematische Schwerpunkte zu setzen, die sich idealerweise erst aus einem Gespräch ergeben hätten. Auch wurde das Antwortverhalten durch den für die Beantwortung der Fragen zur Verfügung gestellten Platz gelenkt. Diese Einschränkungen waren der Ökonomie geschuldet, führen aber zu einer gewissen Steuerung der Antworten – trotz offener Fragen.

Eine weitere Limitation liegt in der Auswahl der befragten Personen. Denn es handelte sich nicht um Menschen, die bereits einen ästhetischen Eingriff haben durchführen lassen oder planten, dies zu tun. Das schränkt die Verallgemeinerung der Aussagen und damit die externe Validität ein (Hussy et al. 2010). Hinzu kommt, dass die Befragten den Bogen nicht in einer ruhigen privaten Umgebung ausfüllen konnten, was eventuell sehr persönliche Antworten nicht hat aufkommen lassen, die für dieses Thema wünschenswert wären.

Zudem war ein Großteil der Befragten Studenten. Dies könnte bei ihren Antworten – gerade in Bezug auf ästhetische Eingriffe – eine Rolle spielen, die meist erst von einem älteren Publikum nachgefragt werden. Allerdings zeigte der Vergleich zwischen den Altersgruppen keine großen Unterschiede auf.

Auch gilt, dass qualitative Untersuchungen nicht ohne weiteres generalisierbar sind, sondern es sich eher um eine exemplarische Verallgemeinerung handelt (Bortz und Döring 2009), die einem höheren interpretativen Raum bietet als quantitative Verfahren.

7.2 Diskussion der Ergebnisse der quantitativen Querschnittstudie

Die quantitative Querschnittstudie konnte mit dem MFFS mehrere Motive entdecken und bestätigen, die hinter minimal-invasiven ästhetischen Eingriffen stehen, indem die befragten Personen danach unterschieden wurden, welche die höchste Bereitschaft haben, sich einem solchen Eingriff zu unterziehen. Mit Hilfe der EFA wurde die Struktur der Motivationsfaktoren ermittelt, die diese Frauen antrieben. Davon wurden, über die anschließend gerechnete KFA, die Motive: „Lebensqualität", „Sozialer Druck", „Biografie", „Selbstdarstellung" und „Attraktiv Aussehen" bestätigt. Sie zogen, zusammen mit „Alter" und „Partnerschaft", als unabhängige Variablen in ein multiples lineares Regressionsmodell ein, dessen Regressionsfunktion den Einfluss der einzelnen, jeweils ein Motiv darstellenden Variablen auf den Behandlungswunsch berechnete. Als signifikant stellten sich die Motive: „Lebensqualität", „Sozialer Druck", „Selbstdarstellung", „Attraktiv Aussehen" und

„Partnerschaft" heraus. Das Lebensalter hatte, entgegen der Erwartung, keinen signifikanten Einfluss.

Diese Motive werden mit jenen, die aufgrund fehlender Signifikanz keinen Einfluss haben, im Folgenden einzeln diskutiert und mit den bestehenden Studien verglichen, bevor ihr Erkenntnisgewinn gewürdigt und auf die Limitationen eingegangen werden wird.

7.2.1 Diskussion der identifzierten Motive

Um die jeweilige theoretische Begründung und zum Teil auch empirische Bestätigung der identifizierten Motive angemessen zu berücksichtigen, werden sie separat diskutiert.

Das Motiv Lebensqualität

Wie zuvor bereits die qualitative Untersuchung zeigte, bestätigt auch diese quantitative Querschnittstudie, dass der Wunsch nach einem minimal-invasiven ästhetischen Eingriff stark signifikant ($p = 0,001$) davon abhängt, wie zufrieden oder nicht eine Person ihre eigene Lebensqualität empfindet. Der Zusammenhang zwischen der Lebensqualität und dem Wunsch nach einem das Aussehen verändernden medizinischen Eingriff wurde zuvor mehrfach für chirurgische Eingriffe festgestellt (Holme et al. 2002; Honigman et al. 2004; Litner et al. 2008) und ist deshalb auch für minimal-invasive ästhetische Eingriffe vermutet worden. Bestätigt werden konnte er als Behandlungsmotiv zuvor jedoch nicht, denn die Existenz dieses Zusammenhangs ist keineswegs als selbstverständlich anzusehen. Dazu sind die Unterschiede zwischen plastisch-chirurgischen und minimal-invasiven ästhetischen Eingriffen zu groß, auch wenn beide einer Verbesserung des Aussehens dienen. Anders als bei minimal-invasiven ästhetischen Eingriffen sind viele der plastischen Eingriffe medizinisch indiziert, z.B. Brust-Operationen in Folge von Mamakarzinomen. Doch nur auf derartige Eingriffe beziehen sich die meisten der den Zusammenhang von Lebensqualität und ästhetischem Eingriff belegenden Studien (Srinivasaiah et al. 2010). Insofern kann diese Studie einen Beitrag leisten, die Forschungslücke in Bezug auf minimal-invasive ästhetische Eingriffe zu schließen.

Ein weiterer großer Unterschied zwischen beiden Behandlungsformen ist das mit dem Eingriff verbundene Risiko (Rountree und Davis 2011) für den Patienten. Bezogen auf rein ästhetische, also medizinisch nicht indizierte, plastisch-chirurgische Eingriffe muss zur Überwindung dieses Risikos ein größerer Leidensdruck auf Seiten des Patienten vorliegen als bei den vergleichsweise risikolosen minimal-invasiven ästhetischen Eingriffen. Auch dieser Umstand spricht eher gegen eine unkritische Übertragbarkeit des bei der ästhetisch plastischen Chirurgie beobachteten Motivs, sich mit Hilfe des Eingriffs die eigene Lebensqualität zu verbessern. Dennoch sind die Ergebnisse nützlich, um Parallelen zwischen beiden Behandlungsformen zu ziehen.

Ob der minimal-invasive ästhetische Eingriff auch tatsächlich zu der erhofften Verbesserung der Lebensqualität führt, kann anhand dieser Querschnittstudie noch nicht gesagt werden. Hier wurde jedoch festgestellt, dass eine subjektiv als schlechter empfundene Lebensqualität ein Motiv darstellt, sich einem solchen Eingriff zu unterziehen. Und dieser Zusammenhang konnte auch theoretisch begründet werden.

Das Motiv: Sozialer Druck

Sozialer Druck stellt ebenfalls ein Motiv für einen minimal-invasiven ästhetischen Eingriff dar, wobei aufgrund der Itemkonstruktion des Fragebogens in dieser Studie sozialer Druck primär die Anforderungen und Vergleiche mit dem unmittelbaren sozialen Umfeld und keine offenkundig negativen Reaktionen der erweiterten Umwelt mit einbezieht, wie z.B. Hänseleien, die einen Grund für plastischer Eingriffe darstellen (Haas et al. 2008). Viel eher kommen wahrscheinlich „Kontrasteffekte" (Thornton und Jason 1999) zur Geltung, die in Gegenwart attraktiver Personen zur Unzufriedenheit mit dem eigenen Aussehen führen können. Somit üben soziale Kontakte und Verpflichtungen (Freedman 1989) einen Erwartungsdruck bezüglich des eigenen Aussehens aus, der dem der Schönheitsideale aus den Medien gleicht, weshalb auch dieses Item in dieser Auswertung zu dem Motiv sozialer Druck zählt. Je höher der empfundene soziale Druck, desto größer der Wunsch nach einer minimal-invasiven ästhetischen Behandlung ($p < 0{,}001$). Diese Beobachtung deckt sich mit Erkenntnissen aus der plastischen Chirurgie, wonach ein starkes Motiv für die Vorstellung bei einem Schönheitschirurgen der Wunsch ist, jemandem anderen zu gefallen, und gleichzeitig ein bestimmtes Körperteil tiefes psychisches Unbehagen auslöst (Millet und Laxenaire 1994). Dieser Zusammenhang ließ sich theoretisch gut begründen.

Das Motiv: Selbstdarstellung

Ein weiteres Motiv für minimal-invasive ästhetische Eingriffe liegt in der Tendenz zur Selbstdarstellung (p = 0,009). Hierbei handelt es sich um das Bestreben einer Person, sich möglichst vorteilhaft anderen gegenüber zu präsentieren (Mummendey 1995) – eine Persönlichkeitsdisposition, die häufig bei erfolgsorientierten Menschen wie Führungskräften beobachtet wird (Schachinger 2005). Bei größerer Ausprägung führt sie zu einem stärkeren Wunsch, das eigene Aussehen über einen minimal-invasiven ästhetischen Eingriff zu verbessern. Dieses Motiv wurde über mehrere Fragen erfasst, die sich an der Impression-Management-Skala orientierten, von denen jedoch nur zwei Items auf den Faktor luden. Bei diesen beiden Fragen ging es um den Kern der Theorie, und zwar darum, ob die Befragten der Meinung sind, über ihr Aussehen einen Einfluss auf andere Menschen und deren Reaktion erlangen zu können. Das theoretisch leicht nachvollziehbare Motiv (Kapitel 2.5.9) ist sehr plausibel und liefert eine gute Erklärung dafür, welche Vorteile sich einzelne Personen von ihrem besseren Aussehen erhoffen. Vermutlich geht es dabei auch stark um Macht, denn Macht auszuüben, bedeutet andere Menschen im eigenen Sinne zu beeinflussen (Faller und Lang 2010), auch über das Aussehen. Dieser Vermutung konnte aus Gründen der Test-Ökonomie nicht weiter nachgegangen werden.

Das Motiv: Partnerschaft

Die Überlegung, dass in dem Bestehen oder Nichtbestehen einer Partnerschaft ein Motiv für einen minimal-invasiven ästhetischen Eingriff liegt, ergibt sich fast zwangsläufig aus den Erkenntnissen der evolutionstheoretischen Erklärung für die Anziehungskraft der Attraktivität, wie sie von der „Mate-Selection-Theory" vorgebracht wird (Langlois et al. 2000). Attraktive finden leichter einen Partner. Und da Dutzende von Studien belegen, dass Frauen und Männer in festen Beziehungen glücklicher sind als Alleinstehende (Bucher 2009), wundert es kaum, dass das Fehlen eines Partners ein weiteres Motiv darstellt, die eigene Attraktivität über einen ästhetischen Eingriff und damit zugleich die Chancen auf eine neue Partnerschaft zu erhöhen. Dabei ist die Partnerschaft nicht der Endpunkt des Bemühens, sondern das Wohlbefinden, denn zu den Ereignissen, die den stärksten sowohl positiven als auch negativen Effekt auf das subjektive Wohlbefinden haben, zählt der Beginn einer neuen Partnerschaft bzw. dessen Ende (Ballas und Dorling

2007). Dies wäre nicht nachvollziehbar, wenn nicht die Zeit in der Partnerschaft das subjektive Wohlbefinden stärkt, wie Studien belegen (Zimmermann und Easterlin 2006). Daher ist „Partnerschaft", wenn auch bislang nicht in diesem Zusammenhang untersucht, ein leicht nachvollziehbares Motiv für minimal-invasive ästhetische Eingriffe.

Das Motiv: Biografie

Nicht vom Regressionsmodell, aber von der Faktorenanalyse wurden „Biografische Ereignisse" als Faktoren erkannt, die hinter dem Wunsch nach einem minimal-invasiven ästhetischen Eingriff stehen können. Hierbei ging es um prägende Ereignisse während der Jugend, bei denen Mütter ihren Töchtern im Rahmen ihres Sozialisationsauftrages ein Rollenverhalten weitergeben, in dem Attraktivität besonders erstrebenswert ist (Freedman 1989). Zudem wurde vermutet, dass gerade bei derart geprägten Frauen der im Alter einsetzende Verlust an Attraktivität besonders schmerzhaft sein könnte (Freedman 1989) und deshalb ein größeres Motiv für einen medizinischen Ausgleich darstellt. Möglicherweise übt die Sozialisation ihren Einfluss über andere, stärkere Motive aus, wie den sozialen Druck oder die Tendenz zur Selbstdarstellung.

Das Motiv: Mediendruck

Die Vermutung, Mediendruck und die sich dahinter verbergenden Schönheitsideale könnten ein Motiv abgeben, bestätigten weder die Faktoren- noch die Regressionsanalyse. Allerdings lud ein Item mit der Aussage, wonach die Befragten aus den Medien Anregungen für ihr eigenes Aussehen erhalten, positiv auf den Faktor „sozialer Druck". Ein eigener Faktor „Mediendruck" kam jedoch nicht zustande. Insofern liegen die Ergebnisse dieser Untersuchung nicht ganz im Einklang mit den diesen Effekt bestätigenden Studien von Swami et al. (2008) sowie Slevec und Tiggemann (2010). Swami et al. stellten einen Einfluss der Medien auf die Bereitschaft fest, sich einer solchen Behandlung zu unterziehen. Slevec und Tiggemann kommen zu einem zweigeteilten Ergebnis. In ihrer Studie hat nur das Medium Fernsehen einen Einfluss, nicht aber gedruckte Medien, wie Zeitschriften und Magazine. Bestätigt wird der Druck der Medien als Motiv, sein Aussehen zu verbessern, von Studien im Zusammenhang mit der Attraktivitätsforschung (Loibl 2010). Eine Erklärung für den Druck der Medien liegt in ihren Inhalten, denn die Massenmedien verbreiten nicht nur die Vorstellung des

Schönheitsideals (Etcoff 1999), sondern berichten darüber hinaus tendenziell positiv über ästhetische Eingriffe (Polonijo und Carpiano 2008), womit die Wünsche geweckt werden.

Das Motiv: Attraktiv Aussehen

Der Wunsch „Attraktiv Aussehen" wird auch von den anderen Studien (Swami et al. 2008; Slevec und Tiggemann 2010) als Motiv für einen ästhetischen Eingriff genannt, jedoch nur bei Slevec und Tiggemann (2010) signifikant bestätigt – wobei dort die Unzufriedenheit mit dem gesamten Körperbild (body dissatisfaction) in Anlehnung an die plastische Chirurgie (Henderson-King und Henderson-King 2005) abgefragt wurde und sich weniger auf den Wunsch bezog, ob man attraktiver aussehen möchte. Dieses Motiv ist zunächst genauso einleuchtend wie wenig überraschend. Interessanter wird diese Beobachtung, wenn man sich die dahinterliegenden Items ansieht und erkennt, dass das Behandlungsziel, „normal" auszusehen, in dieser Querschnittstudie aus der Betrachtung fiel. Offensichtlich geht es den Befragten nicht darum, durch den Eingriff negative Auffälligkeiten zu beseitigen, sondern darum, durch die Verbesserung des Aussehens positiv aufzufallen und sich abzuheben. Keine Bestätigung des Motivs fanden Swami et al. (2008), die in ihrer Studie die Unzufriedenheit mit dem eigenen Aussehen als einzelnes Item testeten.

Das Motiv: Alter

Das "Alter" wird oft als Motiv hinter minimal-invasiven ästhetischen Eingriffen vermutet, da diese Behandlungsformen insbesondere zur Beseitigung altersbedingter Hautveränderungen wie Falten entwickelt worden sind. Natürlich stellt „Alter" allein kein Motiv dar. Daher sind mit dem Begriff vor allem vom Alter abhängige Antriebskräfte gemeint, hinter denen der Wunsch steckt, über ein jüngeres Aussehen auch von den mit der Jugend verbundenen Eigenschaften wie Vitalität, Leistungsstärke, Dynamik und natürlich auch Attraktivität zu profitieren. Das Gegenteil, die Altersangst, wäre das Motiv, allein aufgrund des Aussehens für weniger tauglich bewertet zu werden, als man tatsächlich ist. Slevec und Tiggemann (2010) haben beide Aspekte untersucht und kamen genau wie diese Querschnittstudie auch zu dem Ergebnis, dass vom Alter kein Einfluss auf den Wunsch nach einem minimal-invasiven ästhetischen Eingriff ausgeht. Das Ergebnis steht im Widerspruch zu anderen Studien, die zumindest für plastische Operationen einen solchen Zusammenhang belegen konnten (Webb et al. 1989). Der Begriff Anti-Aging Medizin scheint also an dieser Stelle nichts mit den wahren Motiven bzw. dem vermuteten Nutzen der Behandlung zu tun zu haben, auch wenn er noch so plausibel klingen mag.

Das Merkmal Zeit für die Körperpflege

Als einzelnes Item wurde der tägliche Zeitaufwand für die "Körperpflege" abgefragt. Ob es sich dabei tatsächlich um ein Motiv wie das "Appearance Investment" bei Slevec und Tiggemann (2010) handelt, lässt sich tendenziell verneinen. Körperpflege allein hat keine theoretische Absicherung und wäre kein Motiv, dennoch lässt sich an ihr eine gewisse Neigung zur erhöhten Selbstaufmerksamkeit ablesen, die bei Personen zu beobachten ist, denen Selbstdarstellung sehr wichtig ist (Thornton und Jason 1999). An dieser Stelle dient diese Beobachtung daher eher der Unterstützung anderer Motive, wie dem der Selbstdarstellung.

Die umseitige Übersicht (Tabelle 54) zeigt die eigenen Ergebnisse im Vergleich zu den Studien von Swami et al. (2008) sowie Slevec und Tiggemann (2010). Sämtliche Regressionsmodelle sind signifikant, in keiner Studie hat das Alter einen relevanten Einfluss. Ansonsten unterscheidet sich der Umfang der Studien zum Teil erheblich in Bezug auf die getesteten Motivationsfaktoren, wobei sie sich inhaltlich tendenziell eher bestätigen, wie bei Medienkonsum, der Biografie oder dem Aufwand, sich mit dem eigenen Körper zu beschäftigen, auf den die Faktoren bzw. Variablen „Körperpflege" und „Appearance Investment" hinauslaufen.

7.2.2 Diskussion des Erkenntnisgewinns

Die quantitative Querschnittstudie konnte recht umfangreich (EKA, KFA und Regression) berechnen, von welchen Motiven der Wunsch nach einem minimal-invasiven ästhetischen Eingriff angetrieben wird. Insbesondere wurde deutlich, dass das Alter nicht den vom umgangssprachlichen Begriff "Anti-Aging" ausgehenden Einfluss hat, sondern dass im Gegenteil der Behandlungswunsch nicht vom Alter abhängt.

Diskussion

Tabelle 54: Quantitative Querschnittstudie: Vergleich der Studien zu Behandlungsmotiven

Motiv	eigene Studie quantitativ		Swami		Slevec u. Tiggemann	
Umfang; Geschlecht:	n = 168; w		n = 319; w/m.		n = 108; w	
Veröffentlichungsjahr:	-		2008		2010	
Methode:	EFA, KFA, Regression		Regression		Regression	
Untersuchungsgegenstand	Minimal-invasive ästhetische Eingriffe		Freiwillige ästhetische Eingriffe		Minimal-invasive ästhetische Eingriffe	
	β	sig. t-Test	β	sig. F-Test	β	sig. p-Wert
Lebensqualität	-0,45**	-3,263				
Sozialer Druck	0,41**	3,816				
Selbstdarstellung[a]	0,37**	2,639				
Partnerschaft	-0,56*	-2,351				
Biografie[b]	-0,11	-1,104			P -0,04	0,76
					V 0,12*	2,42
Medien[c]	-		0,23*	4,00	T 0,29**	0,008
					M 0,07	0,529
Attraktiv aussehend	0,35*	2,554	-0,04	0,76	0,26*	0,014
Alter	-0,01	-1,242	-0,02	0,34	0,01	0,934
Altersangst					0,10	0,291
Körperpflege-Aufwand Apperance Investment[d]	0,31*	2,588			0,25*	0,014
BMI			0,05	0,88	-0,09	0,374
Geschlecht			0,14	2,48*		
Gesamtmodell	$R^2 = 0,33$***		$R^2 = 0,14$***		$R^2 = 0,31$***	
R^2	F = 5,41 P <0,001		F = 7,59 P < 0,001		F = 5,97 P < 0,001	

β = Regressionskoeffizient; R^2 = Bestimmtheitsmaß; Signifikanz: * p < 0,05, ** p < 0,01, *** p < 0,001
[a] Zur Konstruktion des Items Selbstdarstellung wurde sich an der Impression-Management-Skala (Mummendey, 1995) und zum Teil an dem Appearance Schemas Inventory (Cash et al., 2004) orientiert, Letzteres nutzte Slevec zur Messung des Appearance Investment. Allerdings luden diese Fragen nicht auf den Faktor (IM), daher besitzt das Appearance Investment eine größere inhaltliche Nähe zur Aufwendung für Körperpflege.
[b] Biografische Erfahrungen umfassen im weiteren Sinn die Items „Personal Experience" (P) und „Vicarious Experience" (V) bei Swami, die sich aber konkret auf ästhetische Eingriffe beziehen.
[c] Medienwerte bei Slevec und Tiggemann wurden getrennt nach TV (T) und Magazinen (M) erhoben.
[d] Attraktivität stellt das Gegenteil von „Body Dissatisfaction" bei Slevec dar.

Allein diese Erkenntnis lässt die minimal-invasiven ästhetischen Eingriffe, deren optisches Ziel es ist, Falten zu beseitigen, in einem anderen Licht erscheinen. Denn anders als vermutet, geht es nach den Ergebnissen dieser Studie nicht darum, die unvermeidlichen Begleiterscheinungen des Alters zu lindern, wie oft behauptet (Dräger 2011) wird. Sondern es geht vielmehr um eine erwartete Verbesserung der Lebensqualität, die eventuell in einer neuen Partnerschaft gesehen wird, die man sich über die gesteigerte Attraktivität erhofft. Hierin könnten auch der Wunsch zur besseren Selbstdarstellung sowie sozialer Druck eingebettet werden. Doch um dies genauer zu untersuchen, müssten mehr und detailliertere Studien durchgeführt werden.

Für den Umgang mit den Patienten bedeuten die Ergebnisse der Studie zumindest die Aufforderung an die Mediziner, sich genau nach den Hintergründen des Behandlungswunsches zu erkundigen und sie nicht aus dem Alter zu schließen. Denn nur wenn die Ursachen bekannt sind, kann auch eine genau darauf abzielende medizinische Therapie eingeleitet werden.

Auch lassen sich die Motive durchaus in dem Kontext einer Strategie zur besseren Bewältigung des Alltags und damit in den Blickpunkt gesundheitspolitischen Interesses stellen (Faller 2010). Denn hierzu zählen der Umgang mit der jeweiligen sozialen Umwelt und dessen Einfluss auf das eigene Wohlbefinden. Wie gezeigt, genießen attraktive Menschen gewisse Vorteile in unserer Gesellschaft, von denen auch eine verbesserte Lebensqualität abhängen kann. Keineswegs scheinen diese Motive lediglich den Wunsch zu beinhalten, "schöner auszusehen". Hinter dieser vermutlichen Mediatorvariablen stecken wesentlich ernstere Motive, deren Umgang auch ein damit geschultes medizinisches Personal erfordert.

7.2.3 Limitationen der quantitativen Querschnittstudie

Zur Erhebung der Motive hinter ästhetischen Eingriffen lagen keine standardisierten Inventare vor, auf die zurückgegriffen werden konnte. Dies wäre wünschenswert gewesen, um die Gütekriterien mit Hilfe bestehender Daten abzusichern. Zwar wurde die Studie mit äußerster Sorgfalt, was Fallzahlberechnung, Gütekriterien und eingesetzte Methoden (EFA und KFA, sowie multiple lineare Regression) anbelangt, durchgeführt, dennoch kann bei selbstentwickelten Fragebögen, wie dem MFFS nicht ausgeschlossen werden, dass ihre Validität unzureichend ist. Durch den Vergleich mit den beiden Studien von Swami et al. (2008) sowie Slevec und Tiggemann (2010) und den darin erkennbaren Gemeinsamkeiten ist von einer insgesamt validen Struktur der Ergebnisse auszugehen.

Natürlich wäre es erstrebenswert gewesen, mehr Fragen zu stellen und zu den einzelnen vermuteten Motiven im besten Fall sogar auf komplette bestehende Inventare zurückzugreifen. Dies war jedoch aus Gründen der Praktikabilität und Ökonomie nicht möglich. Daher wurden einige Faktoren aus nur zwei Items gebildet, besser wären mindestens drei gewesen. Zur Kompensation wurde die erforderliche Faktorladung auf den Wert von 0,55 hochgelegt, was wiederum den Ausschluss von Items mit geringerer Ladung bedingte.

Eine weitere Limitation liegt in der Zusammensetzung der Stichprobe. Die befragten Frauen repräsentieren aufgrund ihrer sehr hohen Bildung und des sehr hohen Haushaltseinkommens nicht den Bevölkerungsquerschnitt. Dies schränkt die externe Validität der Studie eindeutig ein. Allerdings muss hierbei auch bedacht werden, dass eine realistische Umsetzung des Wunschs in einen tatsächlich durchgeführten minimal-invasiven ästhetischen Eingriff auch daran gebunden ist, ein über dem Durchschnitt liegendes finanzielles Budget zu haben. So wird vermutet, dass die Stichprobe zwar nicht repräsentativ für die allgemeine Bevölkerung, für den untersuchten Zusammenhang jedoch von hoher Relevanz ist. Weiterhin einschränkend auf eine Verallgemeinerung wirkt sich aus, dass sämtliche Probanden an einem einzigen Standort rekrutiert wurden, hier hätten mehrere Studienzentren die Validität erhöhen können.

Auch muss die Erhebung der abhängigen Variablen (Sparneigung) kritisch vor dem Hintergrund des insgesamt hohen Haushaltseinkommens gesehen werden. Allerdings bestätigten Tests, dass kein Einfluss von dem Einkommen auf diese Variable ausging.

Eine weitere Limitation liegt in dem Zustandekommen der einzelnen Faktoren. Vielfach beziehen sie sich auf Theorien, zu deren Überprüfung validierte Skalen vorliegen. Diese konnten jedoch aus Gründen der Testökonomie nicht in vollem Umfang übernommen werden. Stattdessen konnten die dahinterliegenden Konstrukte nur mit einigen wenigen Items abgefragt werden. Insofern hat die Untersuchung eher den Charakter einer Pilotstudie, die erste Hinweise darauf liefert, welche theoretischen Konstrukte Motivationsfaktoren darstellen, zu deren Überprüfung idealerweise die ungekürzten Originalinventare herangezogen werden sollten.

Trotz aller Limitationen gehen von der Studie einige wichtige Erkenntnisse auf diesem bislang kaum erforschten Gebiet aus, die durch weitere Studien abgesichert und ergänzt werden sollten.

7.3 Diskussion der Ergebnisse der Triangulation

Da sowohl die Ergebnisse der qualitativen als auch die der quantitativen Studie in den beiden vorangegangenen Kapiteln diskutiert wurden, wird an dieser Stelle ausschließlich auf die Triangulation ihrer Erkenntnisse eingegangen. Insgesamt wurden anhand der qualitativen Studie 17 Motive identifiziert. Über die Hälfte (9) davon wurden der quantitativen Überprüfung unterzogen. Von diesen wurden zwei Drittel (6) bestätigt, und nur ein Drittel (3) war statistisch nicht signifikant, von denen jedoch eins (Mediendruck) Aufnahme in einem anderen Faktor (sozialer Druck) fand, also nicht gänzlich ohne Bestätigung blieb. Eventuell lag in diesem Fall, wie auch bei der Erfassung der „psychischen Belastung", der Grund für das Ausbleiben einer quantitativen Bestätigung im Fehlen geeigneter oder ausreichender Items zur Messung dieser Motive.

Insgesamt ergibt sich eine gute Übereinstimmung der Ergebnisse beider Studien, was für die Validität der Untersuchungen spricht. Sie zu messen, ist eine der wichtigsten Gründe für die Triangulation (Hussy et al. 2010).

Beide Studien zeigen vor allem, dass der Wunsch nach einem minimal-invasiven ästhetischen Eingriff nicht allein von dem Motiv "schön auszusehen" abhängt, sondern dass es sich um ernst zu nehmende Motive handelt, die einen auch psychologisch geschulten Arzt erfordern, um die jeweils geeignete Therapieform auszuwählen und abzuwägen, inwieweit ein ästhetischer Eingriff zu dem gewünschten Behandlungsziel überhaupt beitragen kann.

Auch wurde deutlich, dass zwischen Aussehen und minimal-invasiven ästhetischen Eingriffen sowie Lebensqualität und Selbstwert, zwei für die Gesundheit zentralen Elementen, ein deutlicher Zusammenhang besteht, der die Einordnung des Komplexes in die Gesundheitswissenschaften nicht nur rechtfertigt, sondern auch eine intensive wissenschaftliche Auseinandersetzung mit dem Thema verlangt. Denn nur so lassen sich Patienten vor unprofessionellen Eingriffen schützen, die ihnen womöglich mehr schaden als nutzen und nur so lässt sich ein disziplinübergreifender Umgang mit dieser medizinischen Eingriffe zum Wohl der Gesellschaft erreichen.

7.4 Diskussion der Ergebnisse der quantitativen Längsschnittstudie

Mit der quantitativen Längsschnittstudie wurden die beiden gerichteten Veränderungshypothesen überprüft, die im Zentrum dieser Arbeit stehen:

H_1: Minimal-invasive ästhetische Eingriffe haben einen positiven Einfluss auf die Lebensqualität.

H_2: Minimal-invasive ästhetische Eingriffe haben einen positiven Einfluss auf das Selbstwertgefühl.

Beide Hypothesen konnten bestätigt werden. Die Lebensqualität verbesserte sich. Sie ist bereits zwei Wochen nach dem Eingriff signifikant höher. Das Selbstwertgefühl verbesserte sich ebenfalls. Es ist drei Monate nach dem Eingriff signifikant höher.

Doch auch wenn beide Hypothesen von statistischen Tests bestätigt wurden, bedeutet dies noch nicht, dass die Zusammenhänge kausal und ohne weiteres nachvollziehbar sind. Wie weit sie es sind – oder auch nicht –, wird nachfolgend diskutiert. Dabei werden zunächst die Ergebnisse der einzelnen Inventare zum Überbegriff der Lebensqualität, dem Wohlbefinden separat diskutiert, bevor sie verglichen und gemeinsam besprochen werden. Anschließend werden die Ergebnisse zum Inhalt der zweiten Hypothese, dem Selbstwertgefühl, anhand des einzigen Inventars, des RSES, diskutiert, gefolgt von den jeweiligen Limitationen der Studie.

7.4.1 Diskussion der Ergebnisse zum Einfluss auf die Lebensqualität und das Wohlbefinden

Zwei Wochen nach dem minimal-invasiven ästhetischen Eingriff konnte eine stark signifikante Verbesserung (+ 0,151) des Gesamtwerts Lebensqualität ($p = 0,004$) mit dem SEL gemessen werden. Zu diesem Zeitpunkt liegt die Lebensqualität mit einem Wert von 4,001 im hohen Bereich (Averbeck et al. 1997). Die Differenz des Gesamtwerts Lebensqualität zum Mittelwert des Kontroll-Items LEQUA liegt unterhalb der kritischen Differenz, so dass von einer adäquaten Abschätzung der Lebensqualität durch den Fragebogen ausgegangen werden kann (Averbeck et al. 1997).

Diese sehr signifikante Veränderung der Lebensqualität bestätigt zwar eindeutig die Hypothese, dass sich die Lebensqualität nach minimal-invasiven ästhetischen Eingriffen verbessert. Doch stellt sich die Frage, ob und wie kausal dieser Zusammenhang ist, gerade auch vor dem Hintergrund, dass Lebensqualität ein multidimensionales Konstrukt ist (Bullinger und Pöppel 1988) und dass der SEL keine Fragen zum Aussehen beinhaltet. Deshalb werden zusätzliche und detailliertere Informationen benötigt, um den Zusammenhang besser darstellen zu können.

Betrachtet man zuerst die Skalenkennwerte des Konstrukts, ergibt sich ein Einblick in seine diese Verbesserung auslösenden Bestandteile. Insbesondere die objektiven (d = |0,333|; p < 0,001) und subjektiven (d = |0,246|; p = 0,005) Beschwerden wie auch die körperliche Verfassung (d = |0,354|; p < 0,001) verbesserten sich stark signifikant. Auch die Grundstimmung stieg deutlich an (d = |0,168|), wenn auch nicht signifikant (p = 0,069), doch immerhin tendenziell. In der einzigen vergleichbaren Studie stiegen ebenfalls die Items der Grundstimmung signifikant an (Spies 2005), die anderen Skalen- und Summenwerte wurden allerdings nicht erhoben und machen einen Vergleich unmöglich.

Zu den objektiven Beschwerden zählt eine Frage nach dem Zustand der Haut. Dieses Item (Nr. 6), was zumindest mittelbar mit dem Aussehen zu tun hat, stieg stark signifikant nach dem minimal-invasiven ästhetischen Eingriff an (d = |0,555|; p = 0,004). Sehr ähnlich verhielt sich auch die zum gleichen Sachverhalt – jedoch außerhalb des SEL – gestellte Frage, wie wohl sich die Personen in ihrer Haut fühlten. Die Antworten, die mit dem Gesamtwert Lebensqualität des SEL signifikant korrelierten (r = |0,333|; p = 0,014), unterstützen die Vermutung, dass die verbesserte Lebensqualität mit dem Aussehen zusammenhängt und dass es sich dabei durchaus um das sprichwörtliche "Sich-in-der-eigenen-Haut-Wohlfühlen" geht. Diese Aussage wird auch von Studien bestätigt, die einen signifikanten Zusammenhang zwischen dem medizinischen Zustand der Haut und der Lebensqualität feststellten (Manthey 2007; Böhnke 2008).

Eine zusätzliche Unterstützung dieser Beobachtung leisten die signifikanten besseren Bewertungen zum eigenen Aussehen anhand mehrerer Fragen. Hierzu zählen:

- Item A1: Mit meinem Aussehen bin ich zufrieden (d = |0,31|*; p = 0,013);
- Item A6: An meinem Aussehen möchte ich derzeit nichts ändern (d = |0,43|**; p = 0,007);
- Item A14: Ich sehe jetzt eindeutig besser aus als vor 4 Wochen (d = |0,83|***; p < 0,001).

Zum Messzeitpunkt zwei Wochen nach der Intervention besteht ein Zusammenhang von minimal-invasivem ästhetischen Eingriff, einer sehr signifikant positiveren Bewertung des eigenen Aussehens und der Verbesserung der Lebensqualität.

Allerdings flacht dieser Effekt mit der Zeit wieder etwas ab. Bei der Messung nach drei Monaten ist die Lebensqualität (x_{t2} = 3,906) zwar noch immer höher als vor dem minimal-invasiven ästhetischen Eingriff (x_{t0} = 3,751), verglichen mit der Messung nach drei Wochen (x_{t1} = 3,975), ist die Messung über drei Zeitpunkte sogar leicht rückläufig und insgesamt nicht signifikant verändert. Davon unberührt bleibt das Bewusstsein der Patienten, auch drei Monate nach dem Eingriff eindeutig besser auszusehen als davor, wie der sehr signifikante Anstieg des Items A14 belegt (d= |1,093|; p = 0,005).

Das Ergebnis, dass drei Monate nach einem minimal-invasiven ästhetischen Eingriff keine Veränderung der Lebensqualität zu messen ist, bestätigt auch die Studie von Sommer et al. (2003). Sie untersuchten die Fragestellung mit dem Inventar FLQA-c anhand einer vergleichbaren Stichprobe (n = 30, ⌀ 45 Jahre, 90% Frauen), die sie ebenfalls drei Monate nach einer Faltenunterspritzung mit Botulinumtoxin Typ A befragten. Sie konnten keine Veränderung der Lebensqualität feststellen. Bezogen auf die drei-monatige Periode bestätigt diese Aussage die eigenen Ergebnisse, auch wenn keine Zahlen vorliegen.

Zur besseren Beurteilung und Absicherung der Ergebnisse wurde Wohlbefinden ergänzend zur Lebensqualität auch über die zugehörigen Konstrukte Befindlichkeit und Lebenszufriedenheit (Mayring 1994; Schumacher et al. 2003a) mit eigenen Instrumenten erfasst.

Die Ergebnisse der aktuelle Gemütszustände messenden Befindlichkeitsskala (Bf-SR) zeigen ebenfalls eine Verbesserung des Gesamtwerts zwei Wochen nach dem minimal-invasiven ästhetischen Eingriff (d = |1,409|), der jedoch nicht signifikant ist, sowie einen anschließenden Rückgang des Werts fast auf das ursprüngliche Niveau. Auch wenn die Messungen der kurzfristig schwankenden Befindlichkeit (Becker 1994) keine signifikanten Veränderungen aufweisen, haben sie doch das gleiche Muster wie die Messung der Lebensqualität mit dem SEL.

Auch das dritte auf das Wohlbefinden ausgerichtete Inventar, der SWLS (Satisfaction with Life Scale), misst eine höhere Lebenszufriedenheit zwei Wochen nach dem minimal-invasiven ästhetischen Eingriff (d = |0,931|), die anschließend wieder rückläufig ist.

Tabelle 55: Wohlbefinden, SEL, Bf-SR, SWLS, Mittelwertvergleich über 2 und 3 Messzeitpunkte

Messinstrumente	Mittelwerte (t_i)			Differenz
Messintervalle	t_0	t_1	t_2	d
SEL - Gesamtwert Lebensqualität[a]				
$t_0 - t_1$	3,850	4,001	-	|0,151|*
$t_0 - t_1 - t_2$	3,751	3,975	3,906	|0,155|
Bf-SR - Gesamtwert Befindlichkeit[b]				
$t_0 - t_1$	11,934	10,525	-	|1,409|
$t_0 - t_1 - t_2$	12,439	10,074	12,156	|0,283|
SWLS – Gesamtwert Lebenszufriedenheit[b]				
$t_0 - t_1$	13,000	12,069	-	|0,931|
$t_0 - t_1 - t_2$	12,786	11,857	12,857	|0,071|

[a] Niedrige Werte weisen auf ein hohes Wohlbefinden hin und umgekehrt.
[b] Hohe Werte weisen auf ein hohes Wohlbefinden hin und umgekehrt.
Signifikanz: * $p < 0,05$, ** $p < 0,01$, *** $p < 0,001$

Der Vergleich der Summenmittelwerte und ihrer Differenzen zwischen den Messzeitpunkten (Tabelle 55) lässt ein einheitliches Verlaufsmuster erkennen, das unabhängig vom eingesetzten Inventar eine Verbesserung des Wohlbefindens zwei Wochen nach dem minimal-invasiven ästhetischen Eingriff beinhaltet, von dem aus ein allmählicher Rückgang auf das ursprüngliche Niveau zum Zeitpunkt der dritten Messung drei Monate nach dem Eingriff ausgeht. Es ist zu erkennen, dass das verbesserte Aussehen nur kurzfristig zu einem besseren Wohlbefinden einschließlich der Lebensqualität führt, nicht aber für langfristige Effekte ausreicht, auch wenn das Aussehen längerfristig als besser empfunden wird.

Nachfolgende Abbildung 17 zeigt den grafischen Verlauf der Summenwerte der drei Inventare, aus dem gut der zunächst erfolgte Anstieg des ihnen übergeordneten Wohlbefindens und die anschließende Neutralisierung des Effekts zu erkennen sind. (Für den Vergleich wurden negativ gepolte Gesamtscore umgerechnet und die Werte indexiert) Dieses Muster ist bei allen drei Inventaren identisch, was auf eine gute Validität der Ergebnisse schließen lässt.

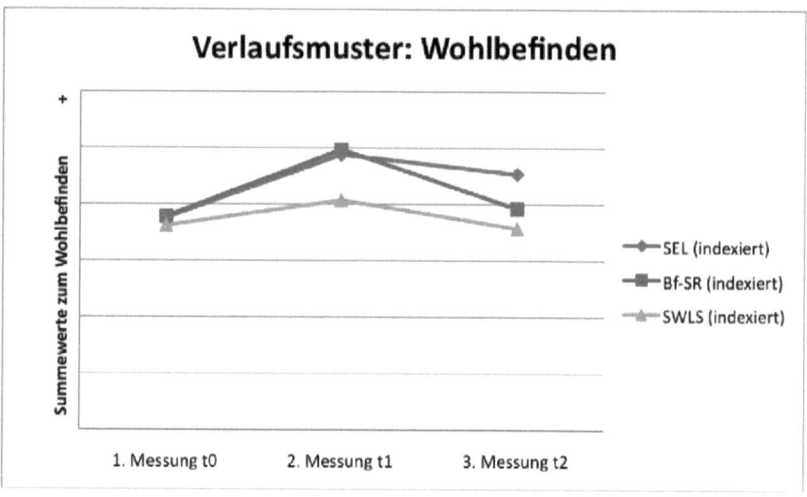

Abbildung 17: Längsschnittstudie, Verlaufsmuster des Konstrukts Wohlbefinden über 3 Inventare

Es kann davon ausgegangen werden, dass es sich hierbei um Gewöhnungseffekte handelt, die auch bei plastischen Operationen der Brust (Young et al. 1994) beobachtet wurden. Gewöhnung ist einer der Gründe, weshalb sich selbst sehr positive Zustände nicht dauerhaft aufrechterhalten lassen (Brickman et al. 1978). Der Theorie der hedonistischen Anpassung folgend, kommt es nach positiven Veränderungen der Stimmung anschließend zu Anpassungsprozessen in Richtung des ursprünglichen Niveaus (Helson 1964), die das positiv empfundene Gefühl wieder neutralisieren (Diener et al. 2006). Dieser Effekt kann bereits nach zwei Wochen eintreten, wie Studien außerhalb der Medizin beschreiben, und selbst besonders beglückende Ereignisse verflüchtigen sich mitunter nach drei Monaten (Suh et al. 1996).

Die beobachtete Veränderung der Lebensqualität, die kein statisches Konstrukt ist, entspricht in ihrem über drei Monate gezeigten Verlauf dem Muster der hedonistischen Adaption. Der minimal-invasive ästhetische Eingriff vermag durchaus nach kurzer Zeit zu einer signifikant verbesserten Einschätzung der eigenen Lebensqualität führen, der sich auf das als stark verbessert empfundene Aussehen zurückführen lässt. Doch reicht das auch noch nach drei Monaten signifikant besser empfundene Aussehen nicht aus, um die komplexe Lebensqualität auf einem höheren Niveau zu halten. Es ist wie bei Lottogewinnern, die ebenfalls nach einigen Monaten zwar noch immer reich sind, deren

Glücksniveau jedoch wieder auf das ursprüngliche Niveau vor dem Gewinn zurückfällt, was Brickman et al. (1978) in ihrer Studie beobachten konnten. Und weil auch die Lebensqualität ein dynamisches Konstrukt ist, das sich dem erlebten Wohlbefinden anpasst (Padilla und Kagawa-Singer 2001), wird angenommen, dass es zu Gewöhnungseffekten an das neue Aussehen kommt, in deren Folge ihr Einfluss auf die Lebensqualität sinkt.

7.4.2 Diskussion der Ergebnisse zum Einfluss auf das Selbstwertgefühl

Das Selbstwertgefühl verbesserte sich sowohl drei Wochen nach dem minimal-invasiven ästhetischen Eingriff (d = |1,923|; p = 0,054) knapp nicht signifikant und drei Monate danach signifikant (d = |2,0|; p = 0,015). Anders als bei der Lebensqualität flacht das Selbstwertgefühl 3 Wochen nach dem Eingriff nicht ab, sondern steigt weiter an (Tabelle 56). Zu einem gleichen Ergebnis kommt MacPherson (2005), die 26 Patienten mit einer ähnlichen Struktur (98% Frauen, Durchschnittsalter 45 Jahre, Spanne 30-70 Jahre) mit verschiedenen minimal-invasiv ästhetischen Eingriffen wie Botulinumtoxin, Hyaluron, Laser und Verödung behandelte und die Befragungen mit dem RSES ebenfalls zwei Wochen und drei Monate nach dem Eingriff durchführte. Auch sie stellt einen kontinuierlichen Anstieg des Selbstwertgefühls (self esteem) fest, der nach drei Monaten stark signifikant ist (p = 0,000) (Mac Pherson 2005). Weitere Angaben wie Summenwerte oder Differenzen werden nicht gemacht, so dass ein genauer Vergleich der Veränderungen an dieser Stelle nicht möglich ist.

Tabelle 56: Selbstwert, Mittelwertvergleich des RSES über 2 und 3 Messzeitpunkte

Messinstrument	t_0	t_1	t_2	d	p
RSES - Gesamtwert Selbstwertgefühl					
$t_0 - t_1$	19,431	18,559	-	|1,923|	0,054
$t_0 - t_1 - t_2$	20,214	19,643	18,214	|2,000|*	0,015

Die Übereinstimmung der Ergebnisse beider Studien spricht für die Validität der Untersuchung und dafür, dass minimal-invasive ästhetische Eingriffe einen signifikant positiven Einfluss auf das Selbstwertgefühl haben. Weitere Studien sind im Zusammenhang mit minimal-invasiven ästhetischen Eingriffen nicht bekannt, allerdings konnte ein Anstieg des Selbstwertgefühls auch nach plastischen Operationen mit dem RSES gemessen werden (Haas et al. 2008).

Dieser empirische Befund wird theoretisch damit begründet, dass das Selbstwertgefühl das Ergebnis der Bewertung der eigenen Person ist (Mummendey 1983) und somit auch von der Bewertung des eigenen Aussehens abhängt (Blascovich und Tomaka 1991; Atiyeh et al. 2008), denn eine positive Einstellung zum eigenen Körper ist eine der Grundvoraussetzungen für ein positives Selbstwertgefühl (Neef 2008).

7.4.3 Diskussion des Erkenntnisgewinns

Eine zwei Wochen nach einem minimal-invasiven ästhetischen Eingriff signifikant ansteigende Lebensqualität sowie das längerfristig signifikant ansteigende Selbstwertgefühl belegen, dass diese Eingriffe eine für das gesundheitliche Gesamtbefinden ernst zu nehmende Rolle spielen, da sie es verändern können. Und zählt man die Lebensqualität wie die meisten Wissenschaftler zu einem der wichtigsten Aspekte von Gesundheit (Faller 2010), so gehören auch die minimal-invasiven ästhetischen Eingriffe eindeutig in das Aufgabengebiet der Gesundheitswissenschaften. Dadurch wird nicht nur eine klare Trennung zur Kosmetik gezogen, sondern auch deutlich, dass an den Bereich der minimal-invasiven ästhetischen Eingriffe, der bislang kaum Kontrollen unterliegt (Rountree und Davis 2011), die gleichen medizinischen Standards und Überwachungsanforderungen zu richten sind wie an andere ärztliche Eingriffe auch, um dem Patienten eine professionelle Behandlung zu gewährleisten.

Auch jene Autoren, die ästhetische Eingriffe kritisch sehen, weil sie ihnen nicht ernst genug erscheinen, da sie nichts mit einer Krankheit zu tun hätten (Wiesing 2011), können anhand der Ergebnisse erkennen, dass auch von diesem "Grenzbereich der Medizin" ein Zugewinn an Lebensqualität bei relativ geringem Risiko ausgeht (Hibbeler 2011). Möglicherweise helfen die Erkenntnisse, die Kritik an minimal-invasiven ästhetischen Eingriffen ein Stück weit zu objektivieren und diese Methoden in einen anderen, kurativen, Kontext zu stellen.

Ebenfalls für die praktische Anwendung, Beratung und Aufklärung der Patienten helfen die Erkenntnisse bei der Einordnung des von der Behandlung insgesamt zu erwartenden Nutzens. So lassen sich die Erwartungen richtig steuern und psychische Konflikte vermeiden, die auftreten, wenn das vom Patienten gewünschte Behandlungsziel nicht erreicht werden kann (Bradbury 2009). Dies ist insbesondere in Bezug auf die nach drei Monaten nicht mehr signifikante Erhöhung der Lebensqualität wichtig. Derartige Erwartungen dürfen beim

Patienten nicht geweckt werden. Dies gilt nicht nur für den Arzt, sondern auch für die mediale Berichterstattung und Produktwerbung.

7.4.4 Limitationen der quantitativen Längsschnittstudie

Die Ergebnisse der Längsschnittstudie sind trotz aller Sorgfalt in der Kombination der Inventare, der Durchführung der Befragung und der Auswertung der Ergebnisse mit Einschränkungen zu betrachten.

Zunächst ist die Stichprobe relativ klein. Für die erste Post-Erhebung waren es nach Berücksichtigung der Ausschlusskriterien 34 Frauen, für die zweite Post-Messung nur 14 Personen. Insbesondere diese Stichprobe ist zu gering, um generelle Aussagen aus ihr abzuleiten. Sie dient eher zur Identifikation einer Tendenz, die mit einer noch zu ziehenden umfangreicheren Stichprobe abgesichert werden sollte. Ebenfalls einschränkend ist die Tatsache, dass die Stichprobe nur an einem Ort gezogen wurde, günstiger wären es, mehrere Standorte mit unterschiedlichen Ärzten in die Studie einzuschließen, um eventuelle regionale und persönliche Effekte zu verringern.

Darüber hinaus ist die Stichprobe mit dem hohen Anteil gebildeter Frauen und ihrem überdurchschnittlich hohen Haushaltseinkommen nicht repräsentativ für die Gesamtbevölkerung. Zu beachten ist jedoch, dass sie sehr wohl auf sachlogischer Basis für eine Grundgesamtheit stehen kann (Weiß 2005), die "typische" Patienten von ästhetischen Behandlungen beschreibt. Diese werden höchstwahrscheinlich über ein höheres Einkommen verfügen, um sich eine solche Behandlung leisten zu können. Darüber hinaus vermerken auch andere Studien zu ästhetischen Eingriffen einen hohen Anteil (über 70%) an Akademikerinnen (Zahiroddin et al. 2008).

Eine weitere Einschränkung liegt in den zur Verfügung stehenden Inventaren. Keines von ihnen wurde speziell für ästhetische Eingriffe konzipiert, und keines von ihnen bezieht sich auf Veränderungen des Aussehens. Es kann also nicht ausgeschlossen werden, dass eine mangelnde instrumentelle Validität vorliegt, bei der das Untersuchungsinstrument das zu Messende nicht wirklich erfasst (Bortz und Döring 2009). Um diesen Effekt zu minimieren, wurden mehrere international anerkannte Instrumente eingesetzt, doch vollständig auszuschließen sind Zweifel an ihrer Validität in Bezug auf das Untersuchungsziel nicht.

Gerade die Messung der Lebensqualität steht vor dem Problem, dass es bislang keine allgemein akzeptierte Definition dieses Konstrukts gibt (Grant und Rivera 2001) und es schwer ist, alle Komponenten mit nur einem Lebensqualitätsinstrument zu messen (Bullinger und Morfeld 2004). Gleiches gilt auch für den übergeordneten Begriff Wohlbefinden, das vielfältigen Einflüssen unterworfen ist (Bucher 2009), die sich nicht alle in einem Fragebogen erfassen lassen.

Die meisten Inventare zur Messung der gesundheitsbezogenen Lebensqualität wie auch der SEL wurden entwickelt, um den Einfluss von Therapien und Heilbehandlungen auf erkrankte Menschen zu erfassen. Deshalb ist der Anteil körperbezogener Items deutlich höher gewichtet als der von sozialen oder psychischen Einflussfaktoren. Doch wenn, wie in dem vorliegendem Fall, eine gesunde Population einem medizinisch nicht indizierten Eingriff unterzogen wird, der sich auch nicht unmittelbar auf die körperliche Leistungsfähigkeit auswirkt, können auch Instrumente wie der SEL nicht mit Sicherheit ausreichend sensitiv sein. Springen sie dennoch an, kann zumindest von einer insgesamt deutlichen Veränderung der Lebensqualität ausgegangen werden, sofern sonstige Ereignisse ausgeschlossen wurden.

Bei dem sehr kurzfristig ausgerichteten Bf-SR, der sich sogar im Stundenrhythmus wiederholt einsetzen lässt (Schwarze-Bindhardt 1987), stellt sich die Frage, ob die gemessene Befindlichkeit nicht von anderen Effekten überlagert wird. Andererseits sollte von diesen stärkeren Effekten auch ein positiver Übertrag auf die jeweils aktuelle Befindlichkeit erfolgen.

Der SWLS erfasst die Lebenszufriedenheit über mehrere Globalurteile zur Lebenszufriedenheit und nicht über eine Summe von verschiedenen Teilbereichen (Diener et al. 1985), wie etwa der SEL zur Ermittlung der Lebensqualität. Entsprechend wenig haben etliche dieser globalen Items mit dem Aussehen zu tun, wie etwa die Einschätzung der Lebensbedingungen. Daher wird hier die erforderliche Änderungssensitivität (Augustin et al. 2004) in der Summe vermutlich nicht widergegeben.

Wünschenswert wäre also ein Inventar gewesen, das den Zusammenhang der Lebensqualität mit der äußeren Erscheinung stärker berücksichtigt, um ausreichend sensitive und valide Ergebnisse zu produzieren. In der Studie wurde hierzu eine Reihe zusätzlicher Fragen zum eigenen Aussehen gestellt, die jedoch zu Lasten der Test-Ökonomie gingen.

7.5 Diskussion der Ergebnisse aller drei Studien

Die zusammenfassende Betrachtung der Ergebnisse aller drei Studien zeigt, dass – bei allen Limitationen – minimal-invasive ästhetische Eingriffe von mehreren Motiven abhängen, die vermutlich gemeinsam wirken. Viele dieser Motive basieren auf ernsthaften psychischen Bedürfnissen, wie einer guten Lebensqualität und einem hohen Selbstwertgefühl als zentralen Merkmalen sowie ergänzenden Motiven, wie sozialem Druck, psychischen Belastungen und etlichen mehr, während das Alter keine Rolle spielt.

Interessant sind hierbei die projektiv geäußerten Erwartungen der Probanden der beiden Querschnittstudien, die – ohne eine Behandlung erhalten zu haben – durchaus vermuteten, dass Selbstwertgefühl und Wohlbefinden von einem ästhetischen Eingriff profitieren würden. Die Längsschnittstudie konnte diese Erwartungshaltung bestätigen – auch wenn die subjektiv empfundene Lebensqualität nur eine kurzfristig signifikante Verbesserung erfahren konnte. Zusammen mit den anderen beiden zum Wohlbefinden zählenden Kriterien, Befindlichkeit und Lebenszufriedenheit zeigt sich ein klarer Trend kurzfristig erhöhten Wohlbefindens, der sich vermutlich infolge der Gewöhnung auf Sicht mehrerer Monate abschwächt.

Zudem wurde in allen durchgeführten Studien dem Selbstwertgefühl eine bedeutende Rolle als Motiv für und als Adressat von minimal-invasiven ästhetischen Eingriffen beigemessen. Damit stehen die Ergebnisse im Einklang mit von minimal-invasiven ästhetischen Eingriffen unabhängigen, theoretischen Erkenntnissen, nach denen das Selbstwertgefühl von sozialen Vergleichen abhängt (Schachinger 2005) und das Aussehen hierbei eine Ressource der Anerkennung und Alltagsbewältigung (Hurrelmann 2007) sein kann.

Insgesamt konnte gezeigt werden, dass minimal-invasive ästhetische Eingriffe für – zumindest einige – Patienten eine sinnvolle Verbesserung ihrer subjektiv empfundenen Gesundheit darstellen. Damit zählen sie zum salutogenen Bereich der Gesundheitswissenschaften (Hurrelmann et al. 2006), woraus sich die Konsequenz ergibt, dafür zu sorgen, dass die Patienten diese Eingriffe ohne vermeidbare Risiken erhalten können (Greiner 2011).

Hierzu zählt einerseits eine bessere Aufklärung, um die Patienten vor Fehlentscheidungen zu schützen und andererseits ein bewusster Umgang mit minimal-invasiven ästhetischen Methoden durch professionell ausgebildete Ärzte.

8 Ausblick

Es konnte gezeigt werden, dass der starke Zuwachs an minimal-invasiven ästhetischen Eingriffen in den letzten zehn Jahren nicht nur von dem oberflächlichen Wunsch getrieben wird, schön auszusehen, sondern darüber hinaus auch von vielen ernst zu nehmenden psychologischen Motiven wie dem Bestreben nach einem höheren Selbstwertgefühl und einer höheren Lebensqualität bzw. Wohlbefinden abhängt.

Aussehen und Wohlbefinden sind positiv korreliert, weil unsere evolutionäre Prägung dazu beiträgt, dass ein attraktives Äußeres mit Vorteilen im Alltag verbunden ist, von denen über soziale Bewertungsprozesse Rückschlüsse auf die eigene Person gezogen werden, die auch auf das Selbstwertgefühl wirken. Ohne diese Interaktionsmuster zu kennen, werden sie von den Menschen vermutet, die sich von ästhetischer Medizin ein höheres Selbstwertgefühl und ein höheres Wohlbefinden erwarten. Und tatsächlich stiegen beide Endpunkte nach minimal-invasiven ästhetischen Eingriffen signifikant. Damit konnte gezeigt werden, dass minimal-invasive ästhetische Eingriffe in der Lage sind, positiv auf die Gesundheit einzuwirken, sofern Gesundheit – der WHO-Definition (1986) folgend – als eine Reserve, Fähigkeit oder Fitness betrachtet oder als ein Gleichgewicht und ein Wohlbefinden (Siegrist 2005) gesehen wird.

Allerdings hält die Verbesserung der Lebensqualität nur eine kurze Zeit an und ist, anders als die Steigerung des Selbstwertgefühls, nicht von Dauer. Deshalb sollte, um zu einer allgemeingültigen Aussage zu gelangen, auf diesem Gebiet weiter geforscht werden, insbesondere mit größeren Stichproben und spezielleren Instrumenten, die den Beitrag der äußeren Erscheinung auf die Lebensqualität oder das Wohlbefinden exakt messen können. Doch diese Inventare müssten noch entwickelt werden. Ebenso fehlen Studien, aus denen sich ableiten lässt, für welche Patientengruppen minimal-invasive ästhetischen Eingriffe besonders vorteilhaft – oder eben auch nicht – sind. Denn nach dem derzeitigen Wissensstand kann nicht davon ausgegangen werden, dass der beobachtete Mechanismus bei allen Menschen gleichermaßen ausgeprägt ist. Eher dürfte das Gegenteil der Fall sein. Des Weiteren wären Verlaufsstudien interessant, die einen Vergleich der Lebensqualität zwischen behandelten und nicht behandelten Personen ermöglichen.

Lohnenswert ist weitere Forschung auch deshalb, weil der Bedarf an minimal-invasiven ästhetischen Eingriffen bislang ungebrochen steigt und somit auch zukünftig für das Gesundheitswesen von Relevanz bleiben wird. Denn wie auch bei anderen medizinisch nicht indizierten Behandlungen müssen die Patient(inn)en im Gesundheitssystem darauf vertrauen können, dass die dort agierenden Personen über einen hohen Ausbildungsstand verfügen, der einer qualifizierten Kontrolle unterliegt. Hierzu müssen jedoch ausreichend Ressourcen zur Regulierung und Qualitätssicherung vorhanden sein, die ohne wissenschaftliche Erkenntnisse, insbesondere über die Wirkungszusammenhänge minimal-invasiver ästhetischer Eingriffe, nicht funktionieren können. Zu den Wirkungen wie auch zu den Motiven ist bislang zu wenig bekannt, um sicherzustellen, dass allen Patienten die jeweils beste Form der Therapie zuteilwird. Klar wurde, dass viele von ihnen Defizite ihres Selbstwertgefühls oder Wohlbefindens ausgleichen wollen; doch ob hierfür minimal-invasive ästhetische Eingriffe langfristig den besten Weg darstellen oder andere Therapieformen besser geeignet wären, kann an dieser Stelle nicht beantwortet werden. Hier besteht weiterer Forschungsbedarf.

Die eingangs gestellten Forschungsfragen und -hypothesen konnten, wenn auch nur im Rahmen ihrer eingeschränkten Allgemeingültigkeit, geklärt und damit ein Stück weit zur Schließung einer Erkenntnislücke auf dem Gebiet der Gesundheitswissenschaften beigetragen werden. Die Ergebnisse helfen auch zu verstehen, warum immer mehr minimal-invasive ästhetische Eingriffe durchgeführt werden und als Konsequenz immer öfter die Frage gestellt wird: Wo endet das Recht am eigenen Körper, und wer entscheidet das?

Literaturverzeichnis

Abraham, Anke (2009): Körperverhältnisse. Die Beziehung zum Körper im Alter im Horizont der persönlichen Geschichte. In: *Psychotherapie im Alter* 6 (3), S. 279–290.

Ach, Johann S.; Pollmann, Arnd (2006): Einleitung. In: Johann S. Ach und Arnd Pollmann (Hg.): No body is perfect. Baumaßnahmen am menschlichen Körper ; bioethische und ästhetische Aufrisse. Bielefeld: transcript (Edition Moderne Postmoderne), S. 9–20.

Adams, J. (2010): Motivational Narratives and Assessments of the Body After Cosmetic Surgery. In: *Qualitative Health Research* 20 (6), S. 755–767.

Agliata, Daniel; Tantleff-Dunn; Stacey (2004): The impact of medial exposures on males body image. In: *Journal of Social & Clinical Psychology* Vol 23 (No. 1), S. 7–22.

Amelang, Manfred; Bartussek, Dieter (1997): Differentielle Psychologie und Persönlichkeitsforschung. 4. Aufl. Stuttgart: Kohlhammer (Kohlhammer-Standards Psychologie).

Arntz, Klaus (1996): Unbegrenzte Lebensqualität? Bioethische Herausforderungen der Moraltheologie. Münster: LIT.

Arruda, Lúcia Helena Fávaro de; Rocha, Fábio Theoto; Rocha, Armando (2008): Cosemtic Commentary: Studying the satisfaction of patients on the outcome of an aesthetic dermatological filler treatment. In: *Journal of Cosmetic Dermatology* (7), S. 246–250.

Atiyeh, Bishara S.; Rubeiz, Michel T.; Hayek Shady, N. (2008): Aesthetic/Cosmetic Surgery and Ethical Challenges. In: *Aesthetic Plastic Surgery* 32 (6), S. 829–839. Online verfügbar unter http://www.springerlink.com/content/n4077748012n4u1n/, zuletzt geprüft am 16.03.2010.

Augustin, Matthias; Amon, Ulrich; Braathen, Lasse; Bullinger, Monika; Gieler, Uwe; Klein, Georg F.; Schultz-Amlung, Walter (2004): Erfassung von Lebensqualität in der Dermatologie. In: *Journal der Deutschen Dermatologischen Gesellschaft* (9), S. 802–806.

Augustin, Matthias; Zschocke, Ina (2006): FLQA-k Freiburger Life Quality Assessment - "Lebensqualität, Haut und Kosmetik". In: Jörg Kupfer, Silke Schmidt und Matthias Augustin (Hg.): Psychodiagnostische Verfahren für die Dermatologie. Göttingen: Hogrefe, S. 91–93.

Augustin, Matthias; Zschocke, Ina; Lange, Sabine; Seidenglanz, Karin; Amon, Ulrich (1999): Lebensqualität bei Hauterkrankungen: Vergleich verschiedener Lebensqualitäts-Fragebögen bei Psoriasis und atopischer Dermatitis. In: *Der Hautarzt* 50 (10), S. 715–722.

Averbeck, Mechthild (2003): SEL Skalen zur Erfassung der Lebensqualität. In: Jörg Schumacher, Antje Klaiberg und Elmar Brähler (Hg.): Diagnostische Verfahren zu Lebensqualität und Wohlbefinden. Göttingen [u.a.]: Hogrefe Verl. für Psychologie (Diagnostik für Klinik und Praxis, 2), S. 271–275.

Averbeck, Mechthild; Leiberich, Peter; Grote-Kusch, Maria Theresia; Olbrich, Erhard; Schröder, Annette; Brieger, Matthias; Schumacher, Klaus (1997): Skalen zur Erfassung der Lebensqualität SEL. Manual. Frankfurt: Sweets&Zeitlinger.

Backhaus, Klaus (1990): Multivariate Analysemethoden. Eine anwendungsorientierte Einführung ; mit 137 Tabellen. 6., überarb. Berlin [u.a.]: Springer. Online verfügbar unter http://www.worldcat.org/oclc/46230296, zuletzt geprüft am 17.06.2012.

Backhaus, Klaus; Erichson, Bernd; Plinke, Wulff; Weiber, Rolf (2003): Multivariate Analysemethoden. Eine anwendungsorientierte Einführung. 10. Aufl. Berlin: Springer.

Backhaus, Klaus; Erichson, Bernd; Plinke, Wulff; Weiber, Rolf; Backhaus-Erichson-Plinke-Weiber (2011): Multivariate Analysemethoden. Eine anwendungsorientierte Einführung ; [Extras im Web]. 13., überarb. Berlin: Springer (Springer-Lehrbuch).

Ballas, D.; Dorling, D. (2007): Measuring the impact of major life events upon happiness. In: *International Journal of Epidemiology* 36 (6), S. 1244–1252.

Bandalos, Deborah L.; Boehm-Kaufman, Meggen R. (2009): Four Common Misconceptions in Exploratory Factor Analysis. In: Robert J. Vandenberg und Charles E. Lance (Hg.): Statistical and methodological myths and urban legends. New York: Routledge, S. 61–88.

Barankin, B.; DeKoven, J. (2002): Psychosocial effect of common skin diseases. In: *Canadian Family Physician* (48), S. 712–716.

Barlett, Christopher P.; Vowels, Christopher L.; Saucier, Donald A. (2008): Meta-Analysis of the Effects of Media Images on men's Body-Image concerns. In: *Journal of Social & Clinical Psychology* 27 (3), S. 279–310.

Bauer, Joachim (2005): Warum ich fühle, was du fühlst. Intuitive Kommunikation und das Geheimnis der Spiegelneurone. 6. Aufl. Hamburg: Hoffmann und Campe.

Baumann, Eva (2009): Die Symptomatik des Medienhandelns. Zur Rolle der Medien im Kontext der Entstehung, des Verlaufs und der Bewältigung eines gestörten Essverhaltens. Hochschule für Musik und Theater, Diss.--Hannover, 2008. Köln: von Halem. Online verfügbar unter http://halemverlag.lookingintomedia.com/shop/product_info.php/products_id/190 / http://deposit.d-nb.de/cgi-bin/dokserv?id=3169044&prov=M&dok_var=1&dok_ext=htm, zuletzt geprüft am 6.07.2012..

Baumeister, Roy F.; Leary, Mark R. (1995): Need to Belong: Desire for Interpersonal Attachments as a Fundamental Human Motivation. In: *Psychological Bulletin* 117 (3), S. 497–529.

Bayertz, Kurt; Schmidt, Kurt W. (2006): Es ist ziemlich teuer, authentisch zu sein ...! Von der ästhetischen Umgestaltung des menschlichen Körpers und der Integrität der menschlichen Natur. In: Johann S. Ach und Arnd Pollmann (Hg.): No body is perfect. Baumaßnahmen am menschlichen Körper ; bioethische und ästhetische Aufrisse. Bielefeld: transcript (Edition Moderne Postmoderne), S. 43.

Becker, Peter (1994): Theoretische Grundlagen. In: Andrea E. Abele-Brehm und Peter Becker (Hg.): Wohlbefinden. Theorie, Empirie, Diagnostik. 2. Aufl. Weinheim, München: Juventa-Verl., S. 13–49.

Becker-Wegerich, P.; Rauch, L.; Ruzicka, T. (2001): Botulinum toxin A in the therapy of mimic facial lines. In: *Clinical and Experimental Dermatology* 26, S. 619–630.

Behrens-Williams, Stefanie; Kimmig, Wolfgang; Moll, Ingrid (2003): Kosmetische Dermatologie an deutschen Hautkliniken - Ergebnisse einer Umfrage. In: *Journal der Deutschen Dermatologischen Gesellschaft* (11), S. 910–914.

Bessell, Alyson; Moss, Timothy P. (2007): Evaluating the effectiveness of psychosocial interventions for individuals with visible differences: A systematic review of the empirical literature. In: *Body Image* 4, S. 227–238.

Bieger, Laura (2008): Schöne Körper, hungriges Selbst. Über die moderne Wunschökonomie der Anerkennung. In: Annette Geiger (Hg.): Der schöne Körper. Mode und Kosmetik in Kunst und Gesellschaft. Köln: Böhlau, S. 53–68.

Blascovich, Jim; Tomaka, Joseph (1991): Measures of Self-Esteem. In: John P. Robinson, Phillip R. Shaver und Lawrance S. Wrightsman (Hg.): Measures of personality and social psychological attitudes. San Diego, London: Elsevier (Measures of Social Psychological Attitudes Series, 1), S. 115–281.

Blättner, Beate; Waller, Heiko (2011): Gesundheitswissenschaft. Eine Einführung in Grundlagen, Theorie und Anwendung. 5. Aufl. Stuttgart: Kohlhammer.

Bleicher, Joan Kristin (2006): Du musst dein Leben ändern. Schönheit im Medienzeitalter. In: Lydia Haustein und Petra Stegmann (Hg.): Schönheit. Vorstellungen in Kunst, Medien und Alltagskultur. Göttingen: Wallstein, S. 119–132.

Blume-Peytavi, U.; Gieler, Uwe; Hoffmann, R.; Lavery, S.; Shapio, J. (2007): Unwanted Facial Hair. Affects, Effects and Solutions. In: *Dermatology Online Journal* (215), S. 139–146.

Bodendorf, Marc Oliver; Grunewald, Sonja; Paasch, Uwe (2012): Dermatologische Lasertherapie. 1. Aufl. Berlin: KVM, der Medizinverl.

Böhnke, Axel C. (2008): Wenn nicht nur die Haut juckt, sondern auch das Nervenkostüm. Psoriasis ist nicht "nur" eine Krankheit des Körpers, sondern auch der Seele. In: Psoriasis. Unter Mitarbeit von Leo Schütze und Erich Schwaiger. Berlin, Bonn: Verlag Gesellschaftspolitische Kommentare (Gesellschaftspolitische Kommentare), S. 3–9.

Bolten, Heinz-Gerd; Mummendey, Hans Dieter; Isermann-Gerke, Margret (1983): Die Theorie der objektiven Selbstaufmerksamkeit im experimentellen Vergleich mit der Impression-Management-Theorie und dem Bogus-Pipeline-Paradigma. Bielefeld: Univ. Fak. f. Soziologie (Bielefelder Arbeiten zur Sozialpsychologie, Nr. 98).

Borelli, Claudia; Berneburg, Mirjam (2010): "Schönheit liegt im Auge des Betrachters"? Aspekte von Schönheit oder Attraktivität. In: *Journal der Deutschen Dermatologischen Gesellschaft* 5 (8), S. 326–331.

Borkenhagen, Ada (2001): Gemachte Körper. Die Inszenierung des modernen Selbst mit dem Skalpell. Aspekte zur Schönheitschirurgie. In: *Psychologie & Gesellschaftskritik* (25), S. 55–67.

Borkenhagen, Ada (2003): Pygmalions Töchter: Weibliche Selbstinzenierung mittels Schönheitschirurgie. Eine Studie mit dem Digitalen Körperfoto-Test und qualitativen Interviewsequenzen and Brustreduktionspatientinnen. In: *Psychosozial* 26 (IV (Nr. 94)), S. 45–53.

Bortz, Jürgen; Döring, Nicola (2009): Evaluationsmethoden und Evaluation. Für Human- und Sozialwissenschaftler. 4., überarb. Aufl., Nachdr. Heidelberg: Springer (Springer-LehrbuchBachelor, Master).

Bortz, Jürgen; Lienert, Gustav A.; Barskova, Tatjana; Leitner, Konrad; Oesterreich, Rainer (2008): Kurzgefasste Statistik für die klinische Forschung. Leitfaden für die verteilungsfreie Analyse kleiner Stichproben ; mit 97 Tabellen sowie zahlreichen Formeln. 3., aktualisierte und bearbeitete Auflage. Berlin, Heidelberg: Springer Medizin Verlag Heidelberg (Springer-Lehrbuch).

Botta, Renée A. (2003): For Your Health? The Relationship Between Magazine Reading and Adolescents' Body Image and Eating Disturbances. In: *Sex Roles* (48), S. 389–399.

Boulle, Koenraad de; Fagien, Steven; Sommer, Boris; Glogau, Richard (2010): Treating glabellar lines with botulinum toxin type A-hemagglutinin complex: A review of the science, the clinical data, and patient satisfaction. In: *Clinical Interventions in Aging* 5, S. 101–118..

Bradbury, Eileen (2009): Clinical risk in cosmetic surgery. In: *Clinical Risk* 15 (6), S. 227–231.

Bradbury, Eileen (1994): The psychology of aesthetic plastic surgery. In: *Aesth. Plast. Surg* 18 (3), S. 301–305.

Brandt, Reinhard (1998): Zur Logik des ästhetischen Urteils. In: Herman Parret (Hg.): Kants Ästhetik = Kant's Aesthetics = L'esthétique de Kant. Berlin: Walter de Gruyter, S. 229–245.

Bray, Dominic; Hopkins, Claire; Roberts, David N. (2010): A review of dermal fillers in facial plastic surgery. In: *Current Opinion in Otolaryngology & Head and Neck Surgery* 18 (4), S. 295–302.

Breslow, L. (1972): A quantitative approach to the World Health Organization definition of health: Physical, mental and social well-being. In: *International Journal of Epidemiology* 1 (4), S. 347–355.

Brickman, Philip; Coates, Dan; Janoff-Bulman, Ronnie (1978): Lottery Winners and Accident Victims: Is Happiness Relative? In: *Journal of Personality and Social Psychology* 36 (8), S. 917–927.

Brukamp, Kirsten (2011): Ästhetische Chirurgie: Medizin, Psychotherapie, Dienstleistung? In: Beate Lüttenberg, Arianna Ferrari und Johann S. Ach (Hg.): Im Dienste der Schönheit? Interdisziplinäre Perspektiven auf die ästhetische Chirurgie. Münster: LIT, S. 25–42.

Brunstein, Joachim C. (2010): Implizite und explizite Motive. In: Jutta Heckhausen und Heinz Heckhausen (Hg.): Motivation und Handeln. 4., überarbeitete und erweiterte Auflage. Berlin, Heidelberg: Springer-Verlag Berlin Heidelberg, S. 237–256.

Bucher, Anton (2009): Psychologie des Glücks. 1. Aufl. Weinheim ; Basel: Beltz.

Bühner, Markus; Ziegler, Matthias (2009): Statistik für Psychologen und Sozialwissenschaftler. München [u.a.]: Pearson Studium.

Bullinger, Monika; Kirchberger, Inge; Ware, John (1998): Der deutsche SF-36 Health Survey Übersetzung und psychometrische Testung eines krankheitsübergreifenden Instruments zur Erfassung der gesundheitsbezogenen Lebensqualität. In: *Journal of Public Health* 3 (1), S. 21–36.

Bullinger, Monika; Morfeld, Matthias (2004): Der Health Survey SF-36/SF-12: Darstellung und aktuelle Entwicklungen. In: C. Maurischat, M. Morfeld, Th Kohlmann und M. Bullinger (Hg.): Lebensqualität: Nützlichkeit und Psychometrie des Health Survey SF-36/SF-12 in der medizinischen Rehabilitation: Pabst Science Publishers, S. 15–27.

Bullinger, Monika; Morfeld, Matthias; Hoppe-Tarnowski, Dagmar (2003). In: Jörg Schumacher, Antje Klaiberg und Elmar Brähler (Hg.): Diagnostische Verfahren zu Lebensqualität und Wohlbefinden. Göttingen [u.a.]: Hogrefe Verl. für Psychologie (Diagnostik für Klinik und Praxis, 2), S. 276–279.

Bullinger, Monika; Pöppel, Ernst (1988): Lebensqualität in der Medizin: Schlagwort oder Forschungsansatz. In: *Deutsches Ärzteblatt* 85 (11), S. 679–680.

Bullinger, Monika; Ravens-Sieberer, Ulrike; Siegrist, Johannes (2000): Gesundheitsbezogene Lebensqualität in der Medizin -. eine Einführung. In: Monika Bullinger (Hg.): Lebensqualitätsforschung aus medizinpsycholgischer und -soziologischer Perspektive. Göttingen [u.a.]: Hogrefe Verl. für Psychologie (Jahrbuch der medizinischen Psychologie, 18), S. 11–21.

Buyx, Alena; Hucklenbroich, Peter (2009): Wunscherfüllende Medizin und Krankheitsbegriff: Eine medizintheoretische Analyse. In: Matthias Kettner (Hg.): Wunscherfüllende Medizin. Ärztliche Behandlung im Dienst von Selbstverwirklichung und Lebensplanung. Frankfurt, M., New York, NY: Campus-Verl. (Kultur der Medizin, 27), S. 25–54.

Cameron, Elizabeth M.; Ferraro, F. Richard (2004): Body satisfaction in college women after brief exposure to magazine images. In: *Percept Mot Skills* 98 (3 Pt 1), S. 1093–1099.

Cano, Stefan J.; Klassen, Anne F.; Pusic, Andrea L. (2009): The Science behind Quality-of-Life Measurement: A Primer for Plastic Surgeons. In: *Plastic and Reconstructive Surgery* (123 (3)), S. 98e-106e.

Carr, A. J.; Gibson, B.; Robinson, P. G. (2001): Measuring quality of life: Is quality of life determined by expectations or experience? In: *BMJ* 322 (7296), S. 1240–1243.

Carruthers, Alastair; Cohen, Joel L.; Cox, Sue Ellen; Boulle, Koenraad de; Fagien, Steven; Finn, Charles J. et al. (2007): Facial aesthetics: Achieving the natural, relaxed look. In: *J Cosmet Laser Ther* 9 (s1), S. 6–10.

Carruthers, Jean D. A.; Glogau, Richard G. Blitzer Andrew (2008): Advances in Facial Rejuvenation: Botulinum Toxin Type A, Hyaluronic Acid Dermal Fillers, and Combination Therapies—Consensus Recommendations. In: *Plastic and Reconstructive Surgery* (Supplement), S. 5S-30S.

Cash, Thomas F.; Flemming, Emily C. (2002): Body image and social relations. In: Thomas F. Cash und Thomas Pruzinsky (Hg.): Body image. A handbook of theory, research, and clinical practice. New York: Guilford Press, S. 277–286.

Cash, Thomas F.; Hrabosky, Joshua I. (2003): Original Articles. In: *Eating Disorders* 11 (4), S. 255–270.

Cash, Thomas F.; Labarge, Andrew S. (1996): Development of the Appearnance Schemas Inventory: A New Cognitive Body-Image Assessment. In: *Cognitive Therapy and Research* 20 (1), S. 37–50.

Cash, Thomas F.; Melnyk, Susan E.; Hrabosky, Joshua I. (2004): The Assessment of Body Image Investment: An Extensive Revision of the Appearance Schemas Inventory. In: *International Journal of Eating Disorders* 35 (3), S. 305–316.

Castle, David J.; Honigman, Roberta J.; Phillips, Katharine A. (2002): Does cosmetic surgery improve psychosocial wellbeing? In: *The Medical Journal of Australia* (176), S. 601–604.

Changeux, Jean-Pierre; Damasio, Antonio R.; Singer, Wolf; Christen, Yves (Hg.) (2005): Research and Perspectives in Neurosciences. Berlin/Heidelberg: Springer-Verlag.

Chantler, Cyril (2002): The second greatest benefit to mankind? In: *The Lancet* 360 (9348), S. 1870–1878.

Chren, Mary-Margret; Lasek, Rebecca J.; Quinn, Linda M.; Mostow, Eliot N.; Zyzanski, Stephen J. (1996): Skindex, a. Quality-of-Life Measure for Patients with Skin Disease: Reliability Valdity and Responsiveness. In: *Journal of Investigative Dermatology* (107), S. 707–713.

Cole, R. P.; Widdowson, D.; Moore, J. C. (2008): Outcome of erbium:yttrium aluminimu garnet laser resurfacing treatments. In: *Laser In Medical Science* (23), S. 427–433.

Collani, Gernot von; Herzberg, Philipp York (2003a): Eine revidierte Fassung der deutschsprachigen Skala zum Selbstwertgefühl von Rosenberg. In: *Zeitschrift für Differentielle und Diagnostische Psychologie* 24 (1), S. 3–7.

Collani, Gernot von; Herzberg, Philipp York (2003b): Zur internen Struktur des globalen Selbstwertgefühls nach Rosenberg. In: *Zeitschrift für Differentielle und Diagnostische Psychologie* 24 (1), S. 9–22.

Cunningham, Michael R.; Roberts, Alan R.; Barbee, Anita P.; Druen, Perri B.; Wu, Cheng-Huan (1995): "Their ideas of beauty are, on the whole, the same as ours": consistency and variability in the crosscultural perception of female physical attractiveness. In: *Journal of Personality and Social Psychology* 68 (2), S. 261–279.

Cunningham, S. J. (1999): The psychology of facial appearance. In: *Dent Update* 26 (10), S. 438–443.

Dahrendorf, Ralf (1969): Homo Sociologicus. Köln und Opladen: Westdeutscher Verlag GmbH.

Dahrendorf, Ralf (2008): Vorwort von Lord Ralf Dahrendorf. In: Erving Goffman (Hg.): Wir alle spielen Theater. Die Selbstdarstellung im Alltag. 6. Aufl. München [u.a.]: Piper, S. VII–IX.

Daig, Isolde; Lehmann, Anja (2007): Verfahren zur Messung der Lebensqualität. In: *Zeitschrift für Medizinische Psychologie* (16), S. 5–23.

Dann, Hanns-Dietrich (1994): Subjektive Theorien zum Wohlbefinden. In: Andrea E. Abele-Brehm und Peter Becker (Hg.): Wohlbefinden. Theorie, Empirie, Diagnostik. 2. Aufl. Weinheim, München: Juventa-Verl., S. 97–118.

Davis, K. (1999): Umgestaltung des Körpers - Neugestaltung des Selbst. In: *Zeitschrift für Sexualforschung* 12, S. 1–9.

Degele, Nina (2004): Sich schön machen. Zur Soziologie von Geschlecht und Schönheitshandeln. Wiesbaden: Verlag für Sozialwissenschaften.

Deuisch, Francine M.; Zalenski, Carla M.; Clark, Mary E. (1986): Is There a Double Standard of Aging?1. In: *J Appl Social Pyschol* 16 (9), S. 771–785.

Deuser, Karin; Gläser, Elisabeth; Köppe, Daniela (1995): 90-60-90. Zwischen Schönheit und Wahn. 1. Aufl. Berlin: Zyankrise.

Diener, Ed; Emmons, Robert A.; Larsen, Randy J.; Griffin, Sharon (1985): Satisfaction with Life Scale. In: *Journal of Personality Assessment* 49 (1), S. 71–76.

Diener, Ed; Lucas, Richard E.; Scollon, Christie Napa (2006): Beyond the hedonic treadmill: Revising the adaptation theory of well-being. In: *American Psychologist* 61 (4), S. 305–314.

Diener, Ed; Suh, Eunkook M.; Lucas, Richard E.; Smith, Heidi L. (1999): Subjective Weil-Being: Three Decades of Progress. In: *Psychological Bulletin* 125 (2), S. 276–302.

Diener, Ed; Wolsic, Brian; Fujita, Frank (1995): Physical Attractiveness and Subjective Weil-Being. In: *Journal of Personality and Social Psychology* 69 (1), S. 120–129.

Dimberg, U. (1990): Facial electromyography and emotional reactions. In: *Psychophysiology* 27 (5), S. 481–494.

Dimberg, Ulf; Petterson, Maria (2000): Facial reactions to happy and angry facial expressions: Evidence for right hemisphere dominance. In: *Psychophysiology* 37 (5), S. 693–696.

Dirschka, Thomas; Augustin, Matthias (Hg.) (2003): Leitfaden ästhetische Medizin. 1. Aufl. München: Urban & Fischer (Leitfaden).

Dörflinger, Bernd (1988): Die Realität des Schönen in Kants Theorie rein ästhetischer Urteilskraft. Zur Gegenstandsbedeutung subjektiver und formaler Ästhetik. Bonn: Bouvier.

Dräger, Dagmar; Bühler, Stefan (2011): Lebenswelt und Gesundheit bei älteren Menschen. In: Thomas Schott und Claudia Hornberg (Hg.): Die Gesellschaft und ihre Gesundheit. 20 Jahre Public Health in Deutschland: Bilanz und Ausblick einer Wissenschaft. Wiesbaden: VS Verlag für Sozialwissenschaften / Springer Fachmedien Wiesbaden, Wiesbaden, S. 525–542.

Drolshagen, Ebba D. (2007): Ich will aussehen wie ich selbst - nur schöner! München: Droemer.

Duncan, G.; Collison, D.J (2003): Role of the non-neuronal cholinergic system in the eye. In: *Life Sciences* 72 (18-19), S. 2013–2019.

Eco, Umberto (2006): Die Geschichte der Schönheit. Ungekürzte Ausg. München: Dt. Taschenbuch-Verl. (dtv, 34369).

Eid; Michael; Gollwitzer Mario, Schmitt Manfred (2010): Statistik und Forschungsmethoden. Weinheim ; Basel: Beltz.

Ekman, Paul (2004): Gefühle lesen. Wie Sie Emotionen erkennen und richtig interpretieren. 1. Aufl. München, Heidelberg: Elsevier, Spektrum, Akad. Verl.

Ellis, Havelock (1926): Studies in the psychology of sex, Volume 4, Sexual Selection In Man. Philadelphia, PA: Davis.

Epstein, Seymor (1993): Entwurf einer Integrativen Persönlichkeitstheorie. In: Sigrun-Heide Filipp und Daryl J. Bem (Hg.): Selbstkonzept-Forschung. Probleme Befunde Perspektiven. 3. Aufl. Stuttgart: Klett-Cotta, S. 15–46.

Etcoff, Nancy L. (2001): Nur die Schönsten überleben. Die Ästhetik des Menschen. Kreuzlingen: Hugendubel (Diederichs).

Etcoff, Nancy L. (1999): Survival of the prettiest. The science of beauty: Doubleday.

Euler, Sebastian; Brähler, Elmar; Brosig, Burkhard (2003): Das Doran-Gray-Syndrom als ethische Störung der Spätmoderne. In: *Psychosozial* 26 (IV (Nr. 94)), S. 73–89.

Everwien, Stefanie (1991): Lebenszufriedenheit bei Frauen. Eine beschreibende Analyse der Ausprägungen und Bedingungen von Lebenszufriedenheit bei ledigen und verheirateten Frauen der Geburtsjahrgänge 1919-1933. Münster.

Fagien, Steven; Carruthers, Jean D. A. (2008): A Comprehensive Review of Patient-Reported Satisfaction with Botulinum Toxin Type A for Aesthetic Procedures. In: *Plastic and Reconstructive Surgery* (122 (6)), S. 1915–1925.

Fagien, Steven; Cox, Sue Ellen; Finn, Charles J.; Werschler, Philip W.; Kowalski, Jonathan W. (2007): Patient-Reported Outcomes with Botulinum Toxin Type A Treatment of Glabellar Rhytids: A Double-blind, Randomized, Placebo-Controlled Study. In: *Dermatologic Surgery* (32), S. S2-S9.

Faller, Hermann; Lang, Hermann (2010): Medizinische Psychologie und Soziologie. Mit 11 Tabellen ; nach neuem GK. Hermann Faller ; Hermann Lang. Unter Mitarb. von Stefan Brunnhuber ... Unter Mitarbeit von Hermann Lang. 3. Aufl. Heidelberg: SpringerMedizin (Springer-Lehrbuch).

Faul, Franz; Erdfelder, Edgar, Buchner Axel, Lang, Albert-Georg (2007): G*Power: A flexible statistical power analysis program from the social, behavioural, and biomedival sciences. In Behaviour Research Methods, 39 (2), S. 175-191.

Faul, Franz; Erdfelder, Edgar, Buchner Axel, Lang, Albert-Georg (2009): Statistical power analysis using G*Power 3.1: Tests for correlation and regression analyses. In Behaviour Research Methods, 41 (4), S. 1149-1160.

Fayers, Peter M.; Machin, David (2007): Quality of life. The assessment, analysis and interpretation of patient-reported outcomes. 2nd. Chichester, England, Hoboken, NJ: John Wiley & Sons.

Ferring, Dieter; Filipp, Sigrun-Heide (1996): Messung des Selbstwertgefühls. Befunde zur Realibilität, Validität und Stabilität der Rosenberg-Skala. In: *Diagnostica* 42 (3), S. 284–292.

Filipp, Sigrun-Helde (1993): Entwurf eines heuristischen Bezugsrahmens für Selbstkonzept-Forschung: Menschliche Informationsverarbeitung und naive Handlungstheorie. In: Sigrun-Heide Filipp und Daryl J. Bem (Hg.): Selbstkonzept-Forschung. Probleme Befunde Perspektiven. 3. Aufl. Stuttgart: Klett-Cotta, S. 129–152.

Fink, Bernhard; Penton-Voak, Ian (2002): Evolutionary Psychology of Facial Attractiveness. In: *Current Directions in Psychological Science* 11 (5), S. 154–158. Online verfügbar unter http://cdp.sagepub.com/content/11/5/154.full.pdf, zuletzt geprüft am 11.04.2010.

Finn, Charles J.; Cox, Sue Ellen; Earl, Melissa L. (2003): Social Implications of Hyperfunctional Facial Lines. In: *Dermatologic Surgery* (29), S. 450–455.

Fratila, Alina; Uerlich, Manfred (2003): Chemical Peeling. In: Thomas Dirschka und Matthias Augustin (Hg.): Leitfaden ästhetische Medizin. 1. Aufl. München: Urban & Fischer (Leitfaden), S. 285–302.

Freedman, Rita J. (1989): Die Opfer der Venus. Vom Zwang, schön zu sein. 1. Aufl. Zürich: Kreuz Verl.

Frey, Bruno S.; Stutzer Alois (2001): What can Economists Learn from Happiness Reseach? Working Paper No. 80. Universität Zürich, Zürich. Institute for Empirical Research in Economics.

Frey, Dieter; Benning, E. (1983): Das Selbstwertgefühl. In: Heinz Mandl und Günter L. Huber (Hg.): Emotion und Kognition. München, Baltimore: Urban & Schwarzenberg, S. 148–182.

Gangestad, Steven W.; Scheyd, Glenn J. (2005): The Evolution of Human Physical Attractiveness. In: *Annual Review of Anthropology* 34, S. 523–548. Online verfügbar unter http://dtserv2.compsy.uni-jena.de/ss2010/sozpsy_uj/17512154/content.nsf/Pages/EEC07C9 A79391CEEC1257706003638C1/$FILE/Gangestad%20Scheyd%202005.pdf, zuletzt geprüft am 18.02.2012.

Gardner, Jonathan; Oswald, Andrew J. (2001): Does Money Buy Happiness? A Longitudinal Study Using Data on Windfalls. Warwick University, Warwick.

Garner, David M. (1997): The body image survey. In: *Psychology Today* (March), S. 30-44 und 75-80.

Geiger, Annette (2008): Die Klugheit des Schönen - Mode als Methode. In: Annette Geiger (Hg.): Der schöne Körper. Mode und Kosmetik in Kunst und Gesellschaft. Köln: Böhlau, S. 11–30.

Gergen, Kenneth J. (1993): Selbsterkenntnis und die wissenschaftliche Erkenntnis des sozialen Handelns. In: Sigrun-Heide Filipp und Daryl J. Bem (Hg.): Selbstkonzept-Forschung. Probleme Befunde Perspektiven. 3. Aufl. Stuttgart: Klett-Cotta, S. 75–96.

Gerrig, Richard J.; Graf, Ralf; Zimbardo, Philip G. (2010): Psychologie. 18. Aufl. München [u.a.]: Pearson Studium.

Gerrig, Richard J.; Zimbardo, Philip G. (2008): Psychologie. 18. Aufl. München: Pearson.

Geulen, Dieter (2009): Subjektorientierte Sozialisationstheorie. In: Imbke Behnken (Hg.): Sozialisation, Biografie und Lebenslauf. Eine Einführung. Weinheim, München: Juventa-Verl, S. 11–32.

Gilman, Sander L. (1998): Creating Beauty to Cure the Soul: Race and Psychology in the Shaping of Aesthetic Surgery. Race and Psychology in the Shaping of Aesthetic Surgery: Duke University Press.

Gilman, Sander L. (2001): Making the body beautiful. A cultural history of aesthetic surgery. 2. print., 1. paperback print. Princeton, NJ: Princeton Univ. Press. Online verfügbar unter http://www.gbv.de/dms/bowker/toc/9780691070537.pdf, zuletzt geprüft am 4.12.2011.

Gilman, Sander L. (2006): Glamour und Schönheit. Vorstellungen von Glamour im Zeitalter von Schönheitsoperationen. In: Lydia Haustein und Petra Stegmann (Hg.): Schönheit. Vorstellungen in Kunst, Medien und Alltagskultur. Göttingen: Wallstein, S. 177–195.

Gimlin, Debra (2000): Cosmetic Surgery: Beauty as Commodity. In: *Qualitative Sociology* 23 (1), S. 77–98.

Glaesmer, Heide; Grande, Gesine; Braehler, Elmar; Roth, Marcus (2011): The German Version of the Satisfaction With Life Scale (SWLS). In: *European Journal of Psychological Assessment* 27 (2), S. 127–132.

Goesmann, Cornelia (2008): Anhörung im Gesundheitsausschuss des Bundestages zum Thema Schönheitsoperationen. Deutsche Ärztekammer. Deutscher Bundestag. Berlin, 23.04.2008. Online verfügbar unter http://www.bundesaerztekammer.de/page.asp?his=0.1.17.3676. 3816.7159, zuletzt geprüft am 29.09.2012.

Goffman, Erving (1959): The Presentation of Self in Everyday Life. Now York: Doubleday & Company.

Goffman, Erving (1969): Wir spielen alle Theater. New York: Doubleday & Company.

Goffman, Erving (1971): Verhalten in sozialen Situationen. Strukturen u. Regeln d. Interaktion im öffentl. Raum. Gütersloh: Bertelsmann-Fachverlag (Bauwelt-Fundamente, 30. Verhaltenspsychologie, Soziologie.).

Goffman, Erving (1994): Interaktionsrituale. Über Verhalten in direkter Kommunikation. 3. Aufl. Frankfurt am Main: Suhrkamp (Suhrkamp-Taschenbuch Wissenschaft, 594).

Graham, Jean Ann; Jouhar, A. J. (1983): The importance of Cosmetics in the Psychology of Appearance. In: *International Journal of Dermatology* (22), S. 153–156.

Graham, Liam; Oswald, Andrew J. (2010): Hedonic capital, adaptation and resilience. In: *Journal of Economic Behavior & Organization* 76 (2), S. 372–384.

Grammer, Karl (1996): Signale der Liebe. Die biologischen Gesetze der Partnerschaft. 2. Aufl. München: Deutscher Taschenbuch-Verl. (dtv, 30498).

Grammer, Karl; Fink, Bernhard; Moller, Anders P.; Thornhill, Randy (2003): Darwinian aesthetics: sexual selection and the biology of beauty. In: *Biol. Rev* 78 (3), S. 385–407.

Grammer, Karl; Thornhill, Randy (1994): Human (homo sapiens) Facial Attractiveness and Sexual Selection: The Role of Symetry and Averages. In: *Journal of Comparative Psychology* (108), S. 233–242.

Grant, Marcia M.; Rivera, Lynne M (2001): Entwicklung von Lebensqualität in der Onkologie und onkologischen Pflege. In: Cynthia R. King (Hg.): Lebensqualität. Pflege- und Patientenperspektiven ; Theorie - Forschung - Praxis. 1. Aufl. Bern, Göttingen, Toronto, Seattle: Huber, S. 29–54.

Gründl, Martin (2007): Attraktivitätsforschung: Auf der Suche nach der Formel der Schönheit. In: Cathrin Gutwald (Hg.): Die Macht der Schönheit. München: Fink (Forum), S. 49–70.

Günther, Matthias; Jäger, Helmut (2011): Faltenglättung mit Botulinumtoxin: Nichts ist ernster als reine Schönheit. In: *Der Deutsche Dermatologe* 59 (10), S. 608–611.

Gunzelmann, Thomas (2003): NHP Nottingham Health Profile. In: Jörg Schumacher, Antje Klaiberg und Elmar Brähler (Hg.): Diagnostische Verfahren zu Lebensqualität und Wohlbefinden. Göttingen [u.a.]: Hogrefe Verl. für Psychologie (Diagnostik für Klinik und Praxis, 2), S. 245–248.

Güthlin, Corina (Hg.) (2008): Die Messung gesundheitsbezogener Lebensqualität. Ausgewählte psychometrische Analysen und Anwendungsprobleme. Freiburg (Breisgau), Univ., 2006.

Haas, Cynthia Figueroa; Champion, Angela; Secor, Danielle (2008): Motivating factors for seeking cosmetic surgery: a synthesis of the literature. In: *Plast Surg Nurs* 28 (4), S. 177–182.

Haberman, Mel R.; Bush, Nigel (2001): Methodologisches und Messtechnisches zur Lebensqualität. In: Cynthia R. King (Hg.): Lebensqualität. Pflege- und Patientenperspektiven ; Theorie - Forschung - Praxis. 1. Aufl. Bern, Göttingen, Toronto, Seattle: Huber, S. 173–206.

Hahn, Kornelia; Meuser, Michael (2002): Zur Einführung: Soziale Repräsentation des Körpers - Körperliche Repräsentation des Sozialen. In: Kornelia Meuser Michael Hahn (Hg.): Körperrepräsentationen. Die Ordnung des Sozialen und der Körper. Konstanz: UVK-Verl.-Ges., S. 7–18.

Harris, David L.; Carr, Tony A. (2001): Prevalence of concern about physical appearance in the general population. In: *Britisch Journal of Plastic Surgery* (54), S. 223–226.

Harth, W.; Wendler, M.; Linse, R. (2002): Lifestyle Drungs and Body Dismorphic Disorder: Overview on a New Phenomenon in Dermatology. In: *Dermatology Psychosomatics* 3, S. 72–76.

Harth, Wolfgang; Gieler, Uwe; (2006): Psychosomatische Dermatologie. Mit 46 Tabellen. Heidelberg: Springer Medizin

Hassebrauck, Manfred; Niketta, Reiner (1993): Einführung. In: Manfred Hassebrauck und Reiner Niketta (Hg.): Physische Attraktivität. Göttingen, Seattle: Hogrefe

Hatfield, Elaine; Cacioppo, John T.; Rapson, Richard L. (1993): Emotional contagion. In: *Current Directions in Psychological Science* 2 (3), S. 96–99.

Haustein, Lydia (2006): Schönheit als Methapher. In: Lydia Haustein und Petra Stegmann (Hg.): Schönheit. Vorstellungen in Kunst, Medien und Alltagskultur. Göttingen: Wallstein, S. 9–20.

Heckhausen, Jutta; Heckhausen, Heinz (2010): Motivation und Handeln. Einführung und Überblick. In: Jutta Heckhausen und Heinz Heckhausen (Hg.): Motivation und Handeln. 4., überarbeitete und erweiterte Auflage. Berlin, Heidelberg: Springer-Verlag Berlin Heidelberg, S. 1–10.

Heesen, Tobias (2005): Prüfung der Reliabilität, Validität und Änderungssensitivitätder Kurzform des Funktionsfragebogens Bewegungsapparat (SMFA-D) bei Patienten mit Gonarthrose und Knieendoprothesenimplantation. Diss. Bayerische Julius-Maximilians-Universität, Würzburg. Medizinische Fakultät.

Heinberg, Leslie J.; Thompson, Kevin J.; Stormer, Susan (1995): Development and Validation of the Sociocultural Attitudes Towards Appearance Questionnaire. In: *International Journal of Eating Disorders* Vol. 17 (No. 1), S. 81–89.

Heissel, Arne (1998): Grundlagen der Messung von Lebensqualität. Nürnberg: Novartis-Pharma-Verl. (Dialog Gesundheitsökonomie, 1).

Helson, Harry (1964): Adaptation-Level Theory. An Experimental and Systematic Approach to Behavior. New York, Evanston, London: Harper & Row.

Henderson-King, Donna; Henderson-King, E. (2005): Acceptance of cosmetic surgery: Scale development and validation. In: *Body Image* 2, S. 137–149.

Henss, Roland (1993): Kontexteffekte bei der Beurteilung der physischen Attraktivität. In: Manfred Hassebrauck und Reiner Niketta (Hg.): Physische Attraktivität. Göttingen, Seattle: Hogrefe, S. 61–84.

Herzlich, Claudine (1973): Health and illness;. A social psychological analysis. London, New York: Published in cooperation with the European Association of Experimental Social Psychology by Academic Press.

Hibbeler, Birgit; Siegmund-Schutze, Nicola (2011): Schönheit hat ihren Preis. In: *Deutsches Ärzteblatt* 108 (26), S. 1468–1472.

Hilhorst, Medard T. (2002): Physical beauty: only skin deep? In: *Med Health Care Philos* 5 (1), S. 11–21.

Hirsch, Mathias (2002): Wie der Körper spricht - Zur Kommunikationsfunktion des Körpers in der analytischen Psychotherapie. In: Mathias Hirsch (Hg.): Der eigene Körper als Symbol? Der Körper in der Psychoanalyse von heute. Gießen: Psychosozial-Verl. (Bibliothek der Psychoanalyse), S. 237–266.

Hirsch, Mathias (2010): "Mein Körper gehört mir ... und ich kann mit ihm machen, was ich will!". Dissoziation und Inszenierungen des Körpers psychoanalytisch betrachtet. Orig.-Ausg. Gießen: Psychosozial-Verl. (Bibliothek der Psychoanalyse). Online verfügbar unter http://d-nb.info/1003829279/04 / http://deposit.d-nb.de/cgi-bin/dokserv?id=3496418&prov= M&dok_var=1&dok_ext=htm, zuletzt geprüft am 19.09.2012.

Hoffmann, Dagmar; Mikos, Lothar (2007): Warum dieses Buch? Einige einführende Anmerkungen. In: Dagmar Hoffmann und Lothar Mikos (Hg.): Mediensozialisationstheorien. Neue Modelle und Ansätze in der Diskussion. 1. Aufl. Wiesbaden: VS, Verl. für Sozialwissenschaften, S. 7–10.

Holme, S. A.; Beattie, P. E.; Fleming, C. J. (2002): Cosmetic camouflage advice improves quality of life. In: *British Journal of Dermatology* (147), S. 946–949.

Holtmann, Dieter (2009): Deskriptiv- und inferenzstatistische Modelle der sozialwissenschaftlichen Datenanalyse. 6. Aufl. Aachen: Shaker.

Honigman, Roberta J.; Phillips, Katharine A.; Castle, David J. (2004): A Review of Psychosocial Outcomes for Patients Seeking Cosmetic Surgery. In: *Plastic and Reconstructive Surgery* (113), S. 1229–1237. Online verfügbar unter A Review of Psychosocial Outcomes for Patients Seeking, zuletzt geprüft am 05.04.2011.

Hull, Clark Leonard (1943): Principles of behavior: An introduction to behavior theory. New York: Appleton-Century-Crofts.

Hunger, Matthias (2010): Die Ästhetik des Menschen. Ästhetisches Erleben, Attraktivität, Schönheit und Liebe. [Online-Ausg.]. Münster: Verl.-Haus Monsenstein und Vannerdat.

Hurrelmann, Klaus (2007): Lebensphase Jugend. Eine Einführung in die sozialwissenschaftliche Jugendforschung. 9. Aufl. Weinheim, München: Juventa Verlag.

Hurrelmann, Klaus; Laaser, Ulrich; Razum, Oliver (2006): Entwicklungen und Perspektiven der Gesundheitswissenschaften in Deutschland. In: Klaus Hurrelmann, Ulrich Laaser und Oliver Razum (Hg.): Handbuch Gesundheitswissenschaften. 4. Aufl. Weinheim, München: Juventa-Verl., S. 11–48.

Hussy, Walter; Schreier, Margrit; Echterhoff, Gerald (2010): Forschungsmethoden in Psychologie und Sozialwissenschaften, für Bachelor. Mit 23 Tabellen. Berlin [u.a.]: Springer.

Iliev, Dimiter; Furrer, Lukas; Elsner, Peter (1998): Zur Einschätzung der Lebensqualität von Patienten in der Dermatologie. In: *Der Hautarzt* 49, S. 453.456.

Jacke, Christian O. (2005): Evaluation der Patientenzufriedenheit mit der ambulanten Untersuchung und Behandlung unter psychosozialen Gesichtspunkten. Eine empirische Studie für das Qualitätsmanagement der Abteilung für Phoniatrie und Pädaudiologie des Universitätsklinikums Erlangen; 15: Shaker.

Jacob, Gitta; Bengel, Jürgen (2002): Das Konstrukt Patientenzufriedenheit: eine kritische Bestandsaufnahme. In: *Zeitschrift für Klinische Psychologie, Psychiatrie und Psychotherapie* 23 (4), S. 280–301.

Janker, Stefanie (2002): Das Geheimnis des Schönen. Ein Modell der psychischen und mentalitätsgeschichtlichen Strukturen von "Ästhetik". Diss. Univ. Bamberg, Bamberg. Bamberg. Online verfügbar unter http://deposit.ddb.de/cgi-bin/dokserv?idn=975199706&dok_var=d1&dok_ext=pdf&filename=975199706.pdf, zuletzt geprüft am 28.03.2011.

Janker, Stefanie (2005): Das Geheimnis des Schönen. Ein Modell der psychischen und mentalitätsgeschichtlichen Strukturen "Ästhetik". Bamberg, Univ., Diss., 2002.

Jenkinson, C.; Layte, R. (1997): Development and testing of the UK SF-12 (short form health survey). In: *Journal of Health Services Research & Policy* (2), S. 14–18.

Kahneman, Daniel; Diener, Ed; Schwarz, Norbert (1999): Preface. In: Daniel Kahneman, Ed Diener und Norbert Schwarz (Hg.): Well-being: The Foundations of Hedonic Psychology. New York: Russel Sage, S. ix.

Kahneman, Daniel; Krueger, Alan B.; Schkade, David; Schwarz, Norbert; Stone, Arthur (2004): Toward National Well-Being Accounts. In: *The American Economic Review* 94 (2), S. 429–434.

Kalick, Michael S.; Zebrowitz, Leslie A.; Langlois, Judith H.; Johnson, Robert M. (1998): Does human facial attractiveness honestly advertise health? Longitudinal Data on an Evolutionary Question. In: *Psychol Sci* 9 (1), S. 8–14.

Kasten, Erich (2006): Body-Modification. Psychologische und medizinische Aspekte von Piercing, Tattoo, Selbstverletzung und anderen Körperveränderungen : mit 5 Tabellen. München: Reinhardt..

Khoo, C. (2009): Risk reduction in cosmetic surgery. In: *Clinical Risk* 15 (6), S. 237–240.

Kipp, Johannes (2009): Körper-Selbst und Körperschema im Alter. In: *Psychotherapie im Alter* 6 (3), S. 291–302.

Kline, Paul (1994): An easy guide to factor analysis. London, New York: Routledge. Online verfügbar unter http://www.worldcat.org/oclc/27814580, zuletzt geprüft am 13.11.2011.

Klocke, Stefanie (2007): Untersuchung zur dentalen Ästhetik. Univ., Diss--Würzburg, 2007. Online verfügbar unter http://www.opus-bayern.de/uni-wuerzburg/volltexte/2007/2523/ pdf/Klockepdf.pdf / http://www.opus-bayern.de/uni-wuerzburg/volltexte/2007/2523 / http://deposit.d-nb.de/cgi-bin/dokserv?idn=986869627 / http://nbn-resolving.de/ urn:nbn:de:bvb:20-opus-25234, zuletzt geprüft am 1.07.2011.

Kluge, Norbert; Hippchen, Gisela; Fischinger, Elisabeth (1999): Körper und Schönheit als soziale Leitbilder. Ergebnisse einer Repräsentativerhebung in West- und Ostdeutschland. Frankfurt am Main: Lang (Studien zur Sexualpädagogik, 13).

Kosowski, Thomasz R.; McCarthy, Colleen; Reavey, Patrick L.; Scott, Amie M.; Wilkins, Edwin G.; Cano, Stefan J. et al. (2008): A Systematic Review of Patient-Reported Outcome Measures after Facial Cosmetic Surger and / or Nonsurgical Facial Rejuvenantion. In: *Plastic and Reconstructive Surgery* (123), S. 1819–1827, zuletzt geprüft am 17.03.2010.

Kösser, Uta (2009): Erfahrung und Erwartung. Zum Wandel ästhetischer Begriffe. In: Melanie Sachs und Sabine Sander (Hg.): Die Permanenz des Ästhetischen. 1. Aufl. Wiesbaden: VS Verlag für Sozialwissenschaften / GWV Fachverlage GmbH Wiesbaden (Springer-11776 /Dig. Serial]), S. 231–244.

Kosubek, Katja; Meißner, Yvonne (2000): Die Bedeutung qualitativer Datenanalysen für organisationspsychologische Fragestellungen. In: Renate Buber und Josef Zelger (Hg.): GABEK II. Zur qualitativen Forschung - on qualitative research. Innsbruck: Studien-Verl., S. 223–231.

Kriz, David; Nübling, Rüdiger; Steffanowsik, Andrés; Wittmann, Werner W.; Schmidt, Jürgen (2008): Patientenzufriedenheit in der stationären Rehabilitation: Psychometrische Reanalyse des ZUF-8 auf der Basis multizentrischer Stichproben verschiedener Indikation. In: *Zeitschrift für Medizinische Psychologie* (17), S. 67–79.

Küchler, Th; Schreiber, H. W. (1989): Lebensqualität in der Allgemeinchirurgie - Konzepte und praktische Möglichkeiten der Messung. In: *Hamburger Ärzteblatt* 43, S. 246–250.

Kuhn, Joseph (2006): Gesundheitsdaten verstehen. 1. Aufl. Bern: Huber..

Kupfer, Jörg; Schmidt, Silke; Augustin, Matthias (Hg.) (2006): Psychodiagnostische Verfahren für die Dermatologie. Göttingen: Hogrefe.

Lamnek, Siegfried (2008): Qualitative Sozialforschung. Lehrbuch. 4., vollst. überarb. Aufl., [Nachdr.]. Weinheim: Beltz PVU.

Lamp, Erich (2009): Die Macht öffentlicher Meinung - und warum wir uns ihr beugen. Über die Schattenseite der menschlichen Natur. München: Olzog.

Langlois, Judith H.; Kalakanis, Lisa; Rubenstein, Adam J.; Larson, Andrea; Hallam, Monica; Smoot, Monica (2000): Maxims or Myths of Beauty? A Meta-Analytic and Theoretical Review. In: *Psychological Bulletin* (126), S. 390–423.

Langlois, Judith H.; Ritter, J. M.; Casey, R. C.; Sawin, D. B. (1995): Infant attractiveness predicts appearance, stigma and social behavior and attitudes. In: *Developmental Psychology* 31 (462-472).

Larose, Hélène; Standing, Lionel (1998): Does The HALO Effect occur in theElderly? In: *soc behav pers* 26 (2), S. 147–150.

Laskowski, Annemarie (2000): Was den Menschen antreibt. Entstehung und Beeinflussung des Selbstkonzepts. Frankfurt, New York: Campus.

Leclère, F. M.; Mordon, Serge R. (2010): Twenty-five years of active laser prevention of scars: What have we learned? In: *J Cosmet Laser Ther* 12 (5), S. 227–234.

Lengerke, Thomas von (2007): Individuum und Bevölkerung zwischen Verhältnissen und Verhalten: Was ist Public Health-Psychologie? In: Thomas von Lengerke (Hg.): Public Health-Psychologie. Individuum und Bevölkerung zwischen Verhältnissen und Verhalten. Weinheim, München: Juventa-Verl.

Lewis, Victoria; Finlay, Andrew Y. (2004): 10 Years Experience of the Dermatology Life Quality Index (DLQI). In: *Journal of Investigative Dermatology Symp Proc* (9), S. 169–180.

Lincoln, Anne E.; Allen, Michael Patrick (2004): Double Jeopardy in Hollywood: Age and Gender in the Careers of Film Actors, 1926-1999. In: *Social Forum* (19), S. 611–631.

Lindner, Benjamin (2009): Das Schöne als Imperativ. Die Autonomie der Ästhetik bei Kant und Schiller in ihrer moralischen Funktion für eine Philosophie der Aufklärung.

Lischetzke, Tanja (2003): Emotionale Selbstaufmerksamkeit, Klarheit und Stimmungsregulation. Analysen zur Validität und Funktionalität für das affektive Wohlbefinden. Zugl.: Koblenz, Landau, Univ., Diss. Berlin: Logos-Verl.

Litner, Jason A.; Rotenberg, Brian W.; Dennis, Maureen; Adamson, Peter A. (2008): Impact of Cosmetic Facial Surgery on Satisfaction With Appearance and Quality of Life. In: *Archives of Facial Plastic Surgery* (10), S. 79–83.

Little, Anthony C.; Burt, Michael D.; Perrett, David I. (2006): What is good is beautiful: Face preference reflects desired personality. In: *Personality and Individual Differences* (41), S. 1107–1118.

Loibl, Lisa Mariella (2010): Menschliches Erleben und Verhalten in einer Ambient Intelligence Welt: Evolutionspsychologische Überlegungen. Hg. v. Diplomarbeit Universität Wien. Wien.

Löwe, Bernd (2006): FKB-20 Fragebogen zum Körperbild. In: Jörg Kupfer, Silke Schmidt und Matthias Augustin (Hg.): Psychodiagnostische Verfahren für die Dermatologie. Göttingen: Hogrefe, S. 54–58.

Lucas, Richard E.; Clark, Andrew E.; Georgellis, Yannis; Diener, Ed (2003): Reexamining adaptation and the set point model of happiness: Reactions to changes in marital status. In: *Journal of Personality and Social Psychology* 84 (3), S. 527–539.

Mac Pherson, Susan (2005): Self-esteem and cosmetic enhancement. In: *Plast Surg Nurs* 25 (1), S. 5–20.

Maderthaner, Rainer (1997): Wohlbefinden und Lebensqualität. In: *Psychologie in Österreich* 17 (2), S. 62–65.

Magnus, Dorothea (2012): Fürsorge oder Selbstbestimmung? Von Arztplichten und Patientenrechten - rechtliche, ethische und medizinische Aspekte. In: *Deutsches Ärtzeblatt* 209 (18), S. 918–920.

Maio, Mauricio de (2007): Combination Therapy. The Microlift Procedure. In: Mauricio de Maio und Berthold Rzany (Hg.): Botulinum toxin in aesthetic medicine. Berlin, New York: Springer, S. 127–135.

Maio, Mauricio de; Rzany, Berthold (2007): Patient Selection. In: Mauricio de Maio und Berthold Rzany (Hg.): Botulinum toxin in aesthetic medicine. Berlin, New York: Springer, S. 12–24.

Manthey, Henrike (Hg.) (2007): Lebensqualität und Copingstrategien bei Patienten mit stationär behandlungsbedürftigen Hauterkrankungen - eine multifaktorielle Analyse. Greifswald, Univ., Diss.

Mayring, Philipp (1994): Die Erfassung subjektiven Wohlbefindens. In: Andrea E. Abele-Brehm und Peter Becker (Hg.): Wohlbefinden. Theorie, Empirie, Diagnostik. 2. Aufl. Weinheim, München: Juventa-Verl., S. 51–70.

Mayring, Philipp (2005): Neuere Entwicklungen in der qualitativen Forschung und der Qualitativen Inhaltsanalyse. In: Philipp Mayring und Michaela Gläser-Zikuda (Hg.): Die Praxis der qualitativen Inhaltsanalyse. Weinheim, Basel: Beltz, S. 7–19.

Mayring, Philipp (2007): Generalisierung in qualitativer Forschung. In: *Forum Qualitative Sozialforschung* 8 (3). Online verfügbar unter http://www.qualitative-research.net/fqs-texte/3-07/07-3-26-d.htm, zuletzt geprüft am 07.11.2011.

Mayring, Philipp (2010): Qualitative Inhaltsanalyse. Grundlagen und Techniken. 11. Aufl. Weinheim: Beltz.

Maziar, Ali; Farsi, Nader; Mandegarfard, Manijeh; Babakoohi, Shahab; Gorouhi, Farzam; Dowlati, Yahya; Firooz, Alireza (2010): Unwanted facial hair removal with laser treatment improves quality of life of patients. In: *J Cosmet Laser Ther* 12 (1), S. 7–9.

McDougall, William (1908, reprint 2003): An introduction to social psychology. Mineola, N.Y: Dover Publications.

Mehlmann, Sabine; Ruby, Sigrid (2010): Einleitung: "Für Dein Alter siehst Du gut aus!" Körpernormierungen zwischen Temporalität und Medialität. In: Sabine Mehlmann und Sigrid

Ruby (Hg.): "Für Dein Alter siehst Du gut aus!". Von der Un/Sichtbarkeit des alternden Körpers im Horizont des demographischen Wandels ; multidisziplinäre Perspektiven ; [Beiträge einer multidisziplinären Tagung mit dem Titel "'Für Dein Alter siehst Du gut aus!'. Körpernormierungen zwischen Temporalität und Medialität", die am 12. und 13. Dezember 2008 an der Justus-Liebig-Universität Gießen von der Arbeitsstellle Gender Studies veranstaltet wurde]. Bielefeld: Transcript-Verl. (KörperKulturen), S. 9–32.

Meili, Barbara (2008): Experten der Grenzziehung. Eine empirische Annäherung an Legitimationsstrategien von Schönheitschirurgen zwischen Medizin und Lifestyle. In: Paula-Irene Villa (Hg.): schön normal: Manipulationen am Körper als Technologien des Selbst. Bielefeld: Transcript-Verl., S. 119–142.

Meisler, J. G. (2000): Toward optimal health: the experts discuss cosmetic surgery. Louis Bucky, M.D., David B. Sarwer, Ph.D. Conversation with the experts. In: *Journal of Women's Health & Gender-Based Medicine* 9 (1), S. 13–18.

Menninghaus, Winfried (2006): Schönheit - Leben - Tod. Zur Evolutionstheorie von Aussehenspräferenzen. In: Lydia Haustein und Petra Stegmann (Hg.): Schönheit. Vorstellungen in Kunst, Medien und Alltagskultur. Göttingen: Wallstein, S. 151–164.

Millet, F.; Laxenaire, M. (1994): La demande de chirurgie esthétiaue: entre fantasme et réalité. In: *Annales Médico-Psychologique* 152, S. 242–245.

Molina, Alexandra R.; Baker, Richard H.; Nduka, Charles (2012): 'What women want'—the UK's largest cosmetic surgery survey. In: *Eur J Plast Surg* 35 (8), S. 607–612.

Moock, Jörn; Kohlmann, Thomas; Bensch, Detlef; Drüner, Klaus (2005): Nutzentheoretische Lebensqualitätsmessinstrumente in der medizinischen Rehabilitation: Ein anwendungsbezogener Vergleich. In: *Zeitschrift für Medizinische Psychologie* (1), S. 25–32.

Moosbrugger, Helfried; Schermelleh-Engel, Karin (2012): Exploratorische (EFA) und Konfirmatorische (KFA) Faktorenanalyse. In: Helfried Moosbrugger und Augustin Kelava (Hg.): Testtheorie und Fragebogenkonstruktion. 2. Aufl. Berlin, Heidelberg: Springer Berlin Heidelberg, S. 325–344.

Mummendey, Hans Dieter (1983): Selbstwertgefühl. In: Harald A. Euler (Hg.): Emotionspsychologie. E. Handbuch in Schlüsselbegriffen. München, Wien, Baltimore: Urban und Schwarzenberg, S. 244–248.

Mummendey, Hans Dieter (1995): Psychologie der Selbstdarstellung. 2., überarb. und erw. Aufl. Göttingen [u.a.]: Hogrefe Verl. für Psychologie.

Mummendey, Hans Dieter (1998): Selbstwertkonzepte als Ergebnis sozialer Interaktion. Bielefeld (Psychologische Forschungsberichte, 188).

Mummendey, Hans Dieter; Bolten, Heinz-Gerd (1983): Die Impression-Management-Theorie von J. T. Tedeschi und B. R. Schlenker. Bielefeld: Univ. (Bielefelder Arbeiten zur Sozialpsychologie, 100).

Mummendey, Hans Dieter; Eifler, Stefanie (1994): Ein Fragebogen zur Erfassung "positiver" Selbstdarstellung (Impression-Management-Skala). Bielefeld (Bielefelder Arbeiten zur Sozialpsychologie, 170).

Mummendey, Hans Dieter; Eifler, Stefanie (1995): Psychologie der Selbstdarstellung. 2. überarb. und erw. Aufl. Göttingen: Hogrefe Verl. für PsychologieMysore, Venkataram (2006): Synthetic hairs: Should they be used? In: *Indian Journal of Dermatology, Venereology & Leprology* 72 (1), S. 5–7.

Neef, Charlotte (2008): Selbstwertgefühl und Körpererleben ehemals übergewichtiger Frauen. Eine qualitative Studie über die Veränderbarkeit des Körper-Selbstwert-Gefühls. Saarbrücken: VDM Verlag Dr. Müller.

Netzker, Jens (2007): Ich bin schön. Eine qualitative Interviewstudie über Wahrnehmung und Bewertung der eigenen physischen Attraktivität. Saarbrücken: VDM Verl. Müller.

Olson, Ingrid R.; Marshuetz, Christy (2005): Facial Attractiveness Is Appraised in a Glance. In: *Emotion* 5 (4), S. 498–502.

Orfanos, C. E.; Christophers, E. (2002): Von der Dermatologie in die Kosmetik. Chance oder Risiko? In: *Der Hautarzt* (53).

Oswald, Andrew J.; Powdthavee, Nattavudh (2006): Does happiness adapt? A longitudinal study of disability with implications for economists and judges.

Oswald, Andrew J.; Powdthavee, Nattavudh (2008): Does happiness adapt? A longitudinal study of disability with implications for economists and judges. In: *Journal of Public Economics* 92 (5-6), S. 1061–1077.

o.V.; DGÄPC (Deutsche Gesellschaft für Ästhetisch-Plastische Chirurgie) (2012): Zahlen, Fakten und Trends in der Ästhetisch-Plastischen Chirurgie 2012/2013. In: DGÄPC-Magazin, S. 6. Online verfügbar unter http://www.dgaepc.de/medien/newsletter-magazine/DGAEPC-Magazin_2012.pdf; zuletzt geprüft am 06.12.2012.

o.V.; ASPS (American Society of Plastic Surgeons) (2012): 2011 Plastic Surgery Statistics Report. Online verfügbar http://www.plasticsurgery.org/News-and-Resources/2011-Statistics-.html; zuletzt geprüft am 06.12.2012

Padilla, Geraldine V.; Kagawa-Singer, Majorie (2001): Lebensqualität und Kultur. In: Cynthia R. King (Hg.): Lebensqualität. Pflege- und Patientenperspektiven ; Theorie - Forschung - Praxis. 1. Aufl. Bern, Göttingen, Toronto, Seattle: Huber, S. 121–144.

Patzer, Gordon (2011): Ethics concerning physical attractiveness phenomenon: business strategy versus research knowledge. In: *Journal of Academic and Business Ethics* 3, S. 1–13. Online verfügbar unter http://ww.w.aabri.com/manuscripts/10555.pdf, zuletzt geprüft am 20.09.2012.

Pavicic, Tatjana (2009): Filler - ein Überblick. In: *Journal für Ästhetische Chirurgie* Vol. 2 (1), S. 15–22.

Pawlowski, Boguslaw; Boothroyd, Lynda G.; Perrett, David I.; Kluska, Sylwia (2008): Is Female Attractiveness Related to Final Reproductive Success. In: *Collegium Antropologicum* (32), S. 457–460.

Peled, Isaac C. (2000): Facial surgery: body and soul. In: *Lancet* (356), S. 46.

Penz, Otto; Dachs, Augusta (Hg.) (2010): Schönheit als Praxis. Über klassen- und geschlechtsspezifische Körperlichkeit. Frankfurt am Main: Campus-Verl. (Reihe Politik der Geschlechterverhältnisse, 42).

Perrett, D.I; May, K.A (1994): Facial shape and judgements of female attractiveness. In: *Nature* 368 (6468), S. 239–243.

Perrett, David I.; Lee, K. L.; Penton-Voak, Ian; Rowland, D.; Yoshikawa, S.; Burt, Michael D. et al. (1998): Effects of sexual dimorphism on facial attractiveness. In: *Nature* (394), S. 884–887.

Polonijo, Andrea N.; Carpiano, Richard M. (2008): Representations of Cosmetic Surgery and Emotional Health in Women's Magazines in Canada. In: *Women's Health Issues* 18 (6), S. 463–470.

Posch, Waltraud (2009): Projekt Körper. Wie der Kult um die Schönheit unser Leben. Frankfurt am Main: Campus-Verl.

Prantl, Lukas (2011): Das Schönheitsideal im 21. Jahrhundert in kritischer Sicht. Welche Konsequenzen ergeben sich für den ästhetischen Chirurg? In: Beate Lüttenberg, Arianna Ferrari und Johann S. Ach (Hg.): Im Dienste der Schönheit? Interdisziplinäre Perspektiven auf die ästhetische Chirurgie. Münster: LIT, S. 15–24.

Pruzinsky, Thomas; Cash, Thomas F. (2002): Understanding Body Images: Historical and Contemporaty Perspectives. In: Thomas F. Cash und Thomas Pruzinsky (Hg.): Body image. A handbook of theory, research, and clinical practice. New York: Guilford Press, S. 3–12.

Radtke, Marc Alexander; Augustin, Matthias (2008): Schweregrad nicht ausschlaggebend. Lebensqualität und subjektive Krankheitsaspekte des Patienten mit Psoriasis. In: Psoriasis. Unter Mitarbeit von Leo Schütze und Erich Schwaiger. Berlin, Bonn: Verlag Gesellschaftspolitische Kommentare (Gesellschaftspolitische Kommentare), S. 21–25.

Raich, Margit (2004): Führungsprozesse - Eine ganzheitliche Sicht von Führung. Dissertation Univ. Innsbruck, Deutscher Universitäts Verlag, Wiesbaden.

Ramos-e-Silva, Marcia; da Silva Carneiro, Sueli Coelho (2007): Elderly skin and its rejuvenation: products and procedures for the aging skin. In: *Journal of Cosmetic Dermatology* (6), S. 40–50.

Rasch, Björn; Friese, Malte; Hofmann, Wilhelm (2006): Quantitative Methoden 2. Einführung in die Statistik. 2. Aufl. Berlin Heidelberg: Springer Medizin Verlag Heidelberg (Springer-Lehrbuch).

Rayo, Luis; Becker, Gary S. (2007): Evolutionary Efficiency and Happiness. In: *Journal of Political Economy* 115 (2), S. 302–337.

Redies, Christoph (2007): A universal model of esthetic preception based on the sensory coding of natural stimuli. In: *Spatial Vision* (21), S. 97–117.

Redler, Elisabeth (1994): Der Körper als Medium zur Welt. Eine Annäherung von außen: Schönheit und Gesundheit. Frankfurt am Main: Mabuse-Verl. Renz, Ulrich (2007): Schönheit. Eine Wissenschaft für sich. Berlin: Berliner Taschenbuch-Verl.

Rheinberg, Falko; Vollmeyer, Regina (2012): Motivation. 8. Aufl. Stuttgart: Kohlhammer.

Rhodes, Gillian (2006): The Evolutionary Psychology of Facial Beauty. In: *Annual Review of Psychology* (57), S. 199–226.

Risjord, Mark; Moloney Margaret; Dunbar, Sandra (2001): Mthodological Triangulation in Nursing Research. In: *Philosophy of the Social Science* 31, S. 40–59.

Rizzolatti, Giacomo; Sinigaglia, Corrado (2008): Empathie und Spiegelneurone. Die biologische Basis des Mitgefühls. Orig.-Ausg.,. Frankfurt, M: Suhrkamp.

Robinson, John P.; Shaver, Phillip R.; Wrightsman, Lawrance S. (Hg.) (1991): Measures of personality and social psychological attitudes. San Diego, London: Elsevier (Measures of Social Psychological Attitudes Series, 1).

Rohde-Dachser, Christa (2007): Im Dienste der Schönheit. Zur Psychodynamik schönheitschirurgischer Körperinszenierungen. In: *Zeitschrift für Psychoanalyse und ihre Anwendungen* 61 (2), S. 97–124.

Rohr, Elisabeth (2004): Schönheitsoperation. Eine neue Form der Körpertherapie? In: Elisabeth Rohr (Hg.): Körper und Identität. Gesellschaft auf den Leib geschrieben. Königstein/Ts.: Helmer, S. 90–114.

Röhrig, Bernd; Prel du, Jean-Baptist; Kwiecien, Robert; Blettner Maria (2010): Fallzahlplanung in klinischen Studien. In: *Deutsches Ärtzeblatt* 107 (31-32), S. 552–556.

Rojas, Mariano (2006): Life satisfaction and satisfaction in domains of life: is it a simple relationship? In: *J Happiness Stud* 7 (4), S. 467–497.

Rose, Matthias; Fliege, Herbert; Hildenbrandt, Martin; Bronner, Ekkehard; Scholler, Gudrun; Danzer, Gerhard; Klapp, Burghard F. (2000): "Gesundheitsbezogene Lebensqualität", ein Teil der "allgemeinen" Lebensqualität. In: Monika Bullinger (Hg.): Lebensqualitätsforschung aus medizinpsycholgischer und -soziologischer Perspektive. Göttingen [u.a.]: Hogrefe Verl. für Psychologie (Jahrbuch der medizinischen Psychologie, 18), S. 206–221.

Rosenberg, M. (1965): Society and the adolescent selfimage. Princeton, NJ: Princeton University Press

Rost, Detlef H. (2007): Interpretation und Bewertung pädagogisch-psychologischer Studien. Eine Einführung. 2., völlig überarb. und erw. Weinheim [u.a.]: Beltz. Roth, Markus (2003):

Das Körperbild im Jugendalter - Ein Literaturüberblick. In: *Psychosozial* 26 (IV (Nr. 94)), S. 91–101.

Rountree, Melissa Markley; Davis, Lenita (2011): A dimensional qualitative research approach to understanding medically unnecessary aesthetic surgery. In: *Psychol. Mark* 28 (10), S. 1027–1043.

Rudolph, Almut (2009): Measures of Implicit Self-Esteem. Psychometric Properties and the Prediction of Anxious, Self-Confident and Defensive Behvior. Chemnitz.

Rueger, Alexander (2008): Beautiful Surfaces: Kant on Free and Adherent Beauty in Nature and Art. In: *British Journal for the History of Philosophy* 16 (3), S. 535–557.

Ruprecht, Thomas M. (Hg.) (1998): Experten fragen - Patienten antworten. Patientenzentrierte Qualitätsbewertung von Gesundheitsdienstleistungen -; Konzepte Methoden praktische Beispiele. Sankt Augustin: Asgard-Verl. Hippe (Schriftenreihe Forum Sozial- und Gesundheitspolitik, 12).

Rustemeyer, Ruth (1993): Aktuelle Genese des Selbst. Motive der Verarbeitung selbstrelevanter Rückmeldungen. Zugl.: Paderborn, Univ., Habil.-Schr. Münster: Aschendorff (Arbeiten zur sozialwissenschaftlichen Psychologie, H. 27).

Rzany, Berthold (2007): Contraindications for Botulinum Toxin. In: Mauricio de Maio und Berthold Rzany (Hg.): Botulinum toxin in aesthetic medicine. Berlin, New York: Springer, S. 18.

Sadick, Neil S. (2008): The impact of consemtic interventions on quality of life. In: *Dermatology Online Journal* (8). Online verfügbar unter http://dermatology.cdlib.org/148/commentary/qualityoflife/sadick.html, zuletzt geprüft am 19.03.2010.

Sanford, Linda T. (1994): Frauen und Selbstachtung. Unter Mitarbeit von Mary Ellen Donovan. Hamburg: Klein.

Sattler, Gerhard (2010): Botulinumtoxin in der Kosmetik. Gut aussehen gut fühlen. Unter Mitarbeit von Bernard C. Kolster. 1. Aufl. Marburg: KVM Der Medizinverl.

Sattler, Gerhard; Sommer, Boris; Kolster, Bernard C. (2010): Filler in der ästhetischen Medizin. Gut aussehen, gut fühlen. 1. Aufl. Marburg: KVM, der Medizinverl.

Schachinger, Helga E. (2005): Das Selbst, die Selbsterkenntnis und das Gefühl für den eigenen Wert. Einführung und Überblick: Huber, Bern.

Schäfer, Torsten (2006): DIELH Deutsches Instrument zur Erfassung der Lebensqualität bei Hauterkrankungen. In: Jörg Kupfer, Silke Schmidt und Matthias Augustin (Hg.): Psychodiagnostische Verfahren für die Dermatologie. Göttingen: Hogrefe, S. 25–30.

Scheffer, David; Heckhausen, Heinz (2010): Eigenschaftstheorien der Motivation. In: Jutta Heckhausen und Heinz Heckhausen (Hg.): Motivation und Handeln. 4., überarbeitete und erweiterte Auflage. Berlin, Heidelberg: Springer-Verlag Berlin Heidelberg, S. 43–72.

Schermelleh-Engel, Karin; Werner, Christina S.; Moosbrugger, Helfried (2012): Expoaratorische Faktorenanalyse: Hauptachsenanalyse und Hauptkomponentenanalyse SPSS-Beispiel zu Kapitel 13. Online-Ergänzung. In: Helfried Moosbrugger und Augustin Kelava (Hg.): Testtheorie und Fragebogenkonstruktion. 2. Aufl. Berlin, Heidelberg: Springer Berlin Heidelberg, S. 1–24. Online verfügbar unter www.lehrbuch-psychologie.de, zuletzt geprüft am 08.06.2012.

Schilder, Paul (1935): The image and appearance of the human body. Oxford: Paul Kegan.

Schmidt, J.; Lamprecht, F.; Wittmann, W.W. (1989): Zufriedenheit mit der stationären Versorgung. Entwicklung eines Fragbogens und erste Validitätsuntersuchungen. Psychother. med. Psychol., 39, S. 248-255.

Schmidt, Jürgen; Wittmann, Werner W. (2002): ZUF-8 Fragebogen zur Messung der Patientenzufriedenheit. Gesellschaft für Qualität im Gesundheitswesen. Online verfügbar unter http://www.gfqg.de/publikationen_2002_c.pdf, zuletzt aktualisiert am 28.08.2002, zuletzt geprüft am 09.05.2011.

Schnabel, P.-E (2005): Grundlagen und Entwicklungsperspektiven der Gesundheitswissenschaften. In: Andrea Kerres und Bernd Seeberger (Hg.): Gesamtlehrbuch Pflegemanagement. Berlin, Heidelberg: Springer Medizin Verlag Heidelberg, S. 159–187.

Schneider, Astrid; Hommel, Gerhard; Blettner Maria (2010): Lineare Regressionsanalyse. In: *Deutsches Ärzteblatt* 107 (44), S. 776–782.

Schumacher, Jörg (2003): SWLS Satisfaction with Life Scale. In: Jörg Schumacher, Antje Klaiberg und Elmar Brähler (Hg.): Diagnostische Verfahren zu Lebensqualität und Wohlbefinden. Göttingen [u.a.]: Hogrefe Verl. für Psychologie (Diagnostik für Klinik und Praxis, 2), S. 305–309.

Schumacher, Jörg; Klaiberg, Antje; Brähler, Elmar (2003a): Diagnostik von Lebensqualität und Wohlbefinden. Eine Einführung. In: Jörg Schumacher, Antje Klaiberg und Elmar Brähler (Hg.): Diagnostische Verfahren zu Lebensqualität und Wohlbefinden. Göttingen [u.a.]: Hogrefe Verl. für Psychologie (Diagnostik für Klinik und Praxis, 2), S. 9–24.

Schumacher, Jörg; Klaiberg, Antje; Brähler, Elmar (Hg.) (2003b): Diagnostische Verfahren zu Lebensqualität und Wohlbefinden. Göttingen [u.a.]: Hogrefe Verl. für Psychologie (Diagnostik für Klinik und Praxis, 2).

Schumann, Siegfried (2011): Repräsentative Umfrage. Praxisorientierte Einführung in empirische Methoden und statistische Analyseverfahren. 5. Aufl. München [u.a.]: Oldenbourg.

Schwalm, A.; Danner, M.; Seidl, A.; Volz, F.; Dintsios, C.M; Gerber, A. (2010): Wo steht die Kosten-Nutzen-Bewertung des IQWiG. In: *Bundesgesundheitsbl* 53 (6), S. 615–622.

Schwarze-Bindhardt, Ute (1987): Die Befindlichkeits-Skala von v. Zerssen unter dem Gesichtspunkt einer clusteranalytischen Auswertung. München: Max-Planck-Institut für Psychiatrie.

Scruton, Roger (2012): Schönheit. Eine Ästhetik. München: Diederichs.

Sedlmeier, Peter; Renkewitz, Frank (2008): Forschungsmethoden und Statistik in der Psychologie. München [u.a.]: Pearson Studium.

Sharma, Vijay (2002): Changing Faces: Patient Information on Cosmetic Surgery Part 1. In: *International Journal of Cosmetic Surgery and Aesthetic Dermatology* 4 (4), S. 269–278.

Siegrist, Johannes (2005): Medizinische Soziologie. 18 Tabellen. 6. Aufl. München, Jena: Elsevier, Urban und Fischer.

Slater, Alan; Hayes, Rachel; Brown, Elisabeth; Quinn, Paul C. (2000): The role of facial orientation in newborn infants' preferance for attractive faces. In: *Developmentental Science* 3 (2), S. 181–186.

Slator, R.; Harris, David L. (1992): Are rhinoplasty patients potentially mad? In: *Britisch Journal of Plastic Surgery* 45 (4), S. 307–310.

Slevec, Julie; Tiggemann, Marika (2010): Attitudes toward cosmetic surgery in middle-aged women: Body image, aging anxiety, and the media.. In: *Psychology of Women Quarterly* 34 (1), S. 65–74.

Sommer, Boris; Bergfeld, Dorothee (2004): Sanfte Schönheit: Faltentherapie mit Botox & Co. Stuttgart: TRIAS.

Sommer, Boris; Zschocke, Ina; Bergfeld, Dorothee; Sattler, Gerhard; Augustin, Matthias (2003): Satisfaction of Patients After Treatment With Botulinum Toxin for Dynamic Facial Lines. In: *Dermatologic Surgery* (29), S. 456–460.

Spies, Marina (2005): Botulinumtoxin in der ästhetischen Medizin. Empirische Untersuchung über den Zusammenhang von Reduktion der Glabellafalte und Verbesserung der Lebensqualität in einem freiwilligen Therapieversuch. Univ. Osnabrück, Diss, 2005.

Sprangers, Mirjam A. G.; Schwartz, Carolyn E. (2008): Reflections on changeability versus stability of health-related quality of life: distinguishing between its environmental and genetic components. In: *Health and Quality of Life Outcomes* (6), S. 89–96.

Sprott, Julien C. (2005): Dynamic Models of happiness. In: *Nonlinear Dynamics, Psychology, and Life Sciences* 9 (1), S. 23–36.

Srinivasaiah, Narasimhaiah; Drew, Philip J.; Platt, Alastair (2010): Quality of life issues in aesthetic breast surgery. In: *Br J Hosp Med (Lond)* 71 (4), S. 211–215.

Stangier, Ulrich; Müller, T. (2003): Psychische Störungen bei Patienten mit medizinischen Krankheitsfaktoren. In: Eric Leibing, Wolfgang Hiller und Falk Leichsenring (Hg.): Lehrbuch der Psychotherapie für die Ausbildung zur, zum Psychologischen PsychotherapeutIn und für die ärztliche Weiterbildung. München: CIP-Medien, S. 388–406.

Stirn, Aglaja (2003a): Körperkunst und Körpermodifikation. Interkulturelle Zusammenhänge eines weltweiten Phänomens. In: Aglaja Stirn, Oliver Decker und Elmar Brähler (Hg.):

Körperkunst und Körpermodifikation: Psychosozial-Verlag (Psychosozial, Heft IV (Nr.94)), S. 7–12.

Stirn, Aglaja (2003b): Körperkunst und Körpermodifikation: Interkulturelle Zusammenhänge eines weltweiten Phänomens. In: *Psychosozial* 26 (IV (Nr. 94)), S. 7–10.

Stock, Christiane; Sachser, Norbert (2006): Humanbiologische Grundlagen der Gesundheitswissenschaften. In: Klaus Hurrelmann, Ulrich Laaser und Oliver Razum (Hg.): Handbuch Gesundheitswissenschaften. 4. Aufl. Weinheim, München: Juventa-Verl., S. 93–116.

Stock, W. A.; Okun, M. A.; Benin, M. (1986): Structure of Subjective Well-Being Among the Elderly. In: *Psychology and Aging* (1/2), S. 91–102.

Strack, Fritz; Martin, Leonhard L.; Stepper, Sabine (1988): Inhibiting and Facilitating Conditions of the Human Smile: A Nonobtrusive Test of the Facial Feedback Hypothesis. In: *Journal of Personality and Social Psychology* 68 (5), S. 768–777.

Strauß, Bernhard (2006): FBeK Fragebogen zur Beurteilung des eigenen Körpers. In: Jörg Kupfer, Silke Schmidt und Matthias Augustin (Hg.): Psychodiagnostische Verfahren für die Dermatologie. Göttingen: Hogrefe, S. 41–43.

Strauß, Bernhard; Hertha, Richter-Appelt (1995): Fragebogen zur Beurteilung des eigenen Körpers (FBeK). Handanweisung. Göttingen, Bern, Toronto, Seattle: Hogrefe Verl. für Psychologie.

Suh, Eunkook M.; Diener, Ed; Fujita, Frank (1996): Events and subjective well-being: Only recent events matter. In: *Journal of Personality and Social Psychology* 70 (5), S. 1091–1102.

Swami, Viren; Arteche, Adriane; Chamorro-Premuzic, Tomas; Furnham, Adrian; Stieger, Stefan; Haubner, Tanja; Voracek, Martin (2008): Looking good: factors affecting the likelihood of having cosmetic surgery. In: *Eur J Plast Surg* 30 (5), S. 211–218.

Swami, Viren; Chamorro-Premuzic, Tomas; Bridges, Stacey; Furnham, Adrian (2009): Acceptance of cosmetic surgery: Personality and individual difference predictors. In: *Body Image* 6 (1), S. 7–13.

Symons, Donald (1979): The Evolution of Human Sexuality. Oxford: Oxford University Press.

Tegtmeyer, Henning (2009): Die Idee des Schönen. In: Melanie Sachs und Sabine Sander (Hg.): Die Permanenz des Ästhetischen. 1. Aufl. Wiesbaden: VS Verlag für Sozialwissenschaften / GWV Fachverlage GmbH Wiesbaden (Springer-11776 /Dig. Serial]), S. 75–91.

Tetlock, Philip E.; Manstead, A. S. R. (1985): Impression Management Versus Intrapsychic Explanations in Social Psychology: A Useful Dichotomy? In: *Psychological Review* (92), S. 59–77.

Teuscher, Ursina; Teuscher, Christoph (2007): Reconsidering the double standard of aging: effects of gender and sexual orientation on facial attractiveness ratings. In: *Personality and Individual Differences* (42), S. 631–639.

Thompson, Kevin J.; Heinberg, Leslie J. (1999): The Media's Influence on Body Image Disturbance and Eating Disorders: We've Reviled Them, Now Can We Rehabilitate Them? In: *Journal of Social Issues* Vol. 55 (No. 2), S. 339–353.

Thornton, Bill; Jason, Maurice K. (1999): v Physical attractiveness contrast effect and the moderating influence of self-conciousness. In: *Sex Roles* (40), S. 379–392.

Thorpe, S. J.; Ahmed, B.; Steer, K. (2004): Reasons for undergoing cosmetic surgery: a retroperspective study. In: *Sexualities, Evolution & Gender* 6 (2-3), S. 75–96.

Uddhav, Patil A.; Dhami, Lakshyajit D. (2008): Overview of Lasers. In: *Indian Journal of Plastic Surgery* 41, S. 101–113.

Urban, Dieter; Mayerl, Jochen (2008): Regressionsanalyse: Theorie, Technik und Anwendung. 3., Aufl. Wiesbaden: VS Verlag für Sozialwissenschaften. Vagt, Gerhard (2000): Äußere Erscheinung: Physische Attraktivität, Konstitution, Körpergröße. In: Manfred Amelang (Hg.): Enzyklopädie der Psychologie. Determinanten individueller Unterschiede. 4 Bände. Göttingen, Bern, Toronto, Seattle: Hofgrefe (Themenbereich C, Serie VIII, Band 4), S. 595–666.

Veenhoven, Ruut (1991): Ist Glück relativ? Überlegungen zu Glück, Stimmung und Zufriedenheit aus psychologischer Sicht. In: *Report Psychologie*, S. 14–20.

Voigt, Stefanie (2005): Das Geheimnis des Schönen. Über menschliche Kunst und künstliche Menschen oder: Wie Bewusstsein entsteht. Münster: Waxmann.

Voland, Eckart (2005): Das 'Handicap-Prinzip' und die biologische Evolution der ästhetischen Urteilskraft. In: Ralf Schnell (Hg.): Wahrnehmung, Kognition, Ästhetik. Neurobiologie und Medienwissenschaften. Bielefeld: transcript, S. 35–60.

Voland, Eckart; Grammer, Karl (Hg.) (2003): Evolutionary Aesthetics. Berlin, Heidelberg, New York: Springer.

Wasem, Jürgen; Hessel, Franz (2000): Gesundheitsbezogenen Lebensqualität und Gesundheitsökonomie. In: Ulrike Ravens-Sieberer und Monika Bullinger (Hg.): Lebensqualität und Gesundheitsökonomie in der Medizin. Konzepte - Methoden - Anwendung. Landsberg: ecomed, S. 319–335.

Watson, Roger (2002): Publishing the results of factor analysis: interpretation and presentation. In: Journal of Advanced Nursing, Bd. 28 (6), S. 1361–1363.

Webb, L.; Delaney, J. J.; Young, L. R. (1989): Age, interpersonal attraction, and social interaction. A review and assessment. In: *Res Aging* 11 (1), S. 107–123.

Weiber, Rolf; Mühlhaus, Daniel (2010): Strukturgleichungsmodellierung. Eine anwendungsorientierte Einführung in die Kausalanalyse mit Hilfe von AMOS, SmartPLS und SPSS. Berlin, Heidelberg: Springer.

Weiner, Bernard (1994): Motivationspsychologie. Unter Mitarbeit von Wilfried Pranter. 3. Aufl. Weinheim: Beltz, Psychologie-Verl.-Union.

Weiß, Christel (2005): Basiswissen Medizinische Statistik. 3. überarbeitete Auflage. Berlin [u.a.]: Springer Medizin Verlag Heidelberg.

Weiss, Claudio (1980): Wohlbefinden. Theorieentwurf u. Testkonstruktion. 1. Aufl. Bielefeld: Kleine.

Welsch, Wolfgang (2009): Von der universalen Schätzung des Schönen. In: Melanie Sachs und Sabine Sander (Hg.): Die Permanenz des Ästhetischen. 1. Aufl. Wiesbaden: VS Verlag für Sozialwissenschaften / GWV Fachverlage GmbH Wiesbaden (Springer-11776 /Dig. Serial]), S. 93–119.

Werner, Christina (2009): Multivariate statistische Analyseverfahren mit R, 11.12.2009. Online verfügbar unter http://user.uni-frankfurt.de/~cswerner/multivariate/explorative_faktoren-analyse_mit_r.pdf, zuletzt geprüft am 19.08.2011.

Werner, Hendrik (2010): Die neue Macht der Schönheit. Hg. v. Die Welt. Online verfügbar unter http://www.welt.de/kultur/article847106/Die_neue_Macht_der_Schoenheit.html?nr=1&pbpnr=0, zuletzt geprüft am 17.03.2011.

Westermark, Edward Alexander (1921): The history of human marriage. London: MacMillan.

Wiedl, Katrin (2009): Rehamotivation, psychisches Befinden und Lebensqualität bei Patienten in stationärer berufsdermatologischer Rehabilitation. Osnabrück, Univ., Diss., 2009.

Wiesing, Urban (2011): Ethical Aspects of Aesthetic Medicine. In: Peter M. Prendergast und Melvin A. Shiffman (Hg.): Aesthetic Medicine. Berlin, Heidelberg: Springer Berlin Heidelberg, S. 7–11.

Wiesner, Anja (2007): Implizite und explizite Selbstwertschätzung. Beziehungen zu Defensivität Aggressivität und Unsicherheit nach sozialer Ablehnung. Saarbrücken: VDM Verlag Dr. Müller.

Wiest, L. (2004): Chemical Peels in der ästhetischen Dermatologie. In: *Der Hautarzt*, S. 611–620.

Wijsbek, H. (2000): The pursuit of beauty: the enforcement of aesthetics or a freely adopted lifestyle? In: *Journal of Medical Ethics* 26 (6), S. 454–458.

Wild, Barbara (2003): Wahrnehmung und Ausdruck von Emotionen in Mimik. Untersuchungen zur Entstehung von Emotionaler Ansteckung bei Gesunden, depressiven und schizophrenen Patienten. Habilitationsschrift. Eberhard-Karls-Universität, Tübingen. Medizinische Fakultät.

Williams, E. B. (1979): The Scribner-Bantam English dictionary. New York: Bantam Books.

Williams, Edwin F.; Lam, Samuel M. (2002): Combined Resurfacing Techniques: A Systematic Approach. In: *International Journal of Cosmetic Surgery and Aesthetic Dermatology* 4 (2), S. 81–88.

Williamson, D.; Gonzalez, M.; Finlay, A. Y. (2001): The effect of hair loss on quality of life. In: *Journal of the European Academy of Dermatology and Venereology* (15), S. 137–139.

Williamson, Deanna L.; Carr, Jeff (2009): Health as a resource for everyday life: advancing the conceptualization. In: *Critical Public Health* 19 (1), S. 107–122.

Wiseman, Claire V.; Gray, James J.; Mosimann, James E.; Ahrens, Anthony H. (1992): Cultural Expectations of Thinness in Women: An Update. In: *International Journal of Eating Disorders* 11 (1), S. 85.89.

Wolday, Adiam Asmelash (2010): Psychosziale Auswirkungen dentaler Ästhetik bei Kindern und Jugendlichen. Mainz.

Wolfart, Stefan (2005): Evidenzbasierte Beurteilung dentaler Ästhetik zur Verbesserung der Lebensqualität. Kiel.

Wollmer, M. Axel; Boer, Claas de; Kalak, Nadeem; Beck, Johannes; Götz, Thomas; Schmidt, Tina et al. (2012): Facing depression with botulinum toxin: A randomized controlled trial. In: *Journal of Psychiatric Research*.

World Health Organization (Hg.) (1986): Ottawa charter for health promotion. First International Conference on Health Promotion. Ottawa, 21.11. World Health Organisation. Online verfügbar unter First International Conference on Health Promotion, zuletzt geprüft am 07.03.2012.

World Health Organization (Hg.) (2012): Preamble to the Constitution of the World Health Organization as adopted by the Preamble to the Constitution of the World Health Organization as adopted by the International Health Conference. signed on 22 July 1946 by the representatives of 61 States. International Health Conference. New York, 19-22 June, 1946. World Health Organisation (Official Records of the World Health Organization, 2). Online verfügbar unter http://www.who.int/kobe_centre/about/faq/en/, zuletzt geprüft am 07.03.2012.

World Medical Association (1948): WMA Declaration of Geneva. Hg. v. World Medical Association. World Medical Association. Genf. Online verfügbar unter http://www.wma.net/en/30publications/10policies/g1/, zuletzt geprüft am 08.03.2012.

Wörle, Birgit (2007): Ästhetische Chirurgie. 1. Aufl. Stuttgart: Kohlhammer.

Wuchter, Ina (Hg.) (2006): Lebensqualität, Zufriedenheit und Willingness-to-pay von Patienten mit Hauterkrankungen in der Hochschulambulanz der Universtäts-Hautklinik Freiburg. Freiburg (Breisgau), Univ., Diss., 2006.

Wykes, Maggie; Gunter, Barrie (Hg.) (2005): The media and body image. If looks could kill. London: SAGE.

Young, V. L.; Nemecek, J. R.; Nemecek, D. A. (1994): The efficacy of breast augmentation: breast size increase, patient satisfaction, and psychological effects. In: *Plastic and Reconstructive Surgery* 94 (7), S. 958–969.

Zaboura, Nadia (2009): Das empathische Gehirn. Spiegelneurone als Grundlage menschlicher Kommunikation. 1. Aufl. Wiesbaden: VS Verlag für Sozialwissenschaften.

Zahiroddin, Ali Reza; Kandjaini, Ali Reza; Khalighi-Sigaroodi, Enayat (2008): Do mental health and self-concept associate with rhinoplasty requests? In: *Journal of Plastic, Reconstructive & Aesthetic Surgery* 61 (9), S. 1100–1103.

Zebrowitz, Leslie A.; Montepare, Joann M. (2008): Social Psychological Face Perception: Why Appearance Matters. In: *Social Personal Psychological Compass* (3), S. 1.

Zelger, Josef (1999): Der Gestaltenbaun des Verfahrens GABEK. Theorie und Methoden anhand von Beispielen. In: Josef Zelger und Martin Maier (Hg.): GABEK. Verarbeitung und Darstellung von Wissen. Innsbruck: StudienVerlag, S. 41–87.

Zelger, Josef (2000a): Gabek XIX. Gabek/Winrelan in 12 Schritten (Preprint, 56A). Online verfügbar unter http://www.gabek.com/uploads/media/GABEK_in_12_Schritten_deutsch.pdf, zuletzt geprüft am 26.04.2012.

Zelger, Josef (2000b): GABEK/WINRELAN in 12 Schritten. Innsbruck (Preprint, 56A).

Zelger, Josef (2009): Kollegiale Organisationsentwicklung mit GABEK. Fallstudie zur Schulentwicklung in Bremen und Bremerhaven. Reprint Nr. 103.

Zelger, Josef; Maier, Martin (1999): Einleitung. In: Josef Zelger und Martin Maier (Hg.): GABEK. Verarbeitung und Darstellung von Wissen. Innsbruck: StudienVerlag, S. 7–17.

Zerrsen, Detlev von (2003): Bf-S, Bf-S' Befindlichkeitsskala. In: Jörg Schumacher, Antje Klaiberg und Elmar Brähler (Hg.): Diagnostische Verfahren zu Lebensqualität und Wohlbefinden. Göttingen [u.a.]: Hogrefe Verl. für Psychologie (Diagnostik für Klinik und Praxis, 2), S. 50–54.

Zerrsen, Detlev von; Petermann, Franz (2011): Bf-SR Die Befindlichkeitsskala. Revidierte Fassung - Manual. Göttingen, Bern, Wien, Paris, Oxford, Prag, Toronto, Cambridge MA, Amsterdam, Kopenhagen, Stockholm: Hofgrefe.

Zimmermann, Anke C.; Easterlin, Richard A. (2006): Happily Ever After? Cohabitation, Marriage, Divorce and Happiness in Germany. In: *Population and Development Review* 32 (2), S. 511–528.

Abbildungsverzeichnis

Abbildung 1: Dimensionen der Lebensqualität (Küchler & Schreiber, 1989, S. 248) 34

Abbildung 2: GABEK – Relevanzliste der wichtigsten Begriffe 113

Abbildung 3: GABEK - Netzwerkgrafik zu Wohlbefinden 116

Abbildung 4: GABEK - Netzwerkgrafik der Gründe für einen ästhetischen Eingriff 117

Abbildung 5: GABEK - Netzwerkgrafik der Ziele ästhetischer Eingriffe 118

Abbildung 6: GABEK - Gestaltenbaum der Motive hinter minimal-invasiven ästhetischen Eingriffen ... 119

Abbildung 7: GABEK - Kausalnetzgrafik der von ästhetischen Eingriffen beeinflussten Faktoren 124

Abbildung 8: GABEK - Kausalnetzgrafik der Einflussfaktoren von Behandlungsursachen 125

Abbildung 9: GABEK - Kausalnetzgrafik vom Schminken beeinflussten Faktoren 128

Abbildung 10: GABEK - Kausalnetzgrafik der Einflussfaktoren des Wohlbefindens................. 130

Abbildung 11: GABEK - Kausalnetzgrafik der Einflussfaktoren des Gefühls schön zu sein 131

Abbildung 12: GABEK - Kausalnetzgrafik, Gesamtmodel der Motive ästhetischer Eingriffe 132

Abbildung 13: GABEK -Hypergestalt: Für wen machen sich Frauen schön? 133

Abbildung 14: GABEK - Netzwerkgrafik der Assoziationen für wen sich Frauen schön machen.. 134

Abbildung 15: Explorative Faktorenanalyse, Screeplot.. 142

Abbildung 16: KFA -Pfaddiagramm der latenten und manifesten Variablen 148

Abbildung 17: Längsschnittstudie, Verlaufsmuster des Konstrukts Wohlbefinden über
    3 Inventare 192

Tabellenverzeichnis

Tabelle 1: Abgrenzung ästhetischer Eingriffe nach Indikation und Ausführung 17

Tabelle 2: Unterscheidung zwischen psychischem und physischem Wohlbefinden in Anlehnung an die Dimensionen des Wohlbefindens nach Becker (1984). 32

Tabelle 3: Übersicht der qualitativen Studien zu den Motiven hinter ästhetischen Eingriffen. ... 62

Tabelle 4: Übersicht der quantitativen Studien zu den Motiven hinter ästhetischen Eingriffen. 63

Tabelle 5: Übersicht der Studien zum Einfluss minimal-invasiver ästhetischer Eingriffe auf die Lebensqualität. 68

Tabelle 6: Übersicht an Studien zum Einfluss minimal-invasiver ästhetischer Eingriffe auf das Selbstwertgefühl. 69

Tabelle 7: Fragebogenentwicklung MFFS: Zuordnung von Motiven, Items, Konstrukten und Inventaren. 76

Tabelle 8: SEL; Aufbau des Fragebogen SEL in der Kurzform in Anlehnung an Averbeck (1997). 79

Tabelle 9: Qualitative Forschungsmethode GABEK und WinRelan in der Übersicht (nach Raich) ... 88

Tabelle 10: Multiple lineare Regression, Effektstärke von R^2 und f^2 nach Bühner 2009 98

Tabelle 11: Übersicht der in der Längsschnittstudie eingesetzten Messinstrumente und Fragen. 102

Tabelle 12: Übersicht der zu den 3 Messzeitpunkten der Längsschnittstudie enthaltenen Messinstrumente und Items. 103

Tabelle 13: Klassifikation statistischer Signifikanz in Anlehnung an Kuhn (2006), Bortz (2009) 106

Tabelle 14: Effektstärken; Klassifizierung für ausgewählte Signifikanztests 107

Tabelle 15: GABEK – Statistik der Struktur und des Umfangs der qualitativen Befragung 111

Tabelle 16: GABEK – Übersicht für die Auswertung der zentralen Themen und Begriffe.......... 111

Tabelle 17: GABEK – Übersicht der Themen mit der höchsten Relevanz. 114

Tabelle 18: Qualitative Studie; Hierarchie der Motive hinter ästhetischen Eingriffen 121

Tabelle 19: Übersicht der aus der qualitativen Studien übernommenen Motive 137

Tabelle 20: Quantitative Querschnittstudie, soziodemografische Merkmale der Stichprobe... 139

Tabelle 21: Quantitative Querschnittstudie, tatsächliches und gefühltes Alter der Frauen...... 140

Tabelle 22: Quantitative Studie: Behandlungsgründe der befragten Frauen 140

Tabelle 23: Explorative Faktorenanalyse: Faktoren, Eigenwerte und erklärte Varianz 143

Tabelle 24: Explorative Faktorenanalyse, Faktoren, Faktorladung und Kommunalität 144

Tabelle 25: Explorative Faktorenanalyse: Zuordnung der Items zu den Faktoren 145

Tabelle 26: EFA; Deskriptive Statistiken, Normalverteilungstests und Korrelationen der Faktoren .. 147

Tabelle 27: Ergebnisse der konfirmatorischen Faktorenanalyse 149

Tabelle 28: Regressionsanalyse mit in zwei Schritten 151

Tabelle 29: lineare Regressionsanalyse, Koeffizienten des 2. Schritts 152

Tabelle 30: Triangulation der Ergebnisse der qualitativen und quantitativen Studie 154

Tabelle 31: Qualitative Längsschnittstudie; Ausschlüsse 157

Tabelle 32: Quantitative Längsschnittstudie, soziodemografische Merkmale der Stichprobe .. 158

Tabelle 33: Quantitative Längsschnittstudie, tatsächliches und gefühltes Alter der Frauen 158

Tabelle 34: Längsschnittstudie, Arten durchgeführter minimal-invasiver ästhetischer Eingriffe .. 159

Tabelle 35: SEL; Kennwerte, Vergleich Normpopulation mit Stichprobe in t_0 160

Tabelle 36: SEL; Vergleich der Summenmittelwerte über 2 Zeitpunkte 161

Tabelle 37: SEL; Vergleich der Summenmittelwerte über 3 Zeitpunkte 162

Tabelle 38: RSES; Kennwerte, Vergleich Normpopulation mit Stichprobe in t_0 163

Tabelle 39: RSES; Vergleich der Gesamtwerte über 2 Zeitpunkte 163

Tabelle 40: RSES; Vergleich der Gesamtwerte über 3 Zeitpunkte 164

Tabelle 41: Bf-SR; Kennwerte, Vergleich Normpopulation mit Stichprobe in t_0 165

Tabelle 42: Bf-SR; Vergleich der Summenmittelwerte über 2 Zeitpunkte 165

Tabelle 43: Bf-SR; Vergleich der Summenmittelwerte über 3 Zeitpunkte 165

Tabelle 44: SWLS; Kennwerte, Vergleich Normpopulation mit Stichprobe in t_0 166

Tabelle 45: SWLS; Vergleich der Summenmittelwerte über 2 Zeitpunkte 166

Tabelle 46: SWLS; Vergleich der Summenmittelwerte über 2 Zeitpunkte 167

Tabelle 47: SAS; Kennwerte, Vergleich Normpopulation mit Stichprobe in t_0 167

Tabelle 48: SAS; Vergleich der Summenmittelwerte über 2 Zeitpunkte 168

Tabelle 49: ZUF-8; Kennwerte, Vergleich Normpopulation mit Stichprobe in t_0 168

Tabelle 50: Fragen zum Aussehen; Vergleich der Mittelwerte über 2 Zeitpunkte 169

Tabelle 51: Item A14, Vergleich der Mittelwerte über 3 Zeitpunkte 170

Tabelle 52: Korrelationen Gesamtwerte SEL und RSES mit ausgewählten Items 171

Tabelle 53: Vergleich der Motive hinter ästhetischen Eingriffen in verschiedenen Studien 174

Tabelle 54: Quantitative Querschnittstudie: Vergleich der Studien zu Behandlungsmotiven ... 184

Tabelle 55: Wohlbefinden, SEL, Bf-SR, SWLS, Mittelwertvergleich über 2 und 3 Messzeitpunkte ... 191

Tabelle 56: Selbstwert, Mittelwertvergleich des RSES über 2 und 3 Messzeitpunkte 193

Abkürzungsverzeichnis

ASI	Appearance Schemas Inventory (Inventar)
AUS	Aussehen
AV	Abhängige Variable
b	Steigung der Regressionsgraden
BF	Befindlichkeitsfragebogen (Inventar)
BFS	Befindlichkeitsskalen zur Messung von aktueller Stimmung (Inventar)
Bf-S	Befindlichkeits-Skala (Inventar)
Bf-SR	Befindlichkeits-Skala revidierte Fassung (Inventar)
BIO	Biographie
CFI	(Comparative Fit Index)
Co_2	Kohlenstoffdioxid
d	Differenz
DAS59	Derriford Appearance Scale (Inventar)
Df.	Degree of freedom (Freiheitsgrade)
DGÄPC	Deutsche Gesellschaft für Ästhetisch-Plastische Chirurgie
DIELH	Deutsche Instrument zur Erfassung der Lebensqualität bei Hauterkrankungen (Inventar)
DQLI	Dermatology Life Quality Index (Inventar)
e	Unerklärte Residualgröße der Regressionsgraden
EFA	Explorative Faktorenanalyse
err prob	Error Probability
FBeK	Fragebogen zur Beurteilung des eigenen Körpers (Inventar)
FBeK	Fragebogen zur Beurteilung des eigenen Körpers (Inventar)
FKB-20	Fragebogen zum Körperbild (Inventar)
FLO-7	Facial Line Outcomes (Inventar)
FLQAD	Freiburger Questionaire on Aesthetic Dermatology (Inventar)
FLQAD-k	Freiburger Life Quality Assessment – Lebensqualität, Haut, Kosmetik
GABEK®	Ganzheitliche Bewältigung von Komplexität
h^2	Kommunalität im Rahmen der Faktorenanalyse

HMQ	University of York Health Measurement Questionaire (Inventar)
HRQL	Health related Quality of Life
IM	Impression Management Theorie
IPL	Intense Pulsed Light
Jh.	Jahrhundert
KFA	Konfirmatorische Faktorenanalyse
KMO-Kriterium	Kaiser-Meyer-Olkin-Kriterium
KS-Test	Kolmogotov-Smirnov Test
LQ	Lebensqualität
M	Mittelwert
MDBF	Mehrdimensionale Befindlichkeitsfragebogen (Inventar)
MFFS	Motivational Faktors for Facial Surgery (Inventar)
Mmgt.	Management
ms	Millisekunden
MSA-Wert	Measure of Sampling Adequacy Wert
N oder n	Stichprobenumfang
NCEPOD	National Confidential Enquiry Into Patient Outcome and Death
NHP	Nottingham Health Profile (Inventar)
p	Probability
QoL	Quality of Life
r	Korrelationskoeffizient
R^2	Bestimmtheitsmaß
R^2_{korr}	Korrigiertes Bestimmtheitsmaß einer Regressionsfunktion
RMSEA	(Root Mean Square Error of Approximation)
RSES	Rosenberg Self-Esteem-Scale (Inventar)
SAS	Salisbury Appearance Scale (Inventar)
SATAQ	Sociocultural Attitudes Towards Appearance Questionnaire (Inventar)
SD	Sozialer Druck
SEL	Skalen zur Erfassung der Lebensqualität (Inventar)
SF-36	Short-Form 36 (Inventar)

SPSS	Statistical Package for the Social Science
SPSS®	*Statistical Package for the Social Sciences*
SRMR	Standardized Root Mean Square Residual
SWLS	Satisfaction with Life Scale (Inventar)
UV	Unabhängige Variable
WHO	World Health Organization
WinRelan®	Windows-Relationen-Analyse
YAG	Yttrium-Aluminium-Granat
ZUF-8	Patientenfragebogen zur Erfassung der Zufriedenheit (Inventar)
α	Bezeichnet Cronbach's alpha
δ^2	Varianz
μ	Mittelwert der Population
$\overline{X}$	Mittelwert der Stichprobe

Anhang: Fragebogen MFFS

Fragebogen MFFS (Motivational Factors for Facial Surgery)

A   Bitte beantworten Sie alle nachfolgenden Fragen spontan, es gibt keine richtigen oder falschen Antworten.

1.	Was ist der Grund Ihres heutigen Arzttermins?

A   O Behandlung einer Hautkrankheit
B   O Behandlung einer Allergie ---------- Erste Behandlung   O ja O nein
C   O Hautkrebs-Vorsorgeuntersuchung ----- Erste Untersuchung O ja O nein
D   O Ästhetische Behandlung ohne Laser --- Erste Behandlung   O ja O nein
E   O Ästhetische Behandlung mit Laser ----- Erste Behandlung O ja O nein

2.   Geben Sie bitte Ihr echtes Alter an: _____ *(Jahre)* und ihr „gefühltes" Alter _____ *(Jahre)*

3.   Welches ist Ihr höchster Bildungs-Abschluss?   *(Nur den höchsten ankreuzen)*
O Hauptschule   O Realschule   O Abitur
O Ausbildung (abgeschlossen)   O Studium (abgeschlossen)   O keinen Abschluss

4.   Welcher Tätigkeit gehen Sie hauptsächlich nach?   *(Bitte nur eine angeben)*
O Selbständig   O Ehrenamtlich tätig   O Angestellte   O Voll- O Teilzeit
O Beamtin   O Hausfrau   O Leitende Angestellte O Voll- O Teilzeit

5.   Familie (Status / Kinder)   *(Bitte geben Sie - wo es zutrifft - Anzahl und Alter an)*
In Partnerschaft lebend seit _____ Jahren   ohne Partner lebend seit _____ Jahren
Anzahl der Kinder _____   Alter der Töchter: _____ / _____ / _____ / _____

6.   Wie hoch ist das monatliche Netto-Einkommen* Ihres Haushalts?   *nach Steuern*
O unter 2499   O 2500 - 4999   O 5000 - 7499   O 7500 – 9999   O über 10000 €

7.   Welche Fahrzeit wäre Ihnen der Besuch bei einem guten Hautarzt wert?
O unter 15 Min   O 16-30 Min   O 31-60 Min   O 1- 1 ½ Std.   O über 2 Std.

8.   Welche Fahrzeit wäre Ihnen der Besuch bei einem Spezialisten für Hautkrebs wert?
O unter 15 Min   O 16-30 Min   O 31-60 Min   O 1- 1 ½ Std.   O über 2 Std.

9.   Welche Fahrzeit wäre Ihnen der Besuch bei einem Spezialisten für Ästhetik wert?
O unter 15 Min   O 16-30 Min   O 31-60 Min   O 1- 1 ½ Std.   O über 2 Std.

10. Wie viel Zeit widmen Sie sich täglich der Körperpflege?   *(ohne Sport)*
v bis 30 Min   O 31- 60 Min   O 1- 1 ½ Std.   O 1 ½-2 Std.   O über 2 Std.

11. Zu welchen Themen lesen sie gerne Zeitschriften   *(Sie können mehrere Themen wählen)*
O Gesundheit   O Mode   O Politik   O Life-Style   O Einrichtung   O Fitness
O Wirtschaft   O Reise   O Tiere   O Beauty   O Ernährung   O Kinder

Anhang: Fragebogen MFFS

	Bitte beantworten Sie, in wie weit Sie den nachfolgenden Aussagen zustimmen, bzw. diese auf Sie zutreffen? *(Bitte kreuzen Sie in jeder Zeile nur eine Zahl an, lassen Sie keine Frage aus)*	trifft stark zu ++	trifft etwas zu +	trifft weder noch zu O	trifft kaum zu -	trifft garnicht zu --
1	Für meine Gesundheit bin ich in erster Linie selbst verantwortlich.	①	②	③	④	⑤
2	Für meine körperliche Gesundheit halte ich mich aktiv fit.	①	②	③	④	⑤
3	Für meine seelische Gesundheit nehme ich mir regelmäßig Zeit.	①	②	③	④	⑤
4	Ich fühle mich für mein Aussehen selbst verantwortlich.	①	②	③	④	⑤
5	Als Kind bekam ich viel Lob für mein gutes Aussehen.	①	②	③	④	⑤
6	Als junge Frau sah ich sehr gut aus und wurde oft dafür bewundert.	①	②	③	④	⑤
7	In meinem sozialen Umfeld wird sehr auf ein gutes Aussehen geachtet.	①	②	③	④	⑤
8	Durch den Beruf meines Lebenspartners muss auch ich sehr auf mein gutes und gepflegtes Äußeres achten.	①	②	③	④	⑤
9	Viele meiner Freundinnen verbessern ihr Aussehen auch durch kleinere ästhetische Eingriffe, wie z.B. Botox oder Peelings.	①	②	③	④	⑤
10	Ich vergleiche mein Aussehen, mit dem meiner Bekannten.	①	②	③	④	⑤
11	Für mein Aussehen bekomme ich Anregungen aus den Medien, wie Fernsehen oder Zeitschriften.	①	②	③	④	⑤
12	Models und Promis prägen zu sehr, wen wir gutaussehend finden.	①	②	③	④	⑤
13	Dem Wert des Aussehens wird eine zu große Bedeutung gegeben.	①	②	③	④	⑤
14	Um mir eine ästhetische Behandlung leisten zu können, würde ich notfalls auch Geld an anderen Stellen einsparen.	①	②	③	④	⑤
15	Für Vorsorgeuntersuchungen würde ich an anderer Stelle sparen.	①	②	③	④	⑤
16	Verglichen mit Frauen meines Alters sehe ich besser aus.	①	②	③	④	⑤
17	Ein gutes Aussehen wird in der Gesellschaft immer wichtiger.	①	②	③	④	⑤
18	Der erste Eindruck, den man auf andere macht ist der wichtigste.	①	②	③	④	⑤
19	Meine persönliche Zukunft beurteile ich durchaus positiv.	①	②	③	④	⑤
20	Einen Teil meines Erfolges verdanke ich meinem Aussehen.	①	②	③	④	⑤
21	Gegen meinen persönlichen Stress müsste ich mehr unternehmen.	①	②	③	④	⑤
22	Wenn ich gut aussehe, fühle ich mich insgesamt viel besser.	①	②	③	④	⑤
23	Indem ich mein Aussehen verändere, kann ich auch beeinflussen wie andere Menschen über mich denken.	①	②	③	④	⑤
24	Wenn ich gut aussehe, reagieren andere Menschen besser auf mich.	①	②	③	④	⑤
25	In meinem Leben liegt das meiste noch vor mir.	①	②	③	④	⑤
26	Mit meinem Aussehen bin ich sehr zufrieden.	①	②	③	④	⑤
27	Mit meiner körperlichen Gesundheit bin ich sehr zufrieden.	①	②	③	④	⑤
28	Mit meiner seelischen Gesundheit bin ich sehr zufrieden.	①	②	③	④	⑤
29	Mir ist es wichtig natürlich auszusehen.	①	②	③	④	⑤
30	Mir ist es wichtig schön (hübsch) auszusehen.	①	②	③	④	⑤
31	Mir ist es wichtig gesund und vital (kraftvoll) auszusehen.	①	②	③	④	⑤
32	Meine allgemeine Lebensqualität schätze ich als sehr gut ein.	①	②	③	④	⑤

Anhang: Fragebogen MFFS

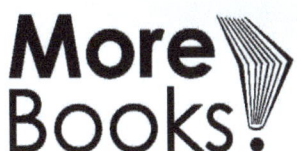
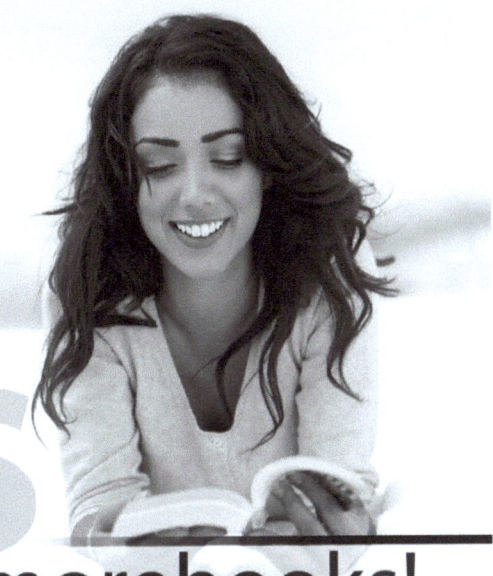

I want morebooks!

Buy your books fast and straightforward online - at one of the world's fastest growing online book stores! Environmentally sound due to Print-on-Demand technologies.

Buy your books online at
www.get-morebooks.com

Kaufen Sie Ihre Bücher schnell und unkompliziert online – auf einer der am schnellsten wachsenden Buchhandelsplattformen weltweit!
Dank Print-On-Demand umwelt- und ressourcenschonend produziert.

Bücher schneller online kaufen
www.morebooks.de

OmniScriptum Marketing DEU GmbH
Heinrich-Böcking-Str. 6-8
D - 66121 Saarbrücken
Telefax: +49 681 93 81 567-9

info@omniscriptum.com
www.omniscriptum.com

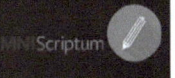

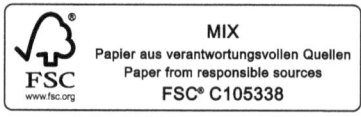

Printed by Books on Demand GmbH, Norderstedt / Germany